主编

徐辉雄　徐　光　向莉华

前列腺超声诊断学

DIAGNOSTIC ULTRASOUND
IN PROSTATE

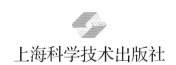

上海科学技术出版社

图书在版编目（CIP）数据

前列腺超声诊断学 / 徐辉雄，徐光，向莉华主编
. -- 上海：上海科学技术出版社，2023.1
ISBN 978-7-5478-5801-1

Ⅰ．①前…　Ⅱ．①徐…　②徐…　③向…　Ⅲ．①前列腺
疾病－超声波诊断　Ⅳ．①R697.04

中国版本图书馆CIP数据核字(2022)第143606号

前列腺超声诊断学
主编　徐辉雄　徐　光　向莉华

上海世纪出版(集团)有限公司
上海科学技术出版社　出版、发行
(上海市闵行区号景路159弄A座9F-10F)
邮政编码201101　www.sstp.cn
上海雅昌艺术印刷有限公司印刷
开本787×1092　1/16　印张19.25
字数380千字
2023年1月第1版　2023年1月第1次印刷
ISBN 978-7-5478-5801-1/R·2563
定价：168.00元

内容提要

　　本书系统介绍了前列腺疾病的超声诊断基础知识，包括前列腺及周围器官解剖、超声检查的技术和方法、超声图像解读和标准断面，以及常见前列腺疾病的声像图表现，同时也介绍了超声弹性成像、超声造影等超声新技术，阐述了多参数磁共振、人工智能、超声介入等技术在前列腺疾病诊疗中的应用。

　　本书可作为超声科医师、泌尿外科医师的工具书，也可以作为超声医学专业学生、住院医师规范化培训学员了解前列腺超声医学的参考书。

上海工程技术研究中心是上海市科技创新体系的重要组成部分，是开展工程化研究与开发，突破行业共性与关键技术，加快科技成果的转移、辐射和扩散，引领行业技术进步，增强本市战略性新兴产业技术创新能力的重要基地，为促进本市创新驱动发展发挥基础性功能作用。

上海超声诊疗工程技术研究中心是上海加快建设具有全球影响力的科技创新中心的重要组成部分。该中心以促进超声生物工程技术的基础研发及临床转化为己任，同时也是超声工程技术推广、科学研究、领军人才培养、国内外合作交流、培训教育的重要基地。该中心于2019年由上海市科学技术委员会批准建设，并于2021年通过验收。

本书由上海超声诊疗工程技术研究中心牵头组织编写。上海超声诊疗工程技术研究中心主任徐辉雄教授，为主任医师，博士生导师，Elsevier高被引学者，现任复旦大学附属中山医院超声科主任。兼任中华医学会超声医学分会全国委员兼浅表器官与血管学组副组长、中国医师协会介入医师分会常委、上海市医学会超声医学分会候任主任委员、上海市医学会理事、上海市医师协会理事等职。任 *British Journal of Radiology* 副主编，《肿瘤影像学》副主编。长期从事肿瘤超声影像及介入治疗相关的临床工作、基础研究和转化工作。标志性成果发表在 *Journal of Clinical Oncology*、*Nature Communications*、*Journal of Clinical Investigation*、*Journal of Experimental Medicine*、*Advanced Science*、*Radiology*、*EBio Medicine*、*Eur Radiol*、*Thyroid*、*Journal of Clinical Endocrinology & Metalism*、*Advanced Materials* 等刊物上。他及团队受邀执笔世界超声生物医学联合会（WFUMB）《国际肝脏超声造影指南》《甲状腺弹性超声指南》和《前列腺弹性超声指南》，推动了中国超声学科与国际接轨。主持和参与编写国内20余部行业指南。主编 *Diagnostic Ultrasound in Dermotology*、《超声设备与检查技术》《肝胆胰脾疾病超声造影》《消化系统超声入门》《皮肤疾病超声诊断学》等专业书籍。获上海市科技进步奖一等奖、广东省科技进步奖一等奖等多个奖项。

编者名单

主编 · 徐辉雄 徐 光 向莉华

副主编 · 孙丽萍 丁诗思 刘 卉 王 帅

编委 · （按姓氏拼音排序）

伯小皖 · 同济大学附属第十人民医院

陈云超 · 厦门大学附属翔安医院

丁诗思 · 同济大学附属第十人民医院

董 霖 · 同济大学附属第十人民医院

杜 豆 · 同济大学附属第十人民医院

郭乐杭 · 同济大学附属第十人民医院

韩冬艳 · 同济大学附属第十人民医院

黄 斌 · 浙江大学医学院浙江医院

李小龙 · 复旦大学附属中山医院

刘 卉 · 同济大学附属第十人民医院

刘云云 · 同济大学附属第十人民医院

彭成忠 · 同济大学附属第十人民医院

任薇薇 · 同济大学附属第十人民医院

孙丽萍 · 同济大学附属第十人民医院

孙逸康 · 复旦大学附属中山医院

万　静 · 同济大学附属第十人民医院

王　帅 · 同济大学附属第十人民医院

王丽璠 · 复旦大学附属中山医院

向莉华 · 同济大学附属第十人民医院

徐　光 · 同济大学附属第十人民医院

徐辉雄 · 同济大学附属第十人民医院
　　　　复旦大学附属中山医院

余松远 · 同济大学附属第十人民医院

岳雯雯 · 同济大学附属第十人民医院

张一峰 · 同济大学附属第十人民医院

张　颖 · 同济大学附属第十人民医院

赵崇克 · 复旦大学附属中山医院

周邦国 · 同济大学附属第十人民医院

周泊阳 · 复旦大学附属中山医院

序 一

　　超声作为临床常用的影像学检查方法，具有方便、快捷、无辐射、安全、可重复、性价比高等优势，是前列腺疾病的常规检查手段。超声既可用于观察前列腺的形态、评估腺体体积及解剖变异，又可检出占位性病变并引导穿刺活检和进行微创治疗。前列腺超声检查包括经腹、经直肠和经会阴等多种方式，其中经直肠前列腺超声检查肇始于20世纪70年代，由于探头可抵近前列腺，探头频率高、分辨力佳，对前列腺及周围组织细微结构的观察敏感，因此已成为前列腺超声检查的主流方式。

　　尽管超声已广泛用于前列腺检查，但与其他影像学技术尤其是多参数磁共振等技术相比，其诊断效能仍不尽人意。大部分学者认为超声仅是前列腺疾病初筛或引导前列腺穿刺活检的工具，单纯利用超声鉴别前列腺良、恶性疾病并不可靠。究其原因，一是超声引导前列腺活检在部分机构是由泌尿外科医师完成；二是超声科医师对前列腺复杂的病理改变及声像图表现缺乏认识；三是超声目前尚未建立规范化的前列腺影像报告和数据系统，前列腺图像的获取、解读难以在临床达成共识；四是国内尚缺乏专门介绍前列腺超声的图书；五是泌尿外科医师与超声科医师长期缺乏交集，尚未建立成熟的多学科合作模式。

　　《前列腺超声诊断学》一书的问世，能够进一步提高相关专业医师对前列腺超声的认识，规范对前列腺超声图像的解读，形成相对统一的标准。通过阅读本书，能够让医学生、超声医学和泌尿外科专业的研究生、低年资医师、基层医院的超声医师和泌尿科医师、内外科专业的住院医师在较短的时间内掌握超声成像基本理论和规范的前列腺超声检查方法，从而提高对前列腺相关疾病的诊断水平。

　　《前列腺超声诊断学》重点强调基本理论、基本知识、基本技能，即"三基"；注重理论与实践的结合，注重疾病局部与整体的结合，同时注重基础知识与前沿进展的并举；既有前列腺及周围器官解剖、超声检查技术和方法及标准断面，又有常见疾病的声像图表现等内容，同时也介绍了超声弹性成像、超声造影等新技术在临床的应用。

　　本书内容丰富、逻辑清晰、语言精练、图文并茂。全书强调"系统"与"整合"，注重以疾病为中心，在传授、普及相关知识的同时，尤其强调临床辩证思维的培养，能为相关专业高层次医学人才的成长打下坚实的基础。序者有感于此，特向大家热忱推荐此书！

梁　萍

主任医师·教授·博士生导师

解放军总医院第五医学中心超声医学科主任

中华医学会超声医学分会主任委员

国家杰出青年基金获得者

2022年6月

序 二

　　前列腺是男性生殖系统附属腺体中最大的，随着年龄的增长，良性前列腺增生的发病率逐渐增高，80岁以上男性发病率高达83%，严重影响老年男性的生活质量。同时，随着生活方式的改变、预期寿命的延长，前列腺癌的发病率逐年增长，严重危害男性生命健康。前列腺相关疾病，尤其是前列腺癌的诊断一直以来都是临床关注的难题。

　　超声作为一种安全、便捷、实时、无辐射的检查技术，广泛应用于腹部脏器、浅表器官等全身脏器，但目前超声在前列腺癌的诊断应用多局限于穿刺引导，尚未充分发挥其应有的作用，因此，需进一步加强普及应用，帮助从业者正确掌握正常前列腺的超声表现及相关疾病的超声诊断方法和标准。

　　本书详尽描述了前列腺的大体解剖、标准断面、常见疾病的超声及其他影像学表现，强调超声检查的规范化，内容翔实、图片精美、简洁易懂，是青年医师夯实超声检查基本功、快速掌握前列腺超声检查方法不可多得的工具书。同时本书还介绍了前列腺的弹性超声、超声造影、三维腔内超声等新技术的临床应用，使不同层次的专业医师均能受益。

　　本书尤其详细地介绍了前列腺癌的超声可疑征象、实验室检查、影像学检查的表现及价值，同时深入解读了前列腺癌多参数磁共振的相关表现，初学者及不同层次的超声科医师及泌尿外科医师均能从中获得相关知识。同时本书对前列腺的穿刺活检进行了深入浅出的描述，对系统穿刺、磁共振引导穿刺、磁共振超声影像融合穿刺，以及磁共振超声认知融合穿刺的相关步骤及穿刺要点进行了详细的介绍，为开展前列腺穿刺活检提供了重要参考。

  徐辉雄教授及其团队组织编写《前列腺超声诊断学》，旨在加强超声及相关专业年轻医师对前列腺及前列腺相关疾病的认识，推动超声在前列腺相关疾病诊治中的规范化应用，培养相关专业人才。希望本书的出版能带动更多医师积极投身前列腺的超声诊断及治疗，进一步破解前列腺疾病诊断和治疗中存在的难题，共同推动我国前列腺诊治水平的提高。

李建初

教授，主任医师，博士生导师

中国医学科学院协和医院超声科主任

中华医学会超声医学分会候任主任委员

2022 年 6 月

前　言

　　超声成像技术具有实时成像、便捷、无创、可移动、可重复操作等优势。前列腺作为男性生殖系统附属腺体中最大者，在泌尿系统和生殖系统中均发挥重要的作用。针对前列腺的超声检查已有50余年的历史，随着技术的不断进步，特别是经直肠超声技术的应用，前列腺诊断和治疗的思路得到了极大拓宽。

　　超声检查归属于影像医学，但其成像原理和实际操作不同于CT或MRI等检查。超声检查对操作者的依赖性较大，医生往往需要在进行超声检查的同时进行疾病的诊断甚至介入操作。因此，在熟悉机器操作的同时，超声科医师还需要掌握前列腺及其周围脏器的大体解剖、检查方法、正常及疾病声像图表现。

　　前列腺位于盆腔，周围解剖结构复杂，同时前列腺的疾病在声像图上往往存在同病异像、异病同像的情况，超声诊断较为困难。一名超声科医师从零开始到掌握前列腺的超声检查和疾病诊断往往是一个十分漫长的过程，需要系统、长期的学习和经验累积。

　　我科开展前列腺超声诊断和介入穿刺工作十余年，在各种技术的应用过程中深切体会到了初学者的不易。同时，前列腺超声相关基础图书较少，尚无相关专著；也缺乏类似MRI前列腺影像报告和数据系统一样的标准来统一和规范各种术语、对病变进行风险分层。在此背景下，我们组织编写了《前列腺超声诊断学》一书，希望对相关专业医师迅速掌握前列腺超声诊断有所帮助。

　　本书侧重于对青年医师进行基础知识培训，从仪器各项功能和参数的介绍，到前列腺及周边附属器官的大体解剖、检查方法、正常及异常的声像图表现等，以点带面，以面带全，力求做到图文并茂，简单易懂。此外，为了使超声和临床医师全面认识前列腺超声检查，本书还介绍了超声成像新技术、多参数MRI等技术在前列腺疾病的应用。本书还涵盖了前列腺穿刺活检术、前列腺疾病局部治疗以及超声在前列腺疾病全程管理中的应用等方面的内容，内容翔实、图片精美，是超声科医师和相关专业医师掌握前列腺超声检查方法不可多得的工具书。

本书受上海科学技术出版社邀请，在上海超声诊疗工程技术研究中心平台的支持下，主要由同济大学附属第十人民医院超声医学科和复旦大学附属中山医院超声科的同事组织编写。本书编写过程中的资料整理、文献查阅、校对及绘图等工作均由同事们牺牲宝贵的休息时间来完成，本书凝聚了他们大量的心血，是团结协作的结晶。在编写过程中，多位专家提供了热情的帮助和指导，多位同道提供了精美的图片和病例，在此表示衷心的感谢。本书通俗易懂，既可以作为超声医学专业研究生、住院医师规范化培训学员的工具书，也可以作为泌尿外科及相关专业医师了解前列腺超声影像的重要参考书。

由于编者水平有限，难免会出现一些疏漏及错误之处，恳请广大读者和专家不吝批评指正，以待将来修订完善。

徐辉雄　徐　光　向莉华

2022年6月

目 录

第一章
前列腺解剖与功能

第一节·前列腺解剖

一、形态与大小

前列腺（prostate）是男性生殖系统附属腺中最大的腺体。正常前列腺呈前后稍扁的栗子形，上端宽大，与膀胱颈邻接，称为前列腺底。下端尖细，位于尿生殖膈上，称为前列腺尖。底与尖之间的部分称为前列腺体。前列腺体后面较平坦，正中线上有一纵行浅沟，即前列腺沟。

前列腺体积较小，是人体最小的器官之一。正常成人前列腺横径约4 cm，纵径约3 cm，前后径约2 cm，重约20 g。

二、位置及毗邻结构

前列腺位于盆腔底部，耻骨联合下缘，耻骨弓和耻骨前列腺韧带的后方，直肠壶腹的前方。男性尿道在前列腺底部近前缘处穿入前列腺，经腺体前部，由前列腺尖穿出。双侧射精管从前列腺近底部的后缘处向前下穿入，开口于尿道前列腺部后壁的精阜上。双侧精囊前贴膀胱、后邻直肠，于前列腺底的后上方通过排泄管与射精管相通（图1-1-1）。

三、前列腺的分区解剖

目前，前列腺分区主要有3种方法：Lowsley分叶五分法、Franks内外腺二分法和McNeal带区五分法。

（一）Lowsley分叶五分法

1912年，Lowsley提出前列腺由五叶构成：前叶、中叶、后叶和左右两侧叶（图1-1-2）。左、右两侧叶紧贴尿道侧壁。前叶较小，位于左、右两侧叶和尿道之间。中叶位于射精管和尿道之间，呈楔形，又称前列腺峡。后叶位于射精管后下方，腺体后部，直肠指检时，摸到的即为后叶。

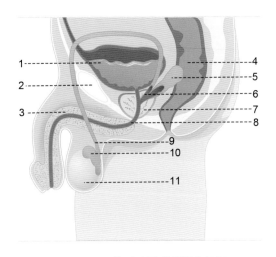

图 1-1-1 · 前列腺及毗邻器官组织

1. 膀胱；2. 耻骨联合；3. 阴茎；4. 直肠；5. 精囊；6. 射精管；7. 前列腺；8. 尿道；9. 输精管；10. 附睾；11. 睾丸

该分叶方法是根据前列腺从胚胎第9周开始出现5组腺体而来，但新生儿期以后解剖学和显微镜难以区分这五叶，故Lowsley分叶五分法缺乏组织学依据。

（二）Franks内外腺二分法

前列腺由纤维肌肉和腺体组成，组织切片可见两个明显的腺组，即外腺组和内腺组（图1-1-3），两腺组之间由一层纤维肌组织隔开。1954年，Franks等根据前列腺的组织学不同，提出内、外腺分区法。

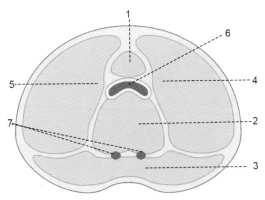

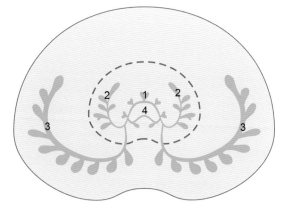

图 1-1-2 · Lowsley 分叶五分法	图 1-1-3 · Franks 内外腺分区
1. 前叶；2. 中叶；3. 后叶；4. 左侧叶；5. 右侧叶；6. 尿道；7. 射精管	1. 黏膜腺；2. 黏膜下腺；3. 主腺、分支腺；4. 尿道

（三）McNeal带区五分法

1968年，McNeal等根据前列腺的组织学，将前列腺分为腺性组织和非腺性组织，共五个带区。其中非腺性组织构成前列腺的前部，称为前纤维肌肉基质（anterior fibromuscular stroma，AFS）；腺性组织构成前列腺后方大部分，即外周带（peripheral zone，PZ）、中央区

（central zone，CZ）、移行区（transition zone，TZ）和尿道周围区（图1-1-4）。

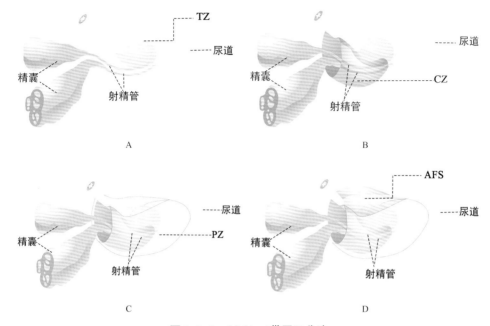

图 1-1-4 · McNeal 带区五分法

A. TZ位于精阜之上、尿道周围，约占前列腺腺体的5%；B. 2条射精管和尿道内口至精阜之间的前列腺组织为
CZ，呈圆锥状，约占前列腺腺体的25%；C. CZ周围的组织为PZ，约占70%；D. AFS呈盾牌样位于前列腺前部，
约占前列腺体积的1/3

　　AFS呈盾牌样位于前列腺前部，它是由混杂有纤维成分的肌组织构成。2条射精管和尿道内口至精阜之间的前列腺组织为CZ，呈圆锥状，约占前列腺腺体的25%；CZ周围的组织为PZ，约占70%；TZ位于精阜之上、尿道周围，约占前列腺腺体的5%；尿道周围区紧紧围绕尿道周围，约占1%。

　　目前，上述3种分叶、分区方法均在使用。一般内腺包括移行区、尿道周围区和部分中央区，外腺相当于外周带，注意不要混淆。前列腺各带区相互对应关系见图1-1-5。

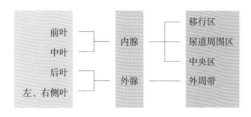

图 1-1-5 · 前列腺各带区相互对应关系

四、前列腺的血管、淋巴引流与神经支配

（一）前列腺动脉

前列腺的血液供应主要通过3支动脉，即膀胱下动脉、阴部内动脉和直肠下动脉。膀胱

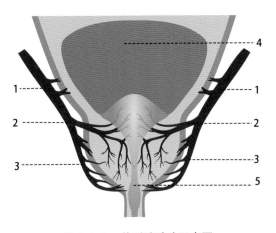

图1-1-6 · 前列腺动脉示意图

1. 膀胱下动脉；2. 尿道前列腺动脉；3. 前列腺被膜动脉；4. 膀胱；5. 尿道

下动脉是主要供血动脉。

膀胱下动脉在进入前列腺前又分为2支，即前列腺被膜动脉和尿道前列腺动脉。前列腺外腺组的血供主要来源于前列腺被膜动脉，尿道周围的腺体组织和前列腺深部组织的血供主要来源于尿道前列腺动脉（图1-1-6）。

（二）前列腺静脉

前列腺的静脉丛主要汇入髂内静脉。前列腺静脉与骶骨、腰椎和髂翼的静脉有交通，也可通过直肠上静脉汇入肝门静脉（图1-1-7）。

（三）前列腺淋巴回流

前列腺的淋巴管形成淋巴管丛，一部分注入髂外淋巴结，另一部分注入髂内淋巴结，最后流入髂总淋巴结和腹主动脉旁淋巴结（图1-1-8）。

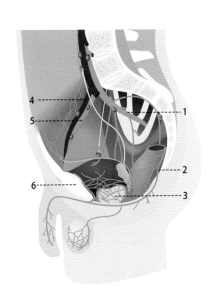

图1-1-7 · 前列腺静脉示意图

1. 髂内静脉；2. 直肠静脉丛；3. 前列腺静脉丛；4. 髂外动脉；5. 髂外静脉；6. 耻骨联合

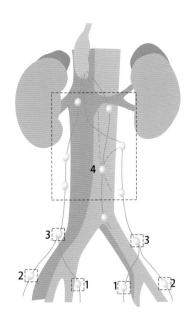

图1-1-8 · 前列腺淋巴回流示意图

1. 髂内淋巴结；2. 髂外淋巴结；3. 髂总淋巴结；4. 腹主动脉旁淋巴结

（四）前列腺神经

前列腺的神经主要源自盆腔神经丛，距肛门5～11 cm，包括交感神经和副交感神经。交感神经兴奋时，前列腺、精囊及射精管平滑肌收缩，促使精液排出；同时尿道内括约肌和前列腺括约肌收缩，并抑制逼尿肌收缩，使膀胱颈部及前列腺部尿道闭合，从而阻止尿液排出，而在射精时防止精液逆流。

副交感神经主要刺激前列腺腺泡分泌前列腺液。副交感神经兴奋时，逼尿肌收缩，尿道括约肌和前列腺括约肌舒张，促进排尿。

第二节 · 前列腺生理功能

一、分泌前列腺液

前列腺分泌前列腺液，受雄性激素的调控。前列腺液是精液中精浆成分之一，占射出精液量的 $1/10 \sim 1/3$。

前列腺液中主要含有高浓度的锌离子、酸性磷酸酶、蛋白水解酶、纤维蛋白酶、精胺、脂族多肽等，其中蛋白水解酶和纤维蛋白酶有促进精液液化的作用。前列腺液中蛋白质的含量很少。

二、内分泌功能

前列腺内含有丰富的 5α-还原酶，可将睾酮转化为更有生理活性的双氢睾酮。双氢睾酮在良性前列腺增生的发病过程中起重要作用。

三、控制排尿

前列腺环状平滑肌纤维围绕尿道前列腺部，参与构成尿道内括约肌。发生排尿冲动时，伴随着逼尿肌的收缩，内括约肌松弛，使排尿顺利进行。

四、运输

前列腺实质内有尿道和两条射精管穿过，当射精时，前列腺和精囊的肌肉收缩，可将输精管和精囊中的内容物经射精管压入后尿道，进而排出体外。

五、PSA的合成与分泌

前列腺特异性抗原（prostate-specific antigen，PSA）是一种含有237个氨基酸的单链多肽，属于有糜蛋白酶样作用的丝氨酸蛋白酶族，可以分解精液中的主要胶状蛋白，有稀释精液的作用。正常细胞和癌细胞都可合成PSA。

PSA只存在于人前列腺腺泡及导管上皮细胞胞质中，不表达于其他细胞，具有组织特异性。但PSA并无肿瘤特异性，前列腺炎、良性前列腺增生和前列腺癌等均可导致总PSA水平升高。

第二章
前列腺超声检查仪器和探头

第一节 · 前列腺超声检查仪器

常规的彩色多普勒超声诊断仪即可满足前列腺超声检查的基本配置需要（图2-1-1）。配备频率范围1.0 ～ 6.0 MHz的超声探头能够经腹部进行检查，频率范围5.0 ～ 9.0 MHz的腔内超声探头可经直肠进行检查。

前列腺超声检查的仪器应具有实时灰阶、彩色多普勒、能量多普勒等功能，宜配有超声造影、弹性超声、三维超声等成像功能。

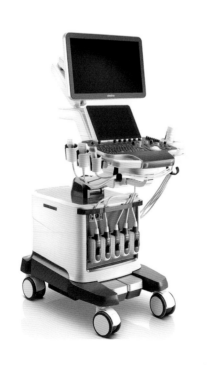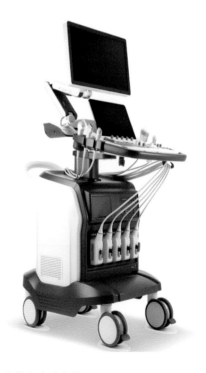

图2-1-1 · 彩色多普勒超声诊断仪

第二节 · 前列腺超声检查探头

一、扫查方式

前列腺超声检查途径主要包括经腹部、经会阴及经直肠，其涉及的扫查方式主要包括以下几种。

（一）电子扫查

应用最多的扫查方式。探头前端阵元呈栅栏状排列，对各阵元的激励由电子开关控制，采用定向波束合成（bean forming）法形成声束，然后进行扫查。

1. 电子凸阵扫查探头　常用于经腹部、经会阴及经直肠的前列腺检查。

2. 电子线阵扫查探头　常用于经直肠的前列腺检查。

（二）机械扫查

机械扫查主要用于特定领域。探头前端只有单个阵元，采用电机驱动，由编码器来判断探头的位置和角度。

常用的主要有机械式环形扫查探头，主要用于经直肠的腔内超声检查。采用电机驱动阵元360°旋转，或固定阵元采用旋转镜面使发射声束旋转的方式来成像。扫查速度可达到10 ～ 20帧/秒。

二、超声探头类型

用于前列腺超声检查的设备应常规配有腹部探头和腔内探头，穿刺活检可同时配备双平面探头，条件允许也可配备三维容积探头。

（一）经体表扫查探头

一般采用凸阵低频探头（频率范围1 ～ 6 MHz），常规通过腹部体表扫查，亦能通过会阴体表扫查（图2-2-1）。

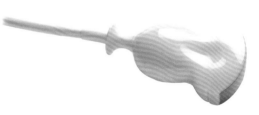

图2-2-1 · 前列腺超声检查凸阵探头
（频率1 ～ 8 MHz）

（二）经腔内扫查探头

主要用于经直肠超声检查。

1. 微小曲率的电子凸阵探头　探头频率范围一般为5 ～ 9 MHz。包括两种：一种是侧面观的微小曲率探头，用于观察横断面；另一种是冠状面观的微小曲率探头，用于观察斜冠状面及纵断面。

2. 电子线阵扫查探头　探头频率范围一般为4 ～ 13 MHz。用于观察前列腺纵断面，常用于引导穿刺。

3. 电子双平面探头　同一探头上有两种阵元，分别显示不同的平面。多为电子线阵扫查探头与微小曲率的电子凸阵探头中的一种（侧面观或冠状面观）组合，或者为微小曲率的电子凸阵探头中的侧面观和冠状面观相组合。

前列腺检查时多采用线阵扫查探头与微小曲率电子凸阵探头（侧面观）的结合（图2-2-2）。

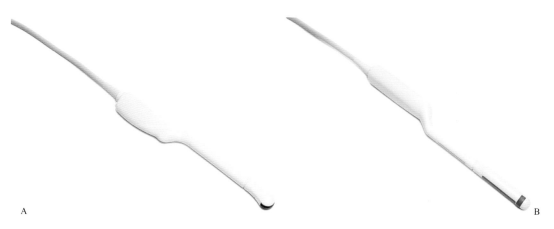

图2-2-2 · 经腔内扫查超声探头

A. 经腔内微小曲率电子凸阵探头（型号：EC1123；冠状面观），频率范围1～8 MHz；B. 经腔内双平面探头（型号：TRT33；侧面观微小曲率凸阵＋线阵），其中侧面观凸阵平面频率范围为3～9 MHz，线阵频率范围为4～13 MHz

（三）机械式径向/环形/扇形扫查探头

多为经腔内360°三维环形探头（图2-2-3），频率范围一般为6～12 MHz，可用于前列腺三维超声检查。

也可经腔内120°从左到右扇形扫查，频率范围一般为5～9 MHz，主要用于子宫附件三维超声检查，同时也能用于前列腺三维成像（图2-2-4）。

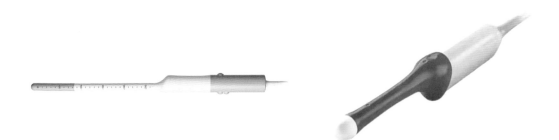

图2-2-3 · 经腔内机械式径向/环形扫查三维探头
（频率6～12 MHz）

图2-2-4 · 经腔内扇形扫查三维探头
（频率5～9 MHz）

第三章
前列腺常规超声检查技术

第一节 · 灰阶超声

　　灰阶超声（gray scale ultrasound）是指用灰度分级来反映声波传播途径中各个界面散射、折射和反射回声振幅水平的一种成像技术，又称B型超声。其成像原理基于人体内各种器官与组织之间存在声阻抗特性的差异，即通过向人体发射超声波，不同组织间的界面产生振幅水平不等的反射信号。接收上述反射信号并通过波束成形等一系列生物工程处理，用明暗不同的光点依次显示在屏幕上，从而生成可供医学观察及诊断的超声图像。

　　在B型声像图中，用灰度（明暗度，brightness）变化来表示回声强弱（图3-1-1）。探头发射接收一次信号，声束方向上各灰度点连成一条直线，形成扫描线。当声束移动到其他位置时，重复以上过程，形成新的扫描线。各扫描线连成一体，即形成二维灰阶声像图。通过以上方式，感兴趣区的位置、形态、大小、深度等信息可在声像图中得到显示。

　　超声检查时应根据组织器官的特性对仪器进行适当的调节，以获得合适的图像。在前

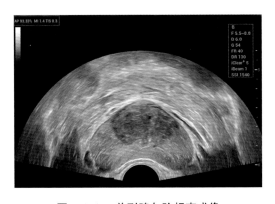

图3-1-1 · 前列腺灰阶超声成像

前列腺内外腺分界清晰，内腺呈低回声、外腺呈稍高回声。前列腺内部回声中等、均匀，被膜完整。AP. 声功率；MI. 机械指数；TIS. 软组织热指数；B. 灰阶超声；F. 频率；D. 深度；G. 增益；FR. 帧频；DR. 动态范围；iClear. 智能斑点噪声抑制成像；iBeam. 智能空间复合成像；SSI. 智能声速匹配

列腺的二维灰阶超声模式下，需要对成像的深度（depth）、总增益（gain）、时间增益补偿（time gain compensation，TGC）、焦点（focus）等进行调节。对于较小的病灶，必要时可应用局部放大（zoom）等成像方式来观察病灶局部细微特征。

第二节 · 彩色多普勒超声

一、彩色多普勒血流成像

彩色多普勒血流成像（color Doppler flow imaging，CDFI）是指基于多普勒效应，利用多声束快速采样，把所得的血流信息经相位检测、自相关处理、彩色编码，并将彩色编码信息叠加在灰阶超声上进行实时显示的方法。

CDFI可以定性地反映血流速度的快慢。其基本原理是通过色彩的明暗来表示沿接收信号声束方向多个部位的平均速度；同时血流方向以不同的颜色标识，并将其叠加显示在B型超声图像上。

临床工作中，通常用红色代表朝向探头的血流，蓝色代表背离探头的血流。血流速度由低到高的变化常用红色变为黄色（正向血流）、蓝色变为蓝绿色（负向血流）来表示（图3-2-1）。

前列腺彩色多普勒超声检查时，为了获得良好的图像，一般需要对取样框、彩色增益、探头频率、焦点及脉冲重复频率等进行调节。

二、脉冲多普勒超声

脉冲多普勒超声（pulsed wave Doppler，PWD）是利用脉冲采样的方式来分析某一个特定部位血流信号的多普勒频移，继而以频谱图显示在屏幕上（图3-2-2）。

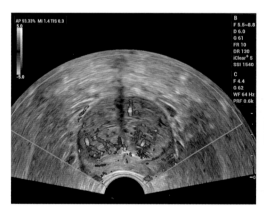

图3-2-1 · 前列腺彩色多普勒血流成像
前列腺内部血流对称分布，内腺血流丰富，呈放射状分布；外腺血流稀少，呈星点状、短棒状分布。AP. 声功率；MI. 机械指数；TIS. 软组织热指数；B. 灰阶超声；F. 频率；D. 深度；G. 增益；FR. 帧频；DR. 动态范围；iClear. 智能斑点噪声抑制成像；SSI. 智能声速匹配；C. 彩色多普勒血流成像；WF. 壁滤波；PRF. 脉冲重复频率

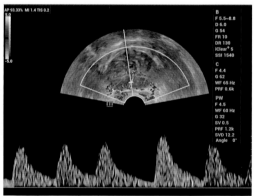

图3-2-2 · 前列腺脉冲多普勒超声成像
AP. 声功率；MI. 机械指数；TIS. 软组织热指数；B. 灰阶超声；F. 频率；D. 深度；G. 增益；FR. 帧频；DR. 动态范围；iClear. 智能斑点噪声抑制成像；SSI. 智能声速匹配；C. 彩色多普勒血流成像；WF. 壁滤波；PRF. 脉冲重复频率；PW. 脉冲多普勒成像；SV. 取样容积；SVD. 取样门深度；Angle. 声束与血流方向之间的夹角

脉冲多普勒一方面能够定量地反映血流速度的快慢，准确判断特定部位和深度的血流，具有距离-深度检测能力；另一方面能够检测低速血流，还可与灰阶图像同步实时显示。

根据多普勒频移公式，可计算特定部位的血流速度（假设为 v）：

$$v = \frac{c\,(\,\pm f_{\mathrm{d}})}{2f_0\cos\theta} \tag{1}$$

其中 v 为血流速度，c 为声速（1 540 m/s），f_0 为探头频率，f_{d} 为多普勒频移，θ 为声束与血流之间的夹角。

1. 基线　流速为零的水平线，用于区分血流的方向。上方的波形表示朝向探头的血流，下方的波形表示背离探头的血流。

2. 频带　某一时刻上取样容积内红细胞运动速度的分布范围。分布范围大，频带宽；反之则窄。

3. 频窗　无频移区域，即频谱图上基线与频带之间的黑色区域。频带越宽，频窗越窄。

4. 收缩期峰值流速　收缩期血流速度最高的位置。

5. 舒张期末流速　舒张期的最末点，即将进入下一个心动周期（图3-2-3）。

对于频谱多普勒参数测量，常用的指标有阻力指数（resistance index，RI）和搏动指数（pulsatility index，PI），两者计算如下：

$$RI=（PSV-EDV）/PSV \tag{2}$$
$$PI=（PSV-EDV）/MV \tag{3}$$

其中，PSV（peak systolic velocity）代表收缩期峰值流速，EDV（end diastolic velocity）代表舒张期末血流速度，MV（mean velocity）代表平均血流速度。RI反映被测血管远端的阻力及动脉管壁弹性（图3-2-4）。

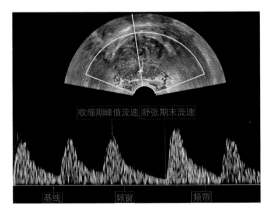

图3-2-3 · 前列腺脉冲多普勒频谱

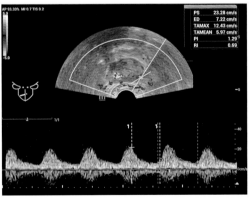

图3-2-4 · 频谱多普勒参数测量

PS. 收缩期峰值血流速度；ED. 舒张期末血流速度；TAMAX. 最大血流速度；TAMEAN. 平均血流速度；PI. 搏动指数；RI. 阻力指数

前列腺脉冲多普勒超声检查时，为了获得准确的图像，一般需要对取样容积、超声入射角度、频谱增益、基线以及速度标尺等进行调节。

三、能量多普勒超声

能量多普勒成像（power Doppler imaging，PDI）的原理是提取返回探头的多普勒信号能量强度以显示血流的存在，但不显示其相对速度和血流方向。

PDI可获取全方位血流信号，没有入射角度的依赖性，具有较高的信号噪声比（S/N ratio），提高了血流检测的敏感性，尤其对于低速血流极为敏感（图3-2-5）。此外，能量多普勒可显示平均速度为零的血液灌注区，不存在频率极限问题，无彩色混叠现象。但PDI受呼吸等运动影响较大，常出现闪烁伪像。

能量多普勒的调节与彩色多普勒相似，包括取样框大小、彩色增益、能量阈值等。彩色增益过高，导致血流信号外溢；过低导致低速、低流量的血流不能显示等。近期，也有厂家推出的能量多普勒超声具有方向性，可用于判断血流方向。

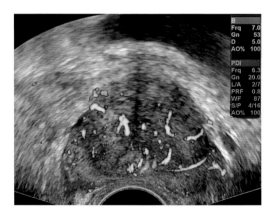

图 3-2-5 · 前列腺能量多普勒超声成像

B. 灰阶超声；Frq. 频率；Gn. 增益；D. 深度；AO.
声功率输出；PDI. 能量多普勒成像；L/A. 线密度/
帧平均；PRF. 脉冲重复频率；WF. 壁滤波；S/P. 空
间滤波器/包大小

第四章
前列腺超声检查方法和正常声像图

第一节 · 前列腺超声检查方法

前列腺的超声检查方法主要有经腹部和经直肠两种途径。

一、经直肠检查

经直肠超声检查前列腺最早于20世纪70年代开始用于临床。

（一）超声仪器及探头选择

常规彩色多普勒超声诊断仪即可满足需求。一般配备腔内探头，包括端射式凸阵探头和双平面探头。凸阵探头频率范围一般为5～9 MHz，线阵探头频率一般为4～13 MHz。

（二）检查前准备

一般无需特殊准备，建议排空肠道后检查效果更佳。

（三）检查方法

经直肠检查是前列腺的标准超声检查方法。在检查前列腺的4组基本断面中（矢状断面、横断面、斜冠状断面、冠状断面），由于位置的原因，经直肠检查只能获取前三组的检查断面。在实际工作中，正中矢状断面、精阜水平横断面以及斜冠状断面上有重要解剖标志，对识别前列腺各解剖带区有重要作用。

1. 端射式探头　将探头置入患者直肠内，倒置观察，该方法所获图像对应患者仰卧位时CT或MR上所见的前列腺图像。侧动探头由后至前扫查前列腺基底部至尖部，随后逆时针旋转探头90°，侧动探头由上到下扫查前列腺（图4-1-1）。

2. 双平面探头　将探头置入患者直肠内，倒置观察，通过移动探头由上到下扫查前列腺基底部至尖部；切换至线阵探头，分别向左向右旋转扫查至前列腺消失（图4-1-2）。

（四）注意事项

经直肠前列腺检查时，探头和乳胶套表面应有耦合剂充分润滑。插入肛门时注意动作轻柔、缓慢。有外痔和肛裂的患者慎用。

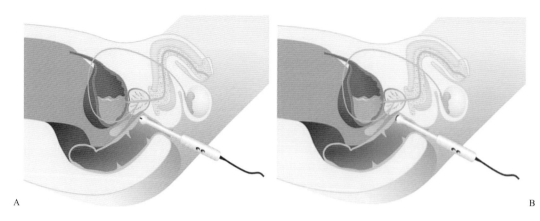

图4-1-1 · 经直肠端射式探头扫查示意图
A.斜冠状断面；B.正中矢状断面

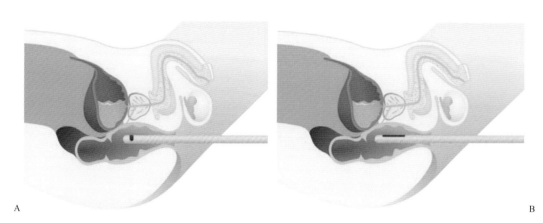

图4-1-2 · 经直肠双平面探头扫查示意图
A.水平横断面（经直肠凸阵探头）；B.正中矢状断面（经直肠线阵探头）

二、经腹部检查

（一）超声仪器及探头选择

常规的彩色多普勒超声诊断仪配备腹部凸阵探头，频率范围一般为1～6 MHz。

（二）检查前准备

检查前需饮水，适当充盈膀胱。

（三）检查方法

在膀胱适度充盈的情况下，首先进行矢状断面扫查。探头纵向置于耻骨联合上缘中线处，探头声束指向后下方，适当加压可获得矢状断面声像图。在这个断面上可测量前列腺上下径及前后径，正常成人前列腺上下径为3.0～4.0 cm，前后径为2.5～3.0 cm。

然后进行斜冠状面扫查，探头横向置于耻骨联合上缘，声束指向后下，获得斜冠状面声像图。在这个断面上获得最大横断面，并测量最大横径，前列腺最大横径正常值为4.0～4.5 cm（图4-1-3）。

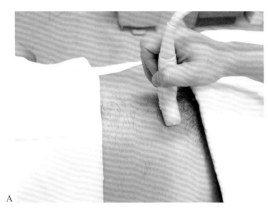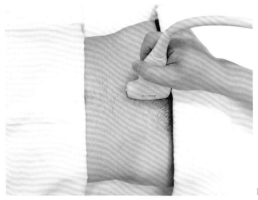

图4-1-3 · 经腹部前列腺扫查示意图
A.斜冠状断面；B.正中矢状断面

（四）注意事项

经腹部超声检查前列腺的图像分辨率远不及经直肠检查法。如有腹壁增厚、腹壁瘢痕、膀胱充盈不良等情况，前列腺检查常不能满意进行。

第二节 · 正常前列腺灰阶超声表现及正常测值

一、正常前列腺灰阶超声表现

正常前列腺实质回声较均匀，但各区回声水平略有差异。

前纤维肌肉基质呈中等稍低回声，与移行区及中央区的回声水平近似。

中央区和外周带实质回声均匀，外周带呈稍低回声，中央区呈中等回声，回声水平差别较明显，但分界不明显。

外周带与前纤维肌肉基质回声水平稍有差别；中央区与前纤维肌肉基质回声水平差别不明显。

尿道周围区呈中等均匀回声，与其他各区回声水平差别不大，分界明显。

移行区回声均匀，呈中等回声水平，与中央区、外周带以及尿道周围区的分界较明显，增生时可清晰显示"外科包膜"（图4-2-1）。

尿道周围区和尿道内括约肌多为中等回声，分界明显。

射精管经由前列腺底走行至精阜水平，其管壁呈稍低回声，回声均匀，与腺体分界明显。

二、不同年龄前列腺灰阶超声表现

随着年龄的变化，前列腺也会发生一系列的变化，其中最有意义的变化有以下两个方面。

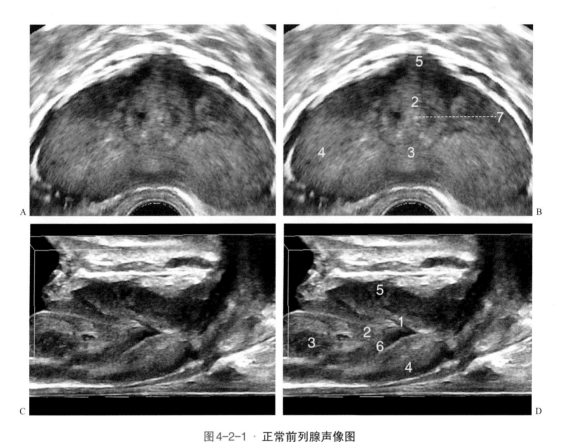

图4-2-1 · 正常前列腺声像图

A、B.灰阶超声（经直肠横断面）；C、D.灰阶超声（经直肠矢状断面）

1.尿道；2.移行区；3.中央区；4.外周带；5.前纤维肌肉基质；6.射精管；7.尿道周围区

1. 腺体结构　10岁以前，前列腺主要由肌肉和结缔组织构成，并没有能够产生具有分泌前列腺液功能的组织——腺管。10岁之后，腺上皮细胞不断增多，形成腺管。青春期之后，随着睾丸的发育，激素水平急剧升高，前列腺快速发育形成腺泡结构，间质组织也逐渐增多，分泌功能不断加强。24岁左右时，前列腺的发育达到高峰，腺泡结构复杂。45岁左右开始，腺泡内折叠的上皮组织开始逐渐退化，前列腺整个腺体开始退化。

2. 腺体体积　10岁以前，前列腺体积很小，约为杏仁大小。青春期时，体积会成倍增大。20～50岁时，体积相对稳定。50岁之后，尿道周围的移行区开始增生，继之前列腺体积增大，可压迫尿道，导致排尿次数增多、排尿困难、排尿后滴沥等相关症状。

从超声图像上来说，年轻时前列腺未完全发育，前列腺体积小，各带区难以区分。随着年龄增长，前列腺体积增大，各带区回声发生变化，大致可区分各带区。随着年龄的进一步增长，移行区开始增生，前列腺体积增大，形成"外科包膜"（即内外腺分界）（图4-2-2）；当移行区明显增生时，前列腺体积进一步增大，部分可不规则、左右不对称，外腺明显变薄，中央区及前纤维肌肉基质明显受压，难以显示，超声图像上通常只能区分内腺及外腺。

值得注意的是，尽管中央区的回声与移行区及外周带有区别，但采用普通二维超声探

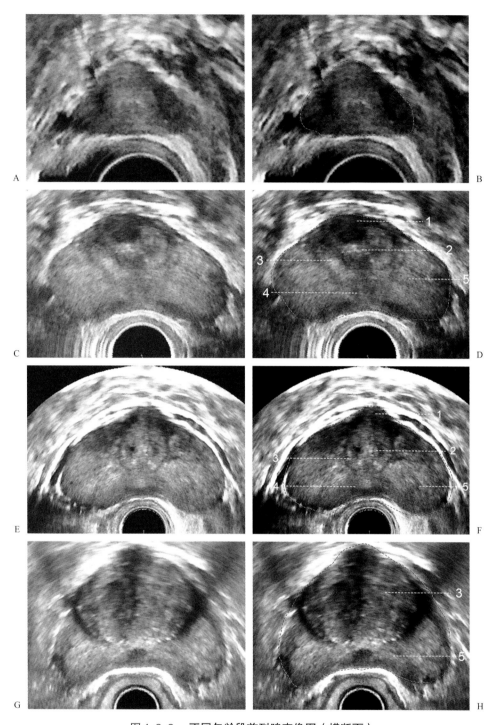

图4-2-2 · 不同年龄段前列腺声像图（横断面）

A、B. 小儿前列腺：前列腺（红色虚线）未完全发育，体积小，各带区不能区分；C、D. 青少年前列腺：前列腺（红色虚线）体积进一步增大，各带区清晰显示，移行区体积小，内外腺无明显分界；E、F. 青年前列腺：前列腺（红色虚线）体积进一步增大，各带区清晰显示，移行区体积进一步增大，内外腺分界欠清晰，未见明显"外科包膜"；G、H. 老年前列腺：前列腺（红色虚线）体积增大、中央区、前纤维肌肉基质、尿道周围区受压显示不清，移行区增生明显，挤压外腺，形成"外科包膜"。1.前纤维肌肉基质；2.尿道周围区；3.移行区；4.中央区；5.外周带

头扫查时常难以区分，往往需要通过三维超声探头扫查重建的冠状断面才能够显示中央区（图4-2-3）。

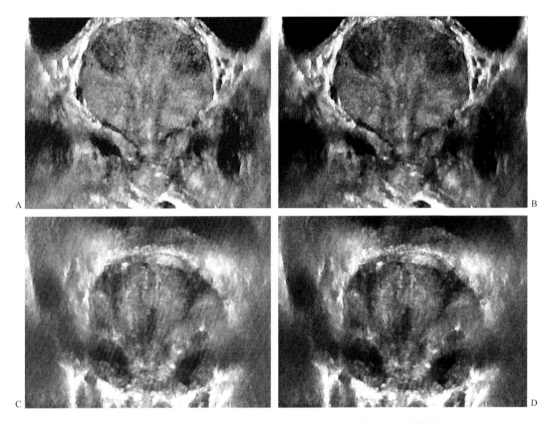

图4-2-3 · 不同年龄前列腺中央区声像图（三维超声重建的冠状面）

A、B. 青年前列腺：前列腺中央区（红色虚线）体积正常，与周围腺体分界清晰；C、D. 老年前列腺：前列腺中央区（两条红色虚线中间部分）受压萎缩，与周围腺体分界不清晰

三、前列腺大小测量方法及正常值

前列腺超声检查应至少在2个相互垂直平面（矢状断面与横断面或矢状断面与冠状断面）上显示腺体的底部到尖部（图4-2-4）。由于位置的原因，二维超声显示的多为斜冠状断面。前列腺体积可根据2个相互垂直平面的径线测值估测。另外，还可通过面积法计算不同形状的前列腺体积，后者结果较径线法更为精确。

（一）横断面（前列腺的斜冠状断面/横断面）

可在此断面测量前列腺宽径，即右侧边界至左侧边界的最大径（左右径）（图4-2-5）。

（二）纵断面（前列腺的矢状断面）

1. 长径测量（上下径）　上缘边界至下缘边界的最大径，沿尿道测量即可。

2. 厚径测量（前后径）　前缘边界至后缘边界的最大径，垂直于上下径测量（图4-2-6）。

正常成人前列腺横径为4.0～4.5 cm，上下径为3.0～4.0 cm，前后径为2.5～3.0 cm。

根据前列腺的形态，体积计算公式如下：

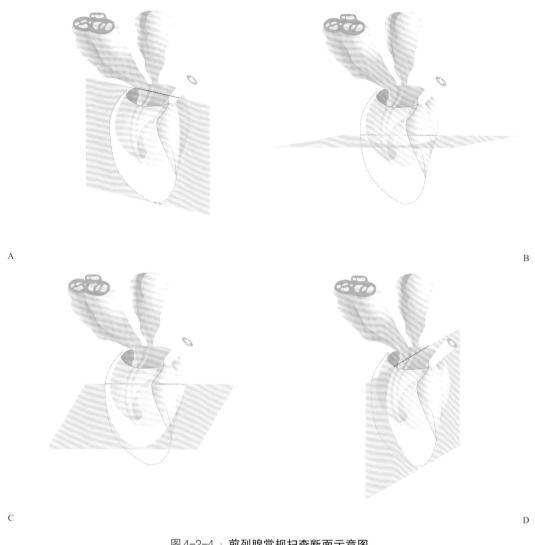

图 4-2-4 · 前列腺常规扫查断面示意图

A. 矢状断面；B. 横断面；C. 斜冠状断面；D. 冠状断面

$$椭圆形\ V = (\ abc \times \pi/6\ ) \qquad\qquad (4)$$

$$球体\ V = (\ a^3 \times \pi/6\ ) \qquad\qquad (5)$$

$$长椭圆形（鸡蛋型）V = (\ a^3 b \times \pi/6\ ) \qquad\qquad (6)$$

V：体积（cm^3）；a：左右径（cm）；b：前后径（cm）；c：上下径（cm）。

四、前列腺腺体周围组织超声表现

前列腺腺体周围组织主要有：前列腺被膜（图 4-2-7）、De-nonvilliers 筋膜（De-nonvilliers fascia，DF）（图 4-2-8）、前列腺前间隙（图 4-2-9）、尿生殖膈（图 4-2-10）和肛提肌（图 4-2-11）。它们都是前列腺周围的重要结构，对前列腺的位置稳定有重要的作用。

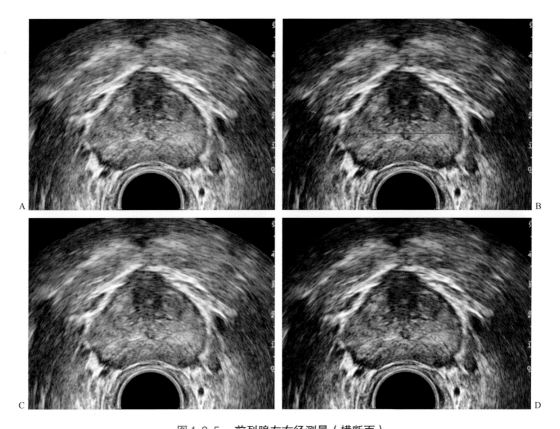

图 4-2-5 · 前列腺左右径测量（横断面）

A、B.前列腺外腺左右径（经直肠双平面凸阵探头）；C、D.前列腺内腺左右径（经直肠双平面凸阵探头）

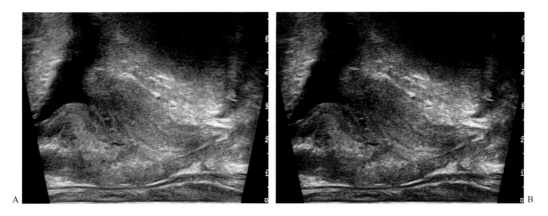

图 4-2-6 · 前列腺上下径/前后径测量（正中矢状断面）

A、B.前列腺外腺上下径/前后径（经直肠双平面线阵探头）

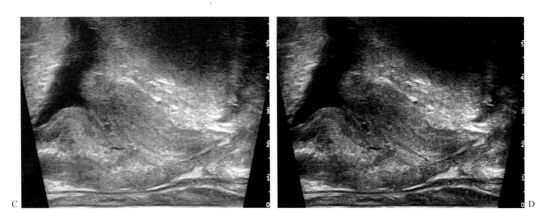

图 4-2-6（续）· 前列腺上下径/前后径测量（正中矢状断面）

C、D. 前列腺内腺上下径/前后径（经直肠双平面线阵探头）

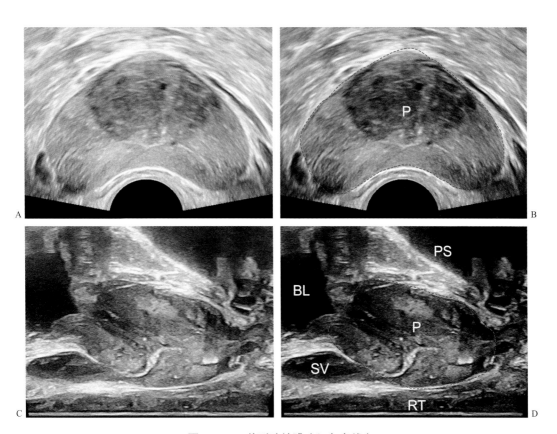

图 4-2-7 · 前列腺被膜（红色虚线）

A、B. 水平横断面（经直肠双平面凸阵探头）；C、D. 正中矢状断面（经直肠双平面线阵探头）。P. 前列腺；BL. 膀胱；SV. 精囊；PS. 耻骨联合；RT. 直肠

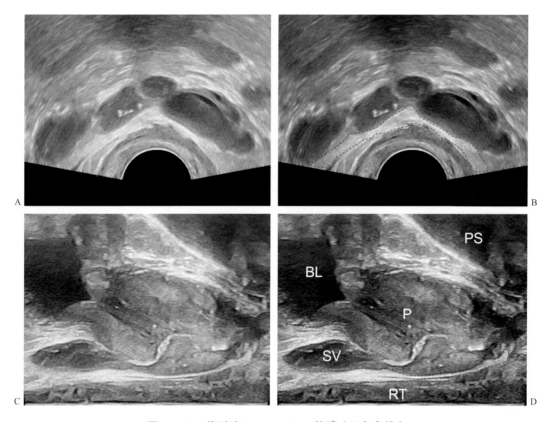

图 4-2-8 · 前列腺De-nonvilliers筋膜（红色虚线）

A、B. 水平横断面（经直肠双平面凸阵探头）；C、D. 正中矢状断面（经直肠双平面线阵探头）。P. 前列腺；BL.
膀胱；SV. 精囊；PS.耻骨联合；RT. 直肠

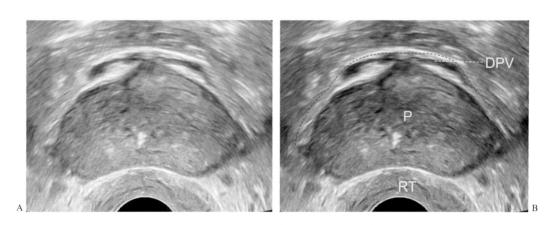

图 4-2-9 · 前列腺前间隙（红色虚线）

A、B. 水平横断面（经直肠双平面凸阵探头）。DPV. 阴茎背静脉；P. 前列腺；RT. 直肠

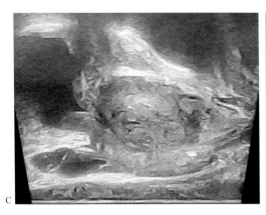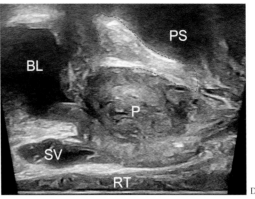

图4-2-9（续）· 前列腺前间隙（红色虚线）

C、D. 正中矢状断面（经直肠双平面线阵探头）。P. 前列腺；BL. 膀胱；SV. 精囊；PS. 耻骨联合；RT. 直肠

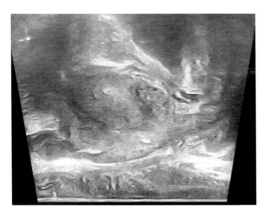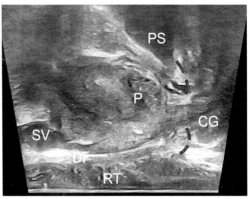

图4-2-10 · 尿生殖膈（红色虚线）（经直肠双平面线阵探头）

CG. 尿道球腺；DF. De-nonvilliers筋膜；P. 前列腺；SV. 精囊；PS. 耻骨联合；RT. 直肠

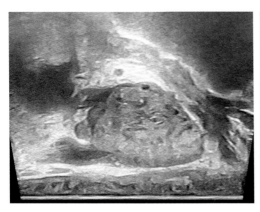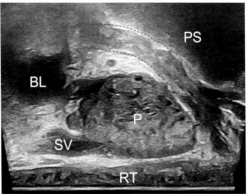

图4-2-11 · 肛提肌（红色虚线）（经直肠双平面线阵探头）

P. 前列腺；BL. 膀胱；SV. 精囊；PS. 耻骨联合；RT. 直肠

在灰阶超声上，前列腺被膜整体呈高回声。其中，前列腺后部和侧部的被膜与前列腺分界清晰，部分患者在侧部的被膜周围可见迂曲扩张的前列腺静脉丛管状无回声。前列腺前部的被膜由于与前列腺前纤维肌肉基质融合，因此与前列腺的分界不清晰。

De-nonvilliers筋膜位于直肠与精囊和前列腺之间。在正中矢状断面观察时，上部在直肠膀胱陷凹处呈高回声，由于其为纤维结缔组织，因此无法显示类似"膜"样的条索回声；移行至前列腺腺体区时，可逐渐清晰地显示DF的"膜"样条索强回声；移行至前列腺尖部时，边界欠清晰，并与尿道外括约肌融合。在横断面观察时，由于DF起止于血管神经束，同样为纤维结缔组织，因此仅表现为纤维结缔组织的高回声，无法分辨DF与血管神经束。

前列腺前间隙位于耻骨联合和前列腺之间，呈高回声，并可见阴茎背静脉穿行其中。前列腺前间隙的高回声区与前列腺前被膜因其在解剖上有一定程度的融合，因此前列腺前纤维肌肉基质与前列腺前间隙从等回声到强回声的移行略呈"渐变"感。

尿生殖膈位于前列腺与海绵体脚部之间，但由于该处解剖结构复杂，仅隐约可见会阴深横肌的结构，呈中等回声，无法显示会阴深横肌的肌纤维走向。尿生殖膈与前列腺尖部分界略模糊。尿生殖膈与DF于前列腺尖部融合为一体，边缘略模糊，可根据融合部位判断尿生殖膈的位置。经尿道正中矢状断面向两侧转动探头，可见尿道球腺，与尿生殖膈分界略模糊。

肛提肌在矢状断面呈中等强度回声，并可见肌纤维回声。但因肛提肌走行为斜行，后场回声受角度影响，回声衰减。横断面上，于前列腺下1/3水平至前列腺尖部平面，可见前列腺周围的肛提肌，但受分辨率影响，肌纤维显示欠清晰。

第三节·正常前列腺彩色多普勒超声表现

一、正常前列腺彩色多普勒血流成像

正常前列腺实质彩色多普勒血流成像，通常选择扇形的取样框，包绕整个前列腺，彩色速度标尺一般为5～7 cm/s，可见双侧叶血流信号呈放射状对称分布（图4-3-1）。

正常前列腺内部血流显示稀少，呈星点状、短棒状，外腺血流较内腺略为丰富。随着年龄的增长，前列腺出现增生，内腺血流开始逐渐较外腺丰富（图4-3-2）。

二、正常前列腺脉冲多普勒成像

正常前列腺供血动脉内径细，脉冲多普勒多表现低速高阻血流频谱（图4-3-3）。

良性前列腺增生时由于缓慢增长，组织需氧量大，刺激血管生长，故血供丰富，内腺表现尤其明显。当增生组织压迫或纤维化时可致外周血管壁弹性减弱，血流阻力加大（图4-3-4）。

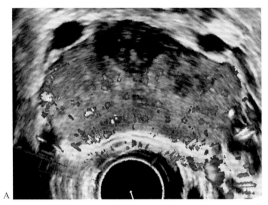
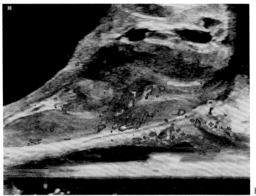

图4-3-1 · **正常前列腺彩色多普勒血流成像（经直肠三维探头）**

前列腺外腺血流较内腺丰富，由后到前呈"放射状"对称分布。A.水平横断面；B.正中矢状断面

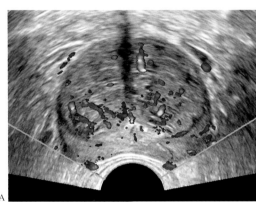
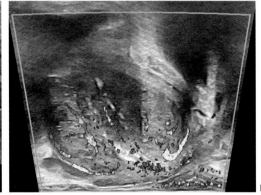

图4-3-2 · **前列腺增生彩色多普勒血流成像**

前列腺内腺血流较外腺丰富，由后到前呈"放射状"对称分布。A.水平横断面（经直肠双平面凸阵探头）；B.正中矢状断面（经直肠双平面线阵探头）

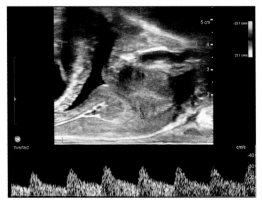
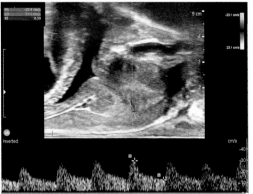

图4-3-3 · **正常前列腺脉冲多普勒成像（经直肠三维探头）**

正常前列腺：血流阻力中等，RI=0.59

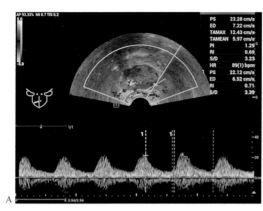
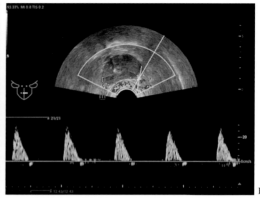

图4-3-4 · 良性前列腺增生脉冲多普勒成像

A. 良性前列腺增生：血流阻力指数增高，RI=0.71；B. 良性前列腺增生：血流阻力指数增高，RI＞1.0

第四节 · 前列腺超声常用标准断面

超声检查应评估前列腺的形态、大小、回声、边缘，以及有无局灶性病变等内容。彩色和能量多普勒超声有助于发现血流信号丰富区域，用以选择穿刺活检的潜在位点。

超声检查同时应评估前列腺周围脂肪组织和神经血管束的对称性及回声强度，并观察尿道前列腺部的走行情况。

此外，应注意尿道周围两侧的前列腺组织是否对称，以及有无影响到膀胱基底部。

一、经直肠检查

（一）双平面凸阵/线阵探头

1. 正中矢状断面（图4-4-1）

（1）扫查方法：截石位，双平面线阵探头，探头指向时钟12点位置。

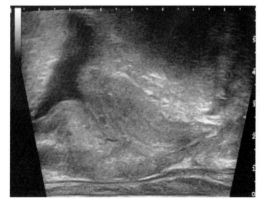
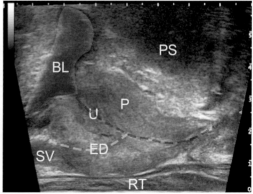

图4-4-1 · 前列腺正中矢状断面（经直肠双平面线阵探头）

P. 前列腺；U. 尿道；ED. 射精管；SV. 精囊；BL. 膀胱；PS. 耻骨联合；RT. 直肠

（2）临床意义：显示尿道、射精管、膀胱、精囊，也是测量前列腺的标准断面。

（3）注意事项：尿道周围及内外腺之间常有钙化，影响前列腺图像质量，应注意多角度多平面扫查。

2.尖部横断面（图4-4-2）

（1）扫查方法：截石位，双平面凸阵探头。

（2）临床意义：显示前列腺尖部。

（3）注意事项：尖部以外腺为主，内外腺分界常不明显，应注意区分。

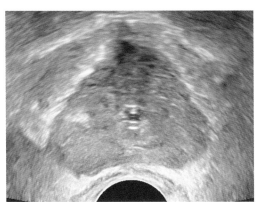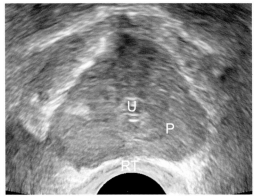

图4-4-2·前列腺尖部横断面（经直肠双平面凸阵探头）

P.前列腺；U.尿道；RT.直肠

3.体部横断面（图4-4-3）

（1）扫查方法：以尖部为基础上移。

（2）临床意义：显示前列腺最大横断面，此断面也是测量前列腺的标准断面。

（3）注意事项：扫查时应上下移动探头获得最大断面。

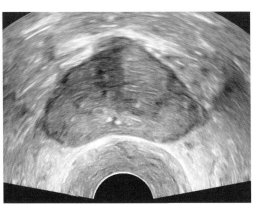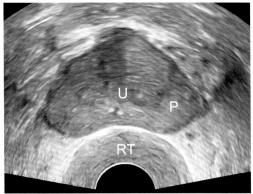

图4-4-3·前列腺体部横断面（经直肠双平面凸阵探头）

P.前列腺；U.尿道；RT.直肠

4. 底部横断面（图4-4-4）

（1）扫查方法：以体部为基础上移。

（2）临床意义：显示双侧精囊与前列腺基底部的关系。

（3）注意事项：静态图像上精囊与前列腺分界不清晰，应注意动态扫查观察两者的分界。

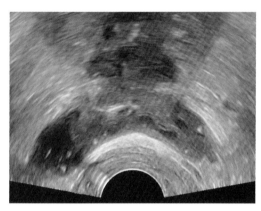 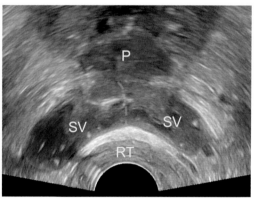

图4-4-4 · 前列腺底部横断面（经直肠双平面凸阵探头）

P. 前列腺；SV. 精囊；RT. 直肠

（二）端射式凸阵探头

1. 斜冠状断面（4-4-5）

（1）扫查方法：左侧卧位，屈膝屈髋，探头指向上方。

（2）临床意义：显示前列腺最大横断面，此断面也是测量前列腺的标准断面。

（3）注意事项：因解剖位置原因，此断面与横断面及冠状面之间存在角度差异，测值与双平面凸阵探头的测值之间存在偏差。

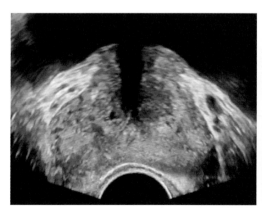 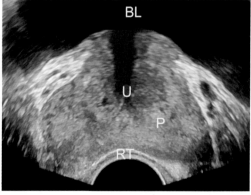

图4-4-5 · 前列腺斜冠状断面（经直肠端射式凸阵探头）

P. 前列腺；U. 尿道；BL. 膀胱；RT. 直肠

2. 正中矢状断面（图4-4-6）

（1）扫查方法：在斜冠断面的基础上逆时针旋转90°。

（2）临床意义：显示尿道、射精管、膀胱，也是测量前列腺的标准断面。

（3）注意事项：因解剖位置原因，此断面较双平面线阵探头难以显示精囊，射精管难以分辨。

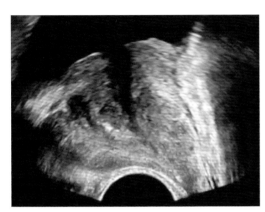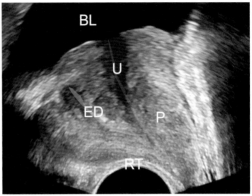

图4-4-6 · 前列腺正中矢状断面（经直肠端射式凸阵探头）

P. 前列腺；U. 尿道；ED. 射精管；BL. 膀胱；RT. 直肠

二、经腹部检查

1. 斜冠状断面（图4-4-7）

（1）扫查方法：探头横置于耻骨联合上缘，声束指向后下。

（2）临床意义：获得最大断面，测量前列腺大小的标准断面。

（3）注意事项：膀胱应适度充盈，充盈不佳或充盈过度时，前列腺难以清楚显示。

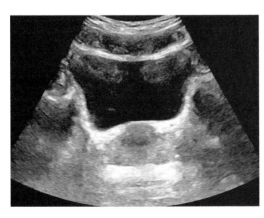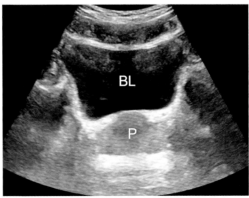

图4-4-7 · 前列腺斜冠状断面（经腹凸阵探头）

P. 前列腺；BL. 膀胱

2. 正中矢状断面（图4-4-8）

（1）扫查方法：在斜冠状断面的基础上顺时针旋转90°。

（2）临床意义：显示尿道、膀胱，测量前列腺的标准断面。

（3）注意事项：经腹部扫查前列腺，内外腺难以分辨，目前主要用于测量前列腺大小。

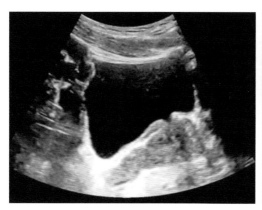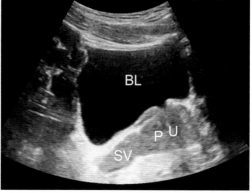

图4-4-8 · 前列腺正中矢状断面（经腹凸阵探头）

P. 前列腺；U. 尿道；SV. 精囊；BL. 膀胱

检查途径不同，前列腺的声像图也有一定的不同，总体来说，经直肠双平面探头不论是对前列腺的整体显示，还是对周围解剖结构的显示都较好（表4-4-1）。三维探头可用于前列腺的冠状面显示。见图4-4-9，图4-4-10。

表4-4-1 · 前列腺各种扫查方式的对比

要　点	经腹部扫查	经直肠端射式扫查	经直肠双平面扫查	经直肠三维扫查
探头频率	1～6 MHz	5～9 MHz	4～13 MHz	6～12 MHz
显示断面	矢状断面、斜冠状断面	矢状断面、斜冠状断面	矢状断面、横断面	各种断面
分辨率	差	中等	较好	中等
显示内容	前列腺形态、尿道走行；内外腺分界及各解剖带区常不能区分	较好显示内外腺分界、尿道走行；射精管及其他解剖带区常难以区分	清晰显示内外腺分界、尿道走行、射精管、精囊，难以区分中央区	三维重建后清晰显示前列腺整体结构及各解剖带区
可疑病灶检出率	低	中等	较高	较高，同时能够显示病灶三维形态
测值大小	偏大	偏大	标准	标准
临床应用	前列腺大小测量	前列腺大小测量、经直肠穿刺活检引导	前列腺大小测量、经会阴穿刺活检引导	前列腺大小、体积测量

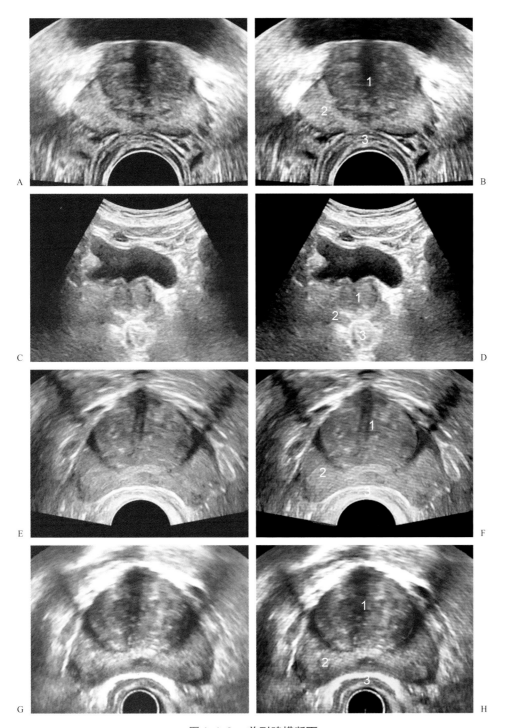

图4-4-9 · 前列腺横断面

A、B. 经直肠端射式探头：前列腺内外腺分界清晰，分辨率中等，内部结构显示欠清晰；C、D. 经腹部凸阵探头：前列腺内外腺分界隐约显示，分辨率差，内部及周边结构显示不清；E、F. 经直肠双平面凸阵探头：前列腺内外腺分界清晰，分辨率佳，内部及周边结构显示清晰；G、H. 经直肠三维探头：前列腺内外腺分界清晰，分辨率中等，内部及周边结构显示较清晰。1. 内腺；2. 外腺；3. 直肠

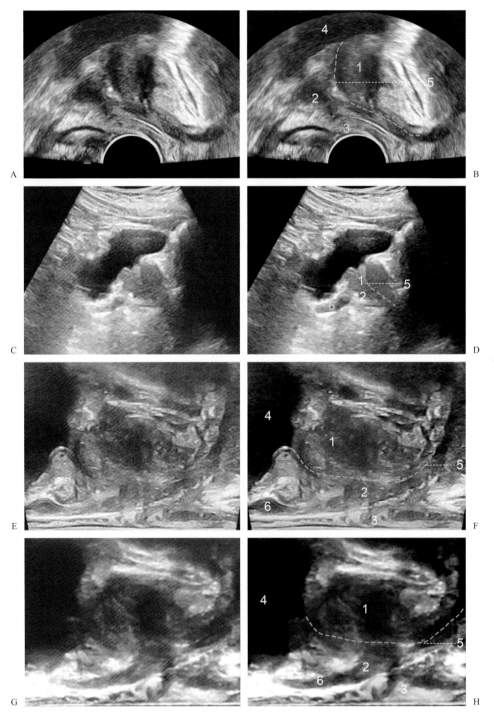

图4-4-10 · 前列腺矢状断面

A、B. 经直肠端射式探头：前列腺内外腺分界欠清晰，分辨率中等，内部及周边结构显示欠清晰；C、D. 经腹部凸阵探头：前列腺内外腺分界隐约显示，分辨率差，内部及周边结构显示不清；E、F. 经直肠双平面线阵探头：前列腺内外腺分界清晰，分辨率佳，内部及周边结构显示清晰；G、H. 经直肠三维探头：前列腺内外腺分界清晰，分辨率中等，内部及周边结构显示较清晰。1.内腺；2.外腺；3.直肠；4.膀胱；5.尿道；6.精囊

第五章
前列腺超声图像解读及伪像

第一节 · 前列腺超声图像解读

一、前列腺灰阶超声图像解读

认识前列腺应先从前列腺的整体开始，包括前列腺的大小、形态、内外腺分界、与周围组织脏器的分界、内部回声及钙化等。然后仔细观察前列腺内有无病灶，对于前列腺的病灶，应对其回声水平、分布、构成、回声形态以及病灶的形态、边缘、边界、后方回声、病灶周围特征等进行描述。

（一）整体特征

1. 形态　正常前列腺左右对称，形态规则。当前列腺发生病变时，形态可不规则（图5-1-1），如前列腺增生，尤其是中叶增生明显时，可凸向膀胱。多数前列腺癌患者前列腺形态规则，少数形态可不规则。

2. 大小

（1）前列腺大小：随着年龄的增长，前列腺体积可不同程度增大；当前列腺癌接受相关治疗后，体积可缩小（图5-1-2）。

（2）内腺大小：增生的移行区逐渐压迫外周带形成超声可分辨的内外腺，随着年龄的增长，内腺体积增大、外腺受压变薄（图5-1-3）。

3. 被膜　前列腺被膜光滑完整，被膜不光滑完整、局部突出或中断多提示恶性病变（图5-1-4）。

4. 分界

（1）前列腺内部分界：随着年龄增长，前列腺移行区增生与外周带之间形成假包膜，形成超声检查可见的界限，即内外腺分界。

内外腺一般分界清晰，当前列腺发生弥漫性病变时，内外腺可分界不清晰（图5-1-5）。

（2）前列腺与周围分界：正常前列腺与周围组织脏器分界清晰，如膀胱、直肠、精囊。当前列腺弥漫性病变或具有明显占位时，可与周围组织脏器分界不清晰（图5-1-6），部分周围可见肿大淋巴结（图5-1-7）。

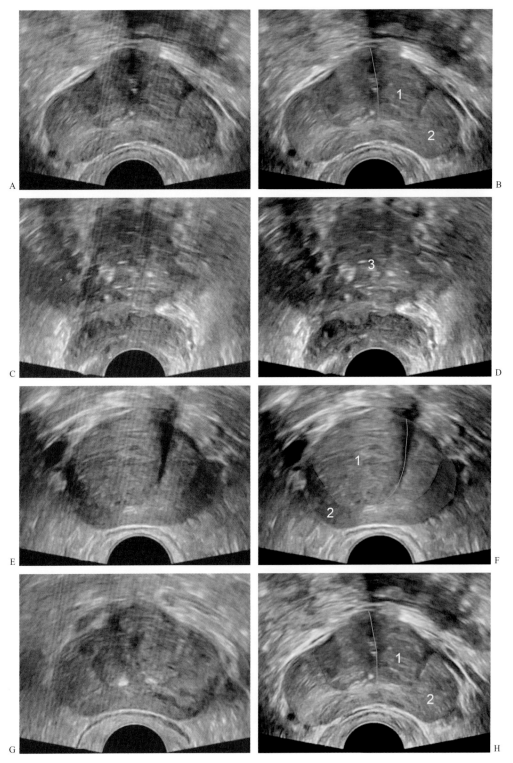

图 5-1-1 · 前列腺整体形态

A、B. 形态规则（前列腺癌患者）；C、D. 形态不规则（前列腺癌患者）；E、F. 形态不对称（良性前列腺增生患者）；G、H. 形态对称（前列腺癌患者）。1. 内腺；2. 外腺；3. 前列腺

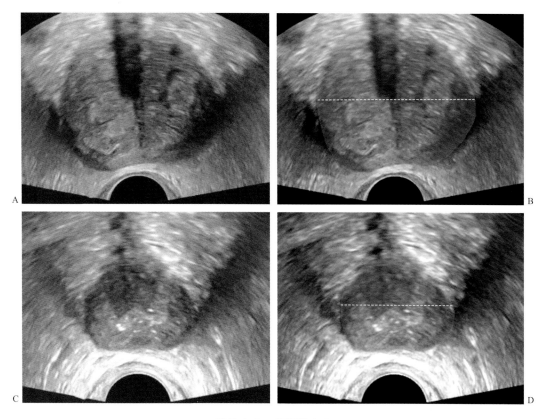

图 5-1-2 · 前列腺大小

A、B. 体积增大（良性前列腺增生，左右径5.5 cm）；C、D. 体积缩小（前列腺癌内分泌治疗后，左右径3.7 cm，较前缩小）

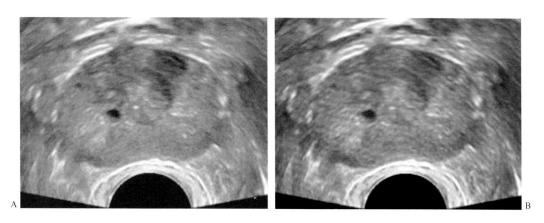

图 5-1-3 · 前列腺内腺大小

A、B. 内腺体积正常（前列腺癌）

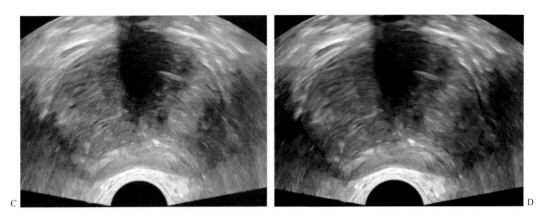

图5-1-3（续）· 前列腺内腺大小
C、D.内腺体积增大（良性前列腺增生）

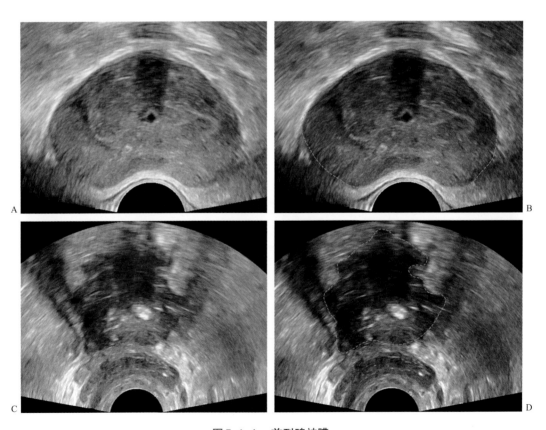

图5-1-4 · 前列腺被膜
A、B.被膜光滑完整（良性前列腺增生）；C、D.被膜不光滑（前列腺癌）

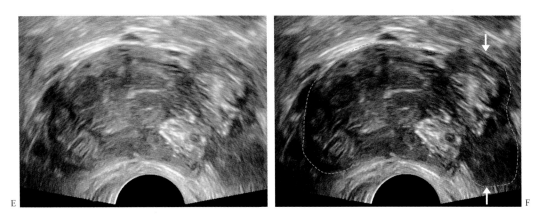

图 5-1-4（续）· 前列腺被膜

E、F. 被膜局部突出（前列腺癌）

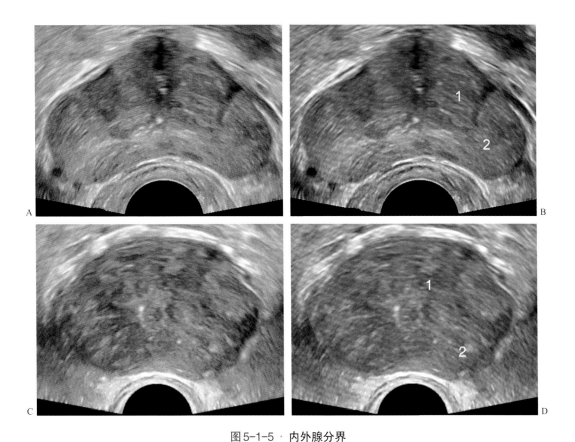

图 5-1-5 · 内外腺分界

A、B. 内外腺分界清晰（良性前列腺增生）；C、D. 内外腺分界不清晰（前列腺癌）。1. 内腺；2. 外腺

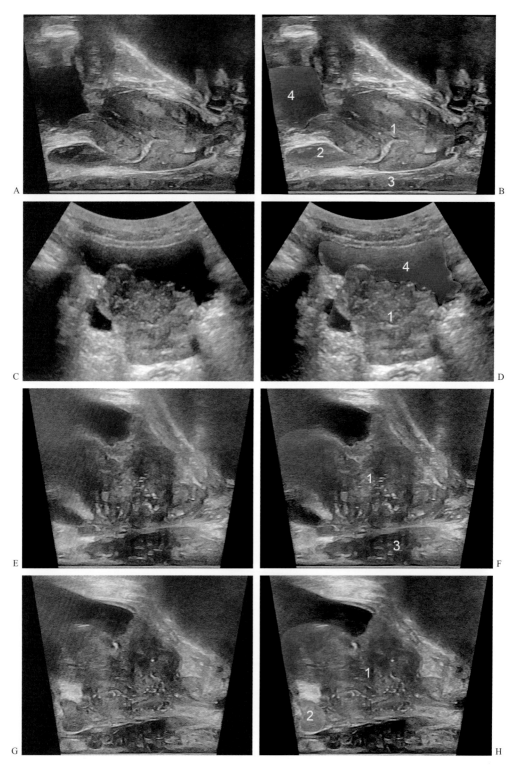

图5-1-6 · 前列腺与周围脏器分界

A、B. 前列腺与周围脏器分界清晰（良性前列腺增生）；C、D. 前列腺与膀胱分界不清晰（前列腺癌）；E、F. 前列腺与直肠分界不清晰（前列腺癌）；G、H. 前列腺与精囊分界不清晰（前列腺癌）。1. 前列腺；2. 精囊；3. 直肠；4. 膀胱

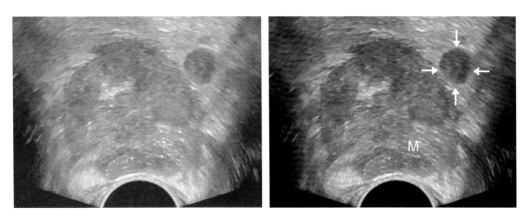

图 5-1-7 · 前列腺周围淋巴结肿大（前列腺癌）

前列腺尖部见一个低回声区（M），形态不规则，向被膜外突出，边界不清晰，内见散在点状强回声；前列腺左侧叶周见一低回声区（箭头），形态规则，考虑为肿大的淋巴结

5. 回声水平　前列腺组织一般呈均匀中等回声，当发生病变时，尤其是弥漫性病变时，前列腺整体回声可减低（图 5-1-8）。

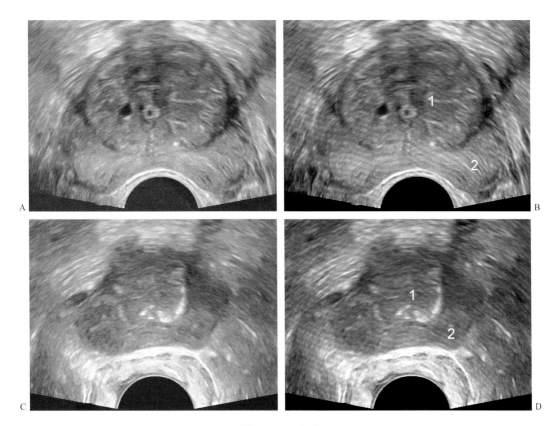

图 5-1-8 · 回声

A、B. 中等回声（良性前列腺增生，内腺回声较外腺低）；C、D. 弥漫性回声减低（前列腺癌）。1. 内腺；2. 外腺

6. 钙化　当前列腺增生时，内外腺分界处可有强回声钙化，钙化也是内外腺分界的标志之一。

外腺一般无钙化，当发现外腺钙化尤其是微钙化时多提示恶性病变（图5-1-9）。

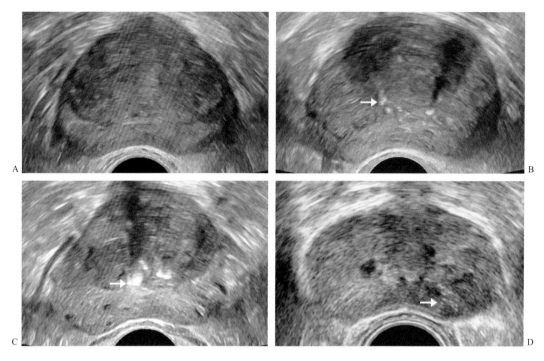

图5-1-9 · 钙化

A. 无钙化（良性前列腺增生）；B. 内腺钙化（前列腺癌）；C. 内外腺间钙化（良性前列腺增生）；D. 外腺钙化（前列腺癌）

（二）病灶

1. 回声水平　根据灰阶图像上病灶回声水平的高低，可分为强回声、高回声、等回声、低回声、弱回声及无回声（图5-1-10）。

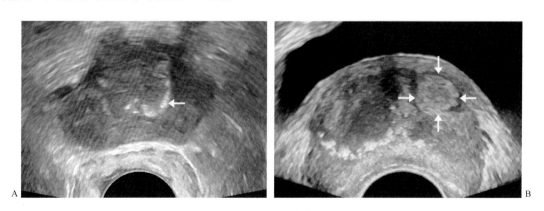

图5-1-10 · 回声水平

A. 强回声；B. 高回声

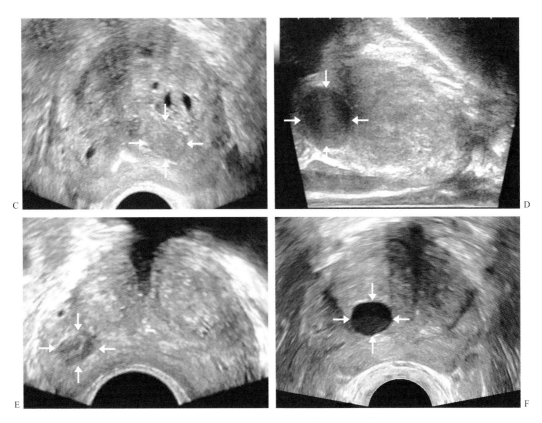

图5-1-10(续)·回声水平

C.等回声；D.低回声；E.弱回声；F.无回声

2.回声构成　根据病灶内部回声构成，分为囊性、实性及囊实混合性。

（1）囊性：指病灶内部为液体，不特指囊肿。单纯囊肿一般内部透声好，囊肿伴出血或感染时内部透声差（图5-1-11）。

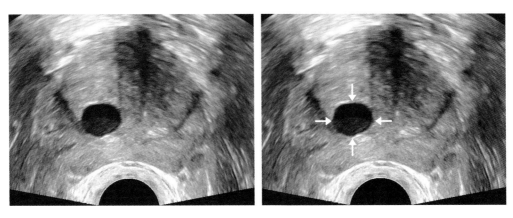

图5-1-11·囊性

（2）实性：指完全实性或实性部分＞75%（图5-1-12）。

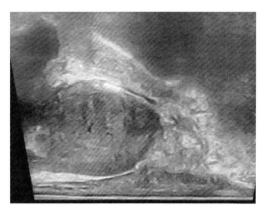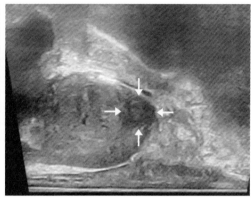

图5-1-12·**实性（前列腺癌）**

（3）囊实混合性：病灶内既有囊性成分，也有实性成分，可见于肿瘤、脓肿等病变（图5-1-13）。

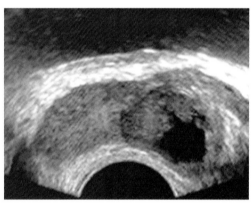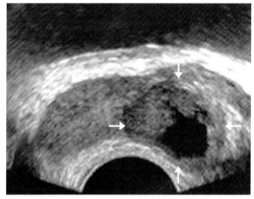

图5-1-13·**囊实性（非典型腺瘤）**

3. 回声分布　依据回声在病灶或器官内的分布情况，回声分布可分为"均匀回声"和"不均匀回声"（图5-1-14）。

4. 病灶形态　病灶形态分为规则形和不规则形，规则形包括圆形、椭圆形等；不规则形包括团块状、分叶状等（图5-1-15）。

5. 病灶边界　病灶边界可分为清晰或不清晰。边界清晰是指病灶与周边组织分界清楚；边界不清晰是指病灶与周边组织分界模糊（图5-1-16）。

6. 病灶边缘　病灶边缘指病灶与周围组织的界面，可分为光滑或不光滑。边缘光滑表现为病灶与周围组织交界处光滑、完整；不光滑可表现为结节边缘呈毛刺、锯齿状或成锐角，或边缘呈局限性突入邻近腺体组织，或结节突破前列腺被膜向外侵犯（图5-1-17）。

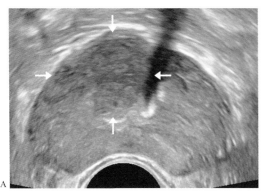
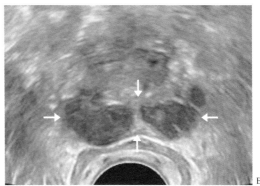

图 5-1-14 · 回声分布

A. 病灶回声均匀（前列腺癌）；B. 病灶回声不均匀（肉芽肿性炎）

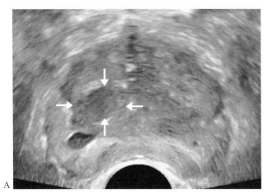
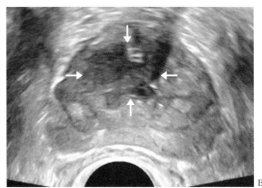

图 5-1-15 · 形态

A. 形态规则（增生结节）；B. 形态不规则（慢性前列腺炎）

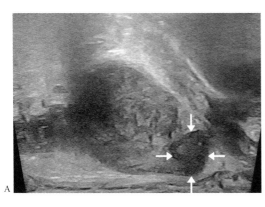
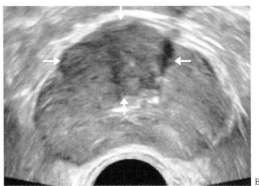

图 5-1-16 · 边界

A. 边界清晰（前列腺癌）；B. 边界不清晰（前列腺癌）

7. 病灶包膜　包膜多表现为围绕结节周围的环状低回声结构。根据包膜的连续性是否有中断，可分为完整和不完整，前列腺典型增生结节多具有完整包膜（图 5-1-18）。

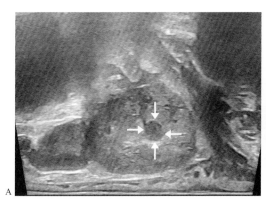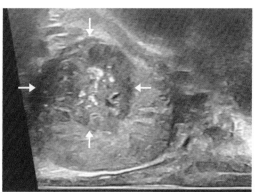

图 5-1-17 · 边缘

A. 边缘光滑（增生结节）；B. 边缘不光滑（前列腺癌）

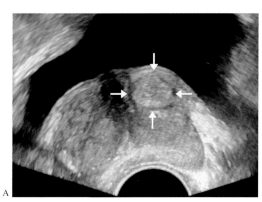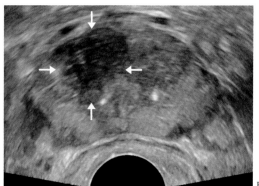

图 5-1-18 · 包膜

A. 包膜完整（增生结节）；B. 包膜不完整（前列腺癌）

8. 病灶后方回声 病灶后方回声可表现为后方回声增强、后方回声衰减、后方回声无变化等（图 5-1-19）。

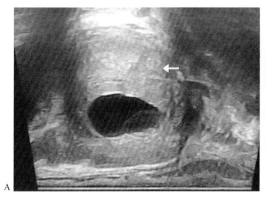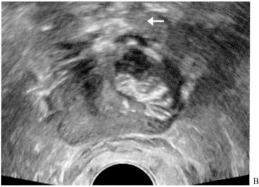

图 5-1-19 · 后方回声

A. 病灶后方回声增强；B. 病灶后方回声衰减

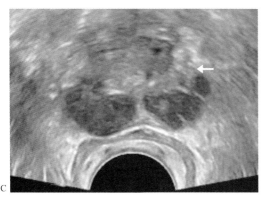
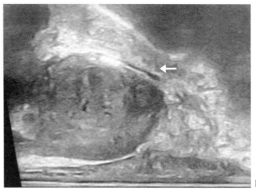

图 5-1-19（续）· 后方回声
C、D. 病灶后方回声无变化

二、彩色多普勒超声

（一）血流对称性

彩色多普勒血流信号双侧对比分为对称与不对称，非对称性血流信号增多往往是恶性肿瘤的特征（图 5-1-20）。

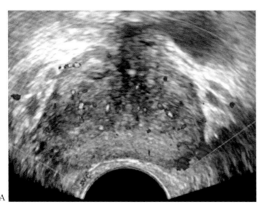
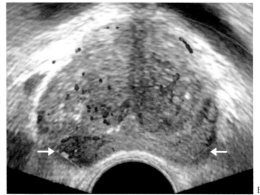

图 5-1-20 · 血流对称性

A. 对称血流：双侧外腺及内腺血流基本一致（良性前列腺增生）；B. 不对称血流：右侧外腺区血流信号丰富，可见短棒状血流，较左侧外腺区血流更丰富（前列腺癌）

（二）病灶内部血流

依据病灶内血流信号的丰富程度，一般可分为无血流、稀疏血流和丰富血流。

无血流表现为病灶内部无彩色多普勒血流信号；稀疏血流表现为病灶内短线状、点状且不连续分布的血流信号；丰富血流表现为病灶内密集、多个条状分布的彩色血流信号（图 5-1-21）。

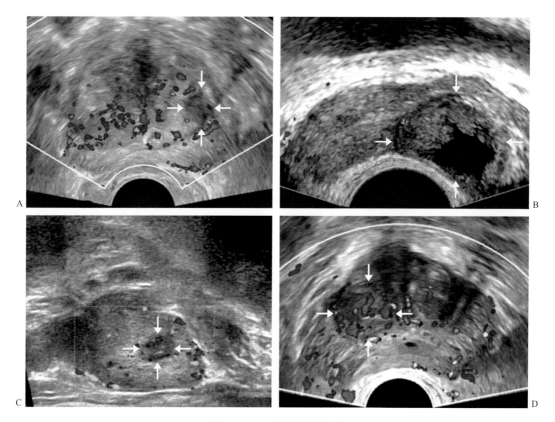

图 5-1-21 · 病灶内部血流

A. 病灶内无血流信号（高级别上皮内瘤变）；B. 病灶内见稀疏血流信号（非典型腺瘤）；C. 病灶内见稍丰富血流信号（增生结节）；D.病灶内见丰富血流信号（慢性前列腺炎）

第二节 · 前列腺常见超声伪像

一、灰阶超声伪像

（一）侧壁回声失落

声束与界面角度很小或两者接近平行时，回声不能反射回探头，导致图像上病灶边缘回声缺失，常出现在光滑的囊肿侧壁或有包膜的肿瘤侧壁（图 5-2-1）。

（二）后方回声增强

常出现在囊肿、脓肿及其他均质病灶后方。病灶回声衰减较小，导致其后方回声水平高于周围同等深度组织的回声水平（图 5-2-2）。

（三）声影

一种声衰减伪像，声波传播至具有强反射

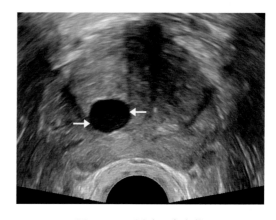

图 5-2-1 · 侧壁回声失落

或声衰减甚大的结构时，能量急剧减弱，无法向后传播。

常出现在气体、骨骼、结石、瘢痕的后方，表现为接近无回声的长条状区域（图5-2-3）。

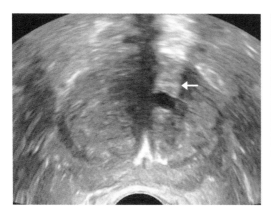 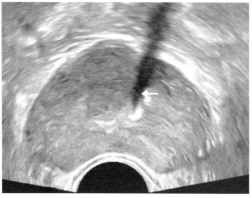

图5-2-2 · 后方回声增强　　　　　　　　　图5-2-3 · 声影

（四）侧后折射声影

声波在某些界面发生折射、全反射时出现的伪像。常出现在光滑的囊肿侧壁或球形病灶的两侧后方，表现为病灶两侧侧后方可见声影，即两条暗带样结构，可向两侧逐渐展开，呈发散现象（图5-2-4）。

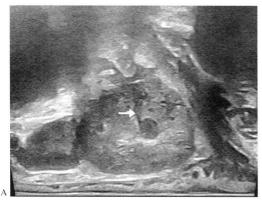 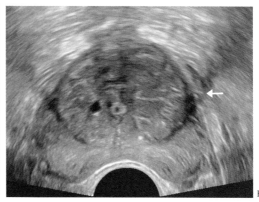

图5-2-4 · 侧后折射声影
A.病灶后方折射声影；B."外科包膜"折射声影

（五）部分容积效应

也称为声束厚度伪像。当病灶小于声束宽度，病灶回声与周围组织回声相重叠，此时的声像图不能反映出病灶的实际位置，常见于较小的病灶周围（图5-2-5）。

（六）混响伪像

声束垂直传播至平整的界面，声波在探头与界面之间来回反射，形成后方等距离的多条回声，回声强度逐步减低的现象为混响（图5-2-6）。

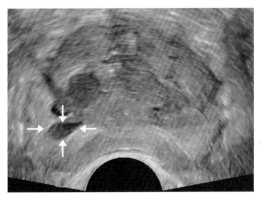

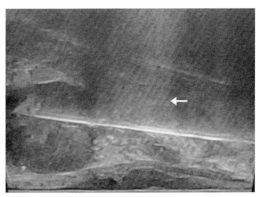

图5-2-5 · 部分容积效应

前列腺体部囊肿，部分容积效应使囊肿呈囊实混合性回声

图5-2-6 · 混响伪像

穿刺针后方等距离回声减弱线状回声

二、常见多普勒超声伪像

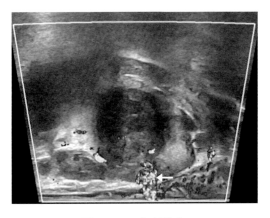

图5-2-7 · 闪烁伪像

（一）彩色多普勒闪烁伪像

呼吸、心脏搏动、肠管蠕动等低频运动可导致彩色多普勒血流图上出现不稳定的彩色闪烁伪像。可嘱受检者屏住呼吸或探头加压，以避免伪像（图5-2-7）。此外错误的彩色优先选择设置也可造成此伪像。

（二）彩色多普勒开花伪像

彩色图像超出血管范围，溢出到血管外，形成类似"开花（blooming）"一样的图像。多由于彩色增益较高、速度量程过低，也常出现在超声造影后（图5-2-8）。

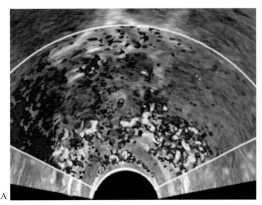

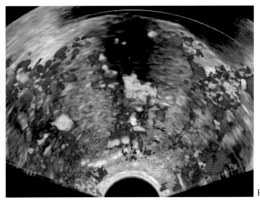

图5-2-8 · 开花伪像

A.彩色增益过高；B.注射造影剂后

（三）混叠伪像

当被测血流速度超过Nyquist频率极限时，可出现混叠伪像。此时超过阈值部分的彩色血流信号发生反转，显示为方向相反的血流信号。

通过调节基线水平及脉冲重复频率高低，可正确测量超过Nyquist频率极限的血流速度（图5-2-9，图5-2-10）。

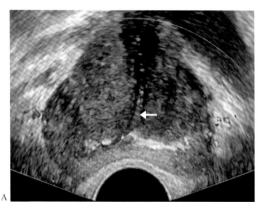
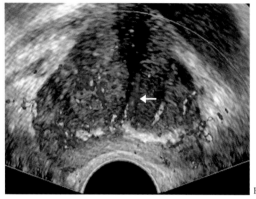

图5-2-9 · 彩色多普勒混叠伪像

A.彩色血流量程适中，血流朝向探头，呈"红色"；B.彩色血流量程过低，血流反转，呈"蓝色"

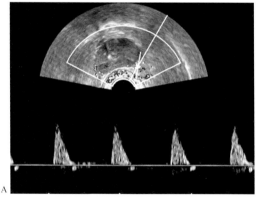
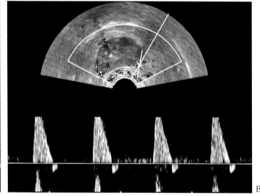

图5-2-10 · 频谱多普勒混叠伪像

A.频谱多普勒脉冲重复频率适中；B.频谱多普勒脉冲重复频率偏低，频谱顶端截断，出现在基线另外一侧

（四）彩色多普勒快闪伪像

彩色多普勒快闪伪像主要发生在表面不光滑的强回声界面之后，尤其是表面呈结晶样、颗粒状的强回声界面，常见于结石、钙化、肠道气体的后方（图5-2-11）。

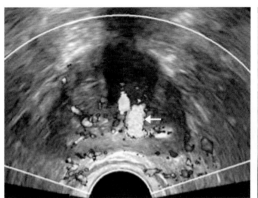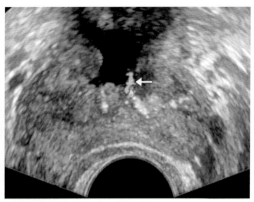

图5-2-11 · 彩色多普勒快闪伪像

前列腺内强回声结石后方出现彩色血流信号

第六章
前列腺三维超声成像

第一节 · 三维超声成像原理

三维超声成像（three dimensional ultrasound，3DUS）是指采集连续、不同平面的二维图像，经计算机重建形成三维数据库，通过不同显示方式得到具有空间立体感的三维超声图像。

三维超声成像技术首先由Baum等于1961年提出，随着计算机技术和图像处理技术的进步而迅速发展，已成为二维超声检查的一种重要辅助及补充技术。

三维超声成像一般分为静态三维成像（static 3D imaging）和动态三维成像（dynamic 3D imaging）两种，后者又称为四维超声。

第二节 · 三维超声成像方法

三维超声成像的关键步骤分为三部分：① 三维数据采集；② 三维图像重建；③ 三维图像显示。

一、三维数据采集

三维数据采集是指应用各种方法围绕感兴趣区进行不同水平、不同部位、不同角度的二维超声扫查，采集二维图像及相关位置信息。

三维数据采集方式包括自由臂式和非自由臂式。

（一）自由臂式

自由臂式为附加一个传感器在超声探头上，医师手持探头在受检者感兴趣区对应的部位移动探头，获得一组按一定规律排列的二维超声图像及图像的位置信息。

（二）非自由臂式

三维数据采集需使用三维容积探头，通过机械或电子扫查方法获得三维数据。

1. 机械驱动扫查式　探头内置晶片及可驱动晶片做平行、扇形或环形扫查的机械驱动装置，此种探头即为三维容积探头（图6-2-1）。

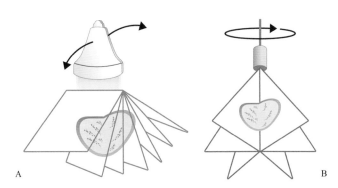

图6-2-1 · 机械驱动扫查示意图

A.扇形扫查；B.环形扫查

目前已有的三维容积探头包括高频线阵容积探头、腹部凸阵容积探头、相控阵容积探头及腔内微凸容积探头。

2. 电子式　电子矩阵探头可实现实时三维成像，Philips公司的实时三维电子矩阵探头（electronic xMatrix probe）是目前市场上主要的三维容积探头。

探头内多达46 000个电子阵元组成的晶片以矩阵排列，晶片在矩阵排列的阵元的基础上发射并接收金字塔形的三维图像数据，从而实现三维声束的立体发射和立体接收。

二、三维图像重建

三维图像重建即通过计算机处理一组数字化的二维图像以获得三维图像，有两种重建方式：三维表面模式和体元模式。

（一）三维表面模式

主要通过手工或者计算机勾勒出感兴趣区，将其与邻近的结构分开，从而显示感兴趣区的边界轮廓，但其对感兴趣区细微解剖结构及灰阶特征显示不佳。

（二）体元模式

在体元模式中，三维立体数据由一定数目、按相应空间位置依次排列的小立方体构成，其中每个小立方体称为"体元"，它是像素在三维空间中的延伸。每个体元相对应的值（即组织的灰阶、血流信息及空间位置信息）则称为"体元值"或"体元容积"，它可决定一个体元是否属于感兴趣区的一部分。

三维体元模式能对一系列二维图像中所有组织灰阶信息进行重建，能显示感兴趣区的细微解剖结构特征、灰阶特征及其与周围结构的空间毗邻关系，并可用于感兴趣区的容积测量。

三、三维图像显示

目前三维图像大多采用混合模式显示，即针对三维立体数据的灰阶信息和（或）血流信息（包括彩色多普勒信号及能量多普勒信号等）采集模式相互组合的方式进行显示，进而产生特殊的显示模式，使图像重建效果更佳。

三维超声的临床实用性很大程度上取决于操作人员对此技术掌握的熟练程度。

第三节 · 三维超声成像模式

直肠全景3D超声（即360°三维成像超声）技术用于前列腺扫查具有较大的优势，该方法整合了腔内线阵、内置马达、3D成像、自带刻度等多种先进技术。在检查时保持探头不动，探头内晶片360°无死角自动扫描，无需特殊的手法即可实现精准采集图像，具有全息重建、脱机分析、直观计算等优点（图6-3-1）。

本节重点介绍直肠全景3D超声技术用于检查前列腺的方法及图像解读。

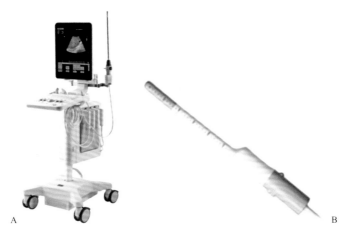

图6-3-1 · 直肠全景3D超声扫描仪
A. 直肠全景3D超声扫描仪；B. 360°三维环形探头

一、三维成像模式

（一）立方体模式

在立方体模式中，可自由调整各个平面，显示感兴趣区在各个平面的回声特征、边界、有无钙化或液化、与周围结构的关系等（图6-3-2）。在此模式下，同时可以测量前列腺及结节的体积。

立方体模式中，显示前列腺正中矢状面，可用于上下径和前后径的测量。

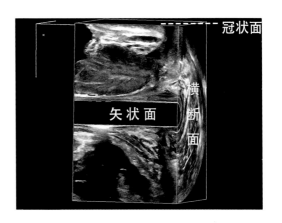

图6-3-2 · 立方体模式

（二）渲染模式

渲染模式可显著改善软组织的显示效果，对瘘管和脓腔的显示很有帮助（图6-3-3）。

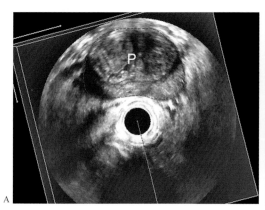
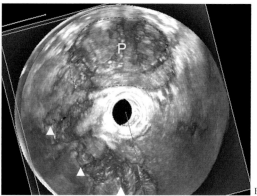

图6-3-3 · 渲染模式

A.普通三维模式：仅显示前列腺及周边结构；B.渲染模式：前列腺后方的肠管结构（三角形）也可清晰显示

（三）四宫格模式

四宫格模式有三个正交平面视图和一个显示这些相交平面在空间内位置的视图。

可通过在相交视图中进行调整来移动这些平面，显示感兴趣区三个垂直平面的回声特征，即感兴趣区的横断面、矢状面及冠状面的形态、边界、内部回声、有无钙化或液化、与周围结构的关系等，同时可以测量感兴趣区三个平面的最大径线值（图6-3-4），尤其能够通过定位线显示部分断面难以识别的解剖结构，如射精管、精阜、中央区等。

（四）透明模式

为显示实质性脏器内部结构的三维成像模式。该模式通过强化边缘方式以凸显感兴趣区与周围结构的空间位置关系。

它主要通过透明算法实现三维重建，不同的算法会产生不同的透明显示效果，从而凸显病灶（结节或囊肿）边界（图6-3-5）。

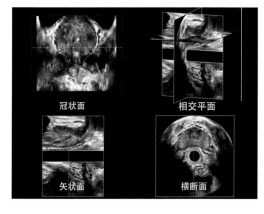
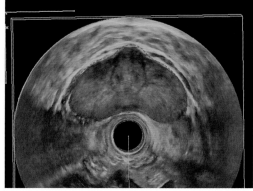

图6-3-4 · 四宫格模式

同时显示前列腺的横断面、矢状面、冠状面及相交平面

图6-3-5 · 透明模式

（五）最大强度投影模式

最大强度投影模式（maximum intensity projection，MIP模式）凸显强回声感兴趣区，适合于观察人体内骨骼、钙化、金属异物、实质性脏器内强回声等结构（图6-3-6）。

（六）六宫格模式

除了四宫格模式中的视图外，该模式还包含立方体视图和第六个视图，即最近显示的模式（最大强度投影模式、渲染模式、透明模式或立方体模式）（图6-3-7）。

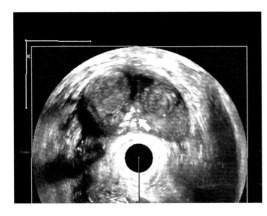

图6-3-6 · MIP模式

前列腺体积增大，内部回声欠均匀，内、外腺分界清晰，内部强回声区清晰显示（箭头）

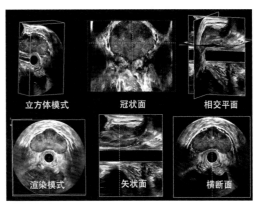

图6-3-7 · 六宫格模式

包含四宫格模式（横断面、矢状面、冠状面及相交平面）、立方体模式和最近显示的渲染模式

第四节 · 三维超声成像的临床意义

三维超声成像可较准确地显示前列腺的大小、形态及内部结构，有助于对正常前列腺、良性前列腺增生及钙化、前列腺癌等进行鉴别，是诊断前列腺疾病的重要辅助手段之一。

与二维超声相比，三维超声有如下优点：

（1）能够多角度、多断面显示感兴趣区的空间位置、内部血管走行及与周边组织结构的关系，以立方体模式、渲染模式、四宫格等模式显示出来。

（2）可先行图像采集，再进行后期分析，减小操作者主观因素引起的误差，提高超声诊断的可重复性。

（3）对感兴趣区体积的精确测量在一定程度上弥补了二维超声的不足。

一、精准测量前列腺及前列腺内结节的体积

1. 径线法测量前列腺体积　在立方体或四宫格模式下，选择前列腺横断面和矢状面最大断面，分别测量前列腺横径和上下径、前后径，软件自动计算得出前列腺体积（图6-4-1）。

该测量方法与二维超声测量方式类似，操作简便，但仅适用于测量形态规则的前列腺

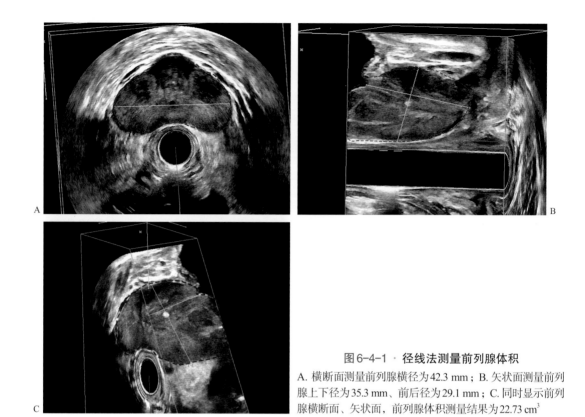

图6-4-1 · 径线法测量前列腺体积

A. 横断面测量前列腺横径为42.3 mm；B. 矢状面测量前列腺上下径为35.3 mm、前后径为29.1 mm；C.同时显示前列腺横断面、矢状面，前列腺体积测量结果为22.73 cm³

体积。

2. 平面体积测量法测量前列腺体积 该法通过手动绘制每一平面中感兴趣区的二维轮廓，由此确定感兴趣区的立体模拟结构（图6-4-2）。

该技术不仅可显示任何形态的组织器官外形特征，并且可较精确地测量其体积，为不规则形结构的体积测量提供了很好的手段，但操作过程较烦琐。

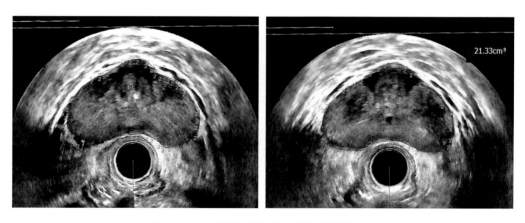

图6-4-2 · 平面体积测量法测量前列腺体积

前列腺体积为21.33 cm³

3. PSAD（前列腺特异性抗原密度）测量　　PSAD将在输入PSA并测量前列腺体积后自动计算。

4. 径线法测量前列腺结节体积　见图6-4-3。

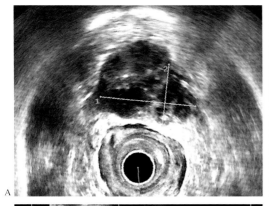
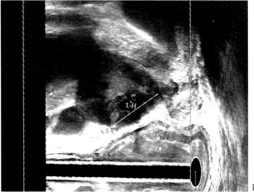
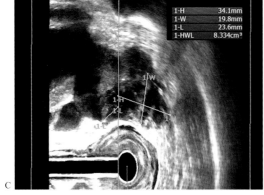

图6-4-3 · 径线法测量结节体积

A. 横断面测量前列腺内结节横径为34.1 mm、前后径为23.6 mm；B. 矢状面测量该结节上下径为19.8 mm；C. 同时显示该结节横断面、矢状面，前列腺结节体积测量结果为8.334 cm³

5. 平面体积测量法测量结节体积　见图6-4-4。

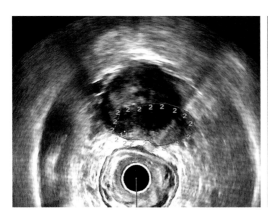
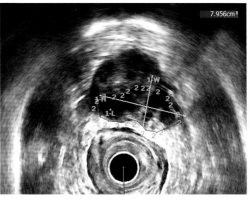

图6-4-4 · 平面体积测量法测量结节体积

结节体积为7.956 cm³

二、显示不同年龄段的前列腺内部结构

1. 正常前列腺三维超声图像　见图6-4-5，图6-4-6。

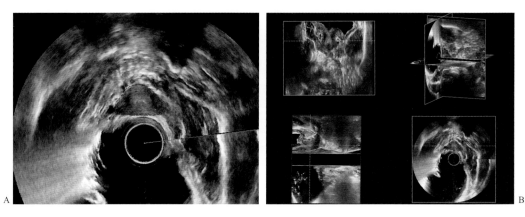

图6-4-5 · 儿童前列腺三维超声图像

前列腺未完全发育，体积小，各解剖带区不能区分。A. 立方体模式；B. 四宫格模式

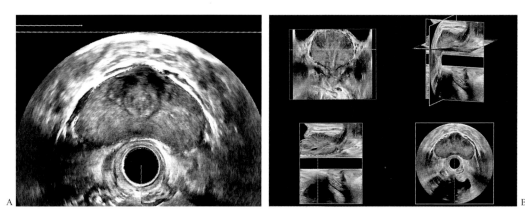

图6-4-6 · 青年前列腺三维超声图像

前列腺体积进一步增大，各带区清晰显示；内外腺分界欠清晰，未见明显"外科包膜"。A. 立方体模式；B. 四宫格模式

2. 老年男性前列腺三维超声图像　见图6-4-7。

三、辅助诊断前列腺癌

三维超声成像通过多平面观察，可获得比二维超声更多的诊断信息，提高前列腺癌的诊断率；且能更清晰显示病灶与前列腺被膜及毗邻组织结构之间的关系，有助于对肿瘤进行分期（图6-4-8，图6-4-9，图6-4-10）。

四、小结

随着计算机技术的迅速发展，三维成像的数据采集和重建速度明显加快，电子式三维

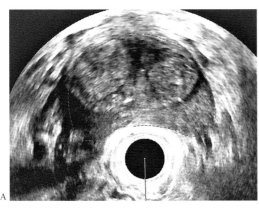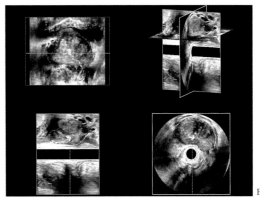

图6-4-7 · 老年前列腺三维超声图像

前列腺体积增大，移行区增生明显，中央区、前纤维肌肉基质、尿道周围区受压显示不清；外周带受压变薄，内外腺分界清晰，形成"外科包膜"。A.立方体模式；B.四宫格模式

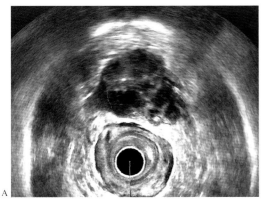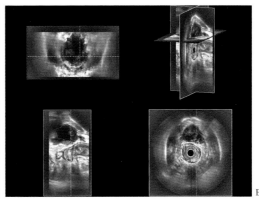

图6-4-8 · 前列腺癌三维超声图像

A. 立方体模式：前列腺内见一低回声区，形态不规则，边界不清晰，内部回声不均匀；B. 四宫格模式：同时显示前列腺结节横断面、矢状面、冠状面及相交平面。其中冠状面较二维超声更直观显示结节呈极低回声，边缘毛刺状

容积探头的出现实现了真正的实时三维显示。与其他技术相结合的三维超声技术，例如三维超声造影成像（three-dimensional contrast-enhanced ultrasound，3D CEUS）及三维导向介入操作等已应用于临床，可以在精确分辨前列腺结构的同时实现直肠全景3D超声引导下精准定位穿刺活检。

目前三维超声仍有不足之处，如基于二维数据的三维重建图像空间分辨率低，三维图像的自动分割技术还不成熟，斑点噪声或二维超声伪像带来的图像失真，尚未达到完全的实时成像等，因此三维超声尚不足以取代二维超声。三维超声在前列腺疾病的临床应用价值方面仍需进一步探索。

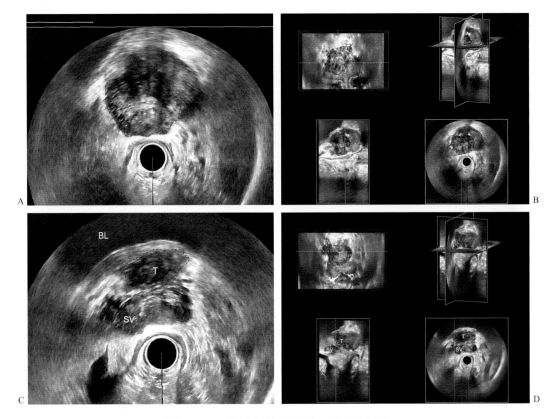

图 6-4-9 · 前列腺癌累及精囊三维超声图像

A. 立方体模式：前列腺内见一低回声区（虚线），形态不规则，边界不清晰，内部回声不均匀；B. 四宫格模式：同时显示前列腺结节（虚线）横断面、矢状面、冠状面及相交平面。其中冠状面较二维超声更直观显示结节内部回声不均匀，边缘毛刺状；C. 立方体模式：该病灶似与精囊分界不清；D. 四宫格模式：同时显示前列腺结节横断面、矢状面、冠状面及相交平面。其中冠状面较二维超声更直观显示该结节与精囊分界不清，提示精囊受累。

SV. 精囊；T. 病灶；BL. 膀胱

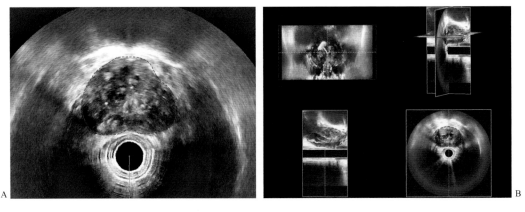

图 6-4-10 · 前列腺癌三维超声图像（弥漫浸润型）

A. 立方体模式：前列腺体积正常，内部回声弥漫性减低，分布不均匀，内、外腺分界不清晰，内见散在点状强回声；B. 四宫格模式：同时显示前列腺横断面、矢状面、冠状面及相交平面。其中冠状面较二维超声更直观，显示前列腺被膜不光滑，内部回声紊乱及多发点状强回声

第七章
前列腺超声造影

第一节 · 超声造影概述

一、超声造影的成像原理

超声造影（contrast-enhanced ultrasound，CEUS）也称为对比增强超声，多指在常规超声检查的基础上，通过外周静脉注射微泡造影剂，利用超声造影剂特异性显像技术，实时动态地观察感兴趣区血供及微循环灌注的一种成像技术。CEUS可动态观察造影剂在血管内的分布轨迹，提高感兴趣区信噪比（signal-noise-ratio，SNR），进而增强病变显示能力。

二、超声造影剂的给药途径

根据超声造影剂的给药途径，超声造影可分为经血管途径超声造影和非血管途径的超声造影。

1. 经血管途径超声造影　是指通过外周静脉注射超声微泡造影剂，采用低机械指数造影剂特异性成像技术，实时动态显示目标组织的血流及微循环灌注特点，可同时进行定性及定量分析，包括增强形态、增强模式、增强强度及时间强度曲线等。

2. 非血管途径超声造影　通过各种自然管腔或各种管道等进行的超声造影，如经输精管射精管造影了解梗阻部位、膀胱导尿管造影判断膀胱输尿管反流情况及程度等。

三、超声造影剂分类及常用超声造影剂

根据超声造影剂微泡内包裹的气体类型，商用造影剂分为第一代造影剂及第二代造影剂。第二代造影剂由于包裹高密度惰性气体为主的微气泡，具有薄而柔软的外膜，在血液循环中性能稳定，持续时间长，已成为主流的造影剂。

目前可常规应用于前列腺的超声造影剂见表7-1-1。

表7-1-1 · 用于前列腺的微泡超声造影剂

商品名	成　　分	直径（μm）	浓度（×10⁸/mL）	临　床　应　用
SonoVue	外壳（磷脂+棕榈酸），六氟化硫（SF₆）	2.5	1～5	稳定性和声学反应良好 第二代超声造影剂的代表 广泛应用于全身脏器，用于血管相成像
Sonazoid	外壳（单层磷脂），全氟丁烷（C₄F₁₀）	1～5	8	稳定性较高，可被Kupffer细胞吞噬，用于血管相及血管后相成像

　　目前在临床中广泛应用的经血管途径造影剂主要有声诺维（英文名SonoVue），主要成分为六氟化硫（SF_6）气体和白色冻干粉末。该造影剂只停留在血池中，不进入血管外的细胞间隙，是一种真正的血池显像剂。因此声诺维与CT或MRI造影剂的药代动力学不同，后者可进入血管外的细胞间隙。声诺维具有较高的安全性和较好的耐受性，发生严重过敏反应的概率极低，约为0.001%。

　　另外一种被批准进入临床的新型超声造影剂Sonazoid可被肝、脾等脏器的Kupffer细胞吞噬，在血管相的基础上具有特殊的血管后相，持续时间较长，可以提供更多的诊断信息；同时由于其具有更低的气体饱和常数，较SonoVue的稳定性更高，可广泛用于全身脏器。

　　此外，近年出现了BR55和Multiselection两种新的超声分子成像造影剂，该类造影剂可特异性地与内皮细胞表达的疾病分子标记物结合，实现分子成像，具有敏感性高和持续时间长的特点。BR55携带有抗血管内皮生长因子受体2（vascular endothelial growth factor receptor 2，VEGFR2）的配体，可特异性地与癌细胞表面过度表达的VEGFR2结合，实现超声分子成像。2017年，Smeenge Martijn等首次将BR55用于人体试验，研究表明在前列腺癌患者中使用BR55的超声分子成像是可行的，并且表现出良好的安全性，为进一步临床试验开辟了道路。

四、超声造影的优势与不足

（一）超声造影的优势

超声造影与其他增强影像学检查（如增强CT及增强MRI）相比，具有以下优势。

（1）超声造影是一种实时对比增强模式，能动态显示造影剂在血管中的分布过程和轨迹。

（2）超声造影有更高的时间分辨率，可以进一步研究造影剂在血管及微循环内的增强动力学。

（3）常用的超声造影剂如SonoVue只停留在血池中，不会进入细胞外间隙，是真正的血池显像剂，可更好地反映血流动力学的变化和微循环灌注的情况。

（4）超声造影剂基本不通过肾脏代谢，可用于肾功能不全患者，同时造影剂不含碘，不影响甲状腺功能，具有安全性高、耐受性好的特点，如有必要可以短时间内重复给药。

（5）超声造影可在床边、术中等场景中实施，能快速响应临床的需求，及时做出辅助诊断。

（二）超声造影的不足

（1）与普通超声一样，超声造影也会受到病灶深度、病灶位置、肠气干扰、骨骼遮挡等因素影响，如果普通超声显示不满意，超声造影也难以有良好的显示效果。

（2）受到分辨率的影响，超声造影能检测的病灶最小直径约0.3 cm。

（3）超声造影增强时间较短，通常只能重点观察某一病灶，无法同时对多发病灶进行观察，如果要对不同脏器、不同病灶进行诊断，多需要重复注射造影剂。

（4）超声造影剂具有频率依赖性，高频超声频率与造影剂微泡共振频率相差较大，不能很好地击破造影剂微泡，超声造影强度不佳，且分辨力有待提高。

五、前列腺超声造影概况

1969年，Gramiak与Shah首次将超声造影用于心脏，随后更多造影剂被广泛运用于全身脏器。1999年，Aarnink等通过静脉注射超声造影剂，提高了前列腺彩色多普勒血流信号的显示。

随着超声造影用于前列腺的报道越来越多，超声造影被证实能够提高对前列腺癌的诊断效能，其介导的靶向穿刺能够进一步提高前列腺癌的检出率。早期快速高增强及前列腺内出现不对称的血管形态（图7-1-1，图7-1-2）是前列腺癌的特征，但缺乏特异性。

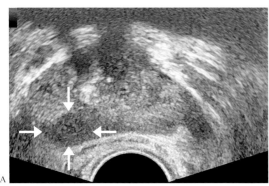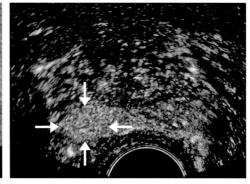

图7-1-1·前列腺癌（早期快速高增强）

A.灰阶超声：右侧体部外腺见一低回声区，形态规则，边界不清晰，内部回声均匀；B.超声造影：病灶较对侧外腺呈高增强，早于内腺增强，增强强度高于内腺

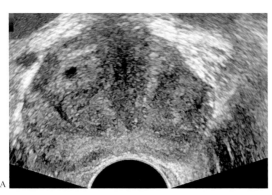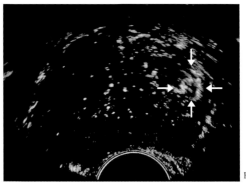

图7-1-2·前列腺癌（前列腺内不对称的血管形态）

A.灰阶超声：左侧体部内腺未见明显肿块样回声；B.超声造影：增强早期左侧内腺较右侧内腺出现不对称血管结构

由于大部分前列腺癌在灰阶超声上难以显示，通过预先定位可疑病灶，继之观察病灶超声造影特点，最终判断病灶良恶性的常规超声造影思路，在前列腺癌的临床实际应用中尚未得到广泛认可。

前列腺超声造影比较有潜力的方向包括：

（1）首先获取前列腺MRI数据，然后开展基于MRI-US影像融合及认知融合后的超声造影，对病变的定位或定性诊断可能提供更多的帮助。

（2）用于判断前列腺的血供状态，如判断良性前列腺增生栓塞治疗后的梗死范围及疗效随访。

（3）临床怀疑前列腺脓肿形成，用于判断脓肿有无、脓肿与其他疾病鉴别、脓肿有无液化、脓肿的转归等。

（4）前列腺射频消融、微波消融、激光消融等技术逐步在临床推广，超声造影用于判断疗效以及并发症等，也是一个重要的发展方向。

第二节 · 前列腺超声造影图像解读

前列腺超声造影应在灰阶超声及彩色多普勒血流成像的基础上进行观察，分别关注内腺及外腺。主要观察指标包括内、外腺超声造影的增强时相、增强强度、增强分布、左右对比有无异常灌注等。鉴于目前灰阶超声常难以发现前列腺病灶及难以区别肿瘤性与非肿瘤性病变，超声造影可在磁共振（magnetic resonance imaging，MRI）影像融合或认知融合引导下完成，发挥更好的诊断价值。

一、增强时相

与其他脏器类似，前列腺超声造影时相可分为增强早期及增强晚期。一般将注射造影剂开始至之后的30 s定义为增强早期，注射造影剂后31 ～ 120 s为增强晚期。

二、增强水平

将局部增强水平与周围或对侧腺体组织对照，可分为高增强（增强水平高于周围或对侧前列腺组织，图7-2-1）、等增强（增强水平等同于周围或对侧前列腺组织，图7-2-2）、低增强（增强水平低于周围或对侧前列腺组织，图7-2-3）和无增强（病灶内未见造影剂灌注，图7-2-4）。

恶性肿瘤多表现为早期高增强；部分内腺恶性病灶可表现为早期低增强。

三、增强强度分布

造影剂在病灶或可疑区的分布情况分为均匀增强（感兴趣区内部各部分增强水平一致，图7-2-5）和不均匀增强（感兴趣区内部各部分增强水平不一，图7-2-6）。

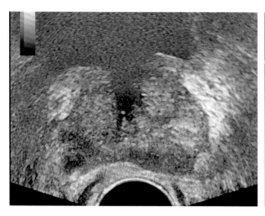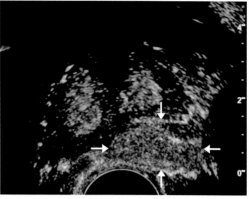

图7-2-1 · 高增强（前列腺癌）

病灶位于左侧外腺（造影剂注射后21 s）

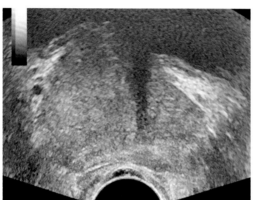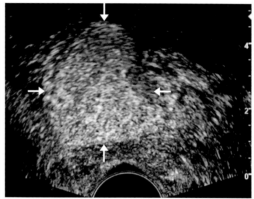

图7-2-2 · 等增强（前列腺癌）

病灶位于右侧内腺（造影剂注射后36 s）

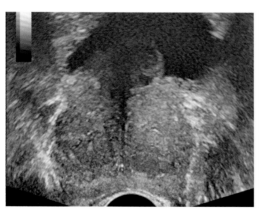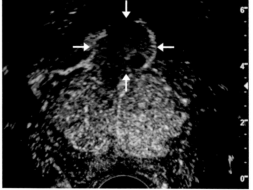

图7-2-3 · 低增强（良性前列腺增生结节，造影剂注射后36 s）

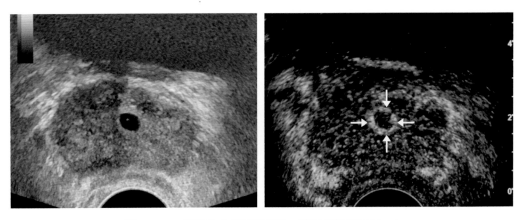

图7-2-4 · 无增强（前列腺囊肿，造影剂注射后89 s）

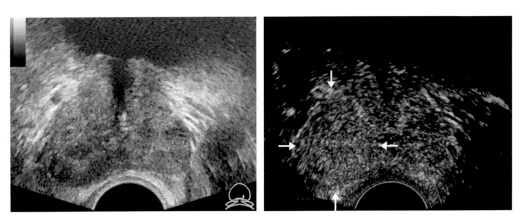

图7-2-5 · 均匀增强（前列腺癌）
病灶位于右侧外腺（造影剂注射后34 s）

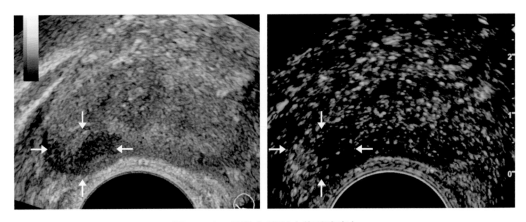

图7-2-6 · 不均匀增强（前列腺癌）
病灶位于右侧外腺（造影剂注射后63 s）

四、增强模式

增强模式主要是指病变的增强水平随着时相的演变所发生的变化，增强模式是对病变定性诊断的重要依据。一般恶性病变增强模式表现为增强早期快速高增强，增强晚期造影剂滞留呈高增强或轻度消退至等增强，即"快进等出"或"快进慢出"（图7-2-7，图7-2-8）。一般良性病变的增强模式是增强早期呈等增强或低增强，增强晚期维持不变即"等进等出"或"慢进慢出"（图7-2-9，图7-2-10）。

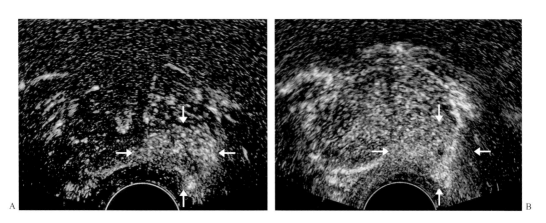

图7-2-7 · **"快进慢出"增强模式（前列腺癌）**

A. 超声造影：增强早期（28 s）前列腺左侧叶外腺病灶（箭头）呈快速高增强；B. 增强晚期（58 s）病灶（箭头）呈高增强

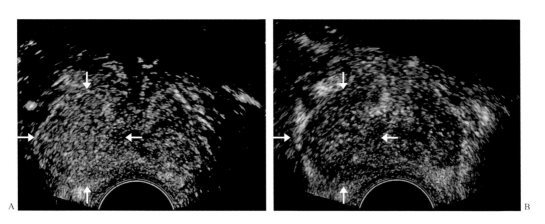

图7-2-8 · **"快进等出"增强模式（前列腺癌）**

A. 超声造影：增强早期（27 s）前列腺右侧叶外腺病灶（箭头）呈快速高增强；B. 增强晚期（67 s）病灶（箭头）呈等增强

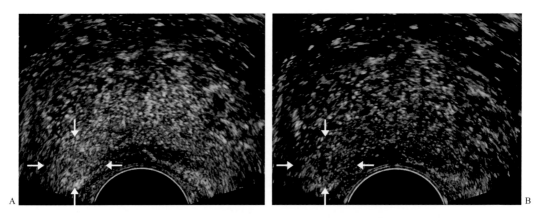

图7-2-9 · "等进等出" 增强模式（良性前列腺增生）

A. 超声造影：增强早期（25 s）前列腺右侧叶外腺病灶（箭头）呈等增强；B. 增强晚期（48 s）病灶（箭头）呈等增强

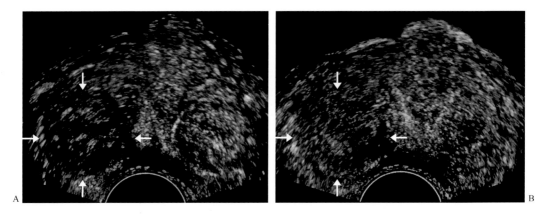

图7-2-10 · "慢进慢出" 增强模式（良性前列腺增生）

A. 超声造影：增强早期（28 s）前列腺右侧叶内腺病灶（箭头）呈低增强；B. 增强晚期（65 s）病灶（箭头）呈低增强

五、时间-强度曲线

应用超声造影专用分析软件，设置感兴趣区（ROI）进行分析。鉴于前列腺疾病在超声图像上多无明显病灶，ROI一般分别放置于内腺与外腺、左右对称；有可疑病灶时，则将ROI放于可疑病灶及其对应位置。每个ROI内造影剂增强的强度随时间的分布可通过时间-强度曲线（time intensity curve，TIC）反映（图7-2-11）。通过TIC曲线获得增强开始时间、持续时间、达峰时间、峰值强度、廓清时间及曲线下面积等参数。

感兴趣区的以上参数均可通过相对应的彩色编码后形成参数成像，较TIC更加直观（图7-2-12～图7-2-14）；部分机器自带分析软件，可对整个造影区域增强开始时间进行编码（图7-2-15，图7-2-16）。

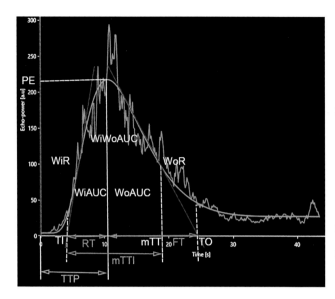

图 7-2-11 · 超声造影定量分析

TI. 增强开始时间（start to increase），指造影剂开始到达时间；TO. 增强消退时间（end of decrease），指造影剂基本廓清时间；PE. 峰值强度（peak enhancement），即造影剂最大增强强度；TTP. 达峰时间（time to peak），达到最大增强强度的时间；RT. 上升时间（rise time），从增强开始出现到增强达峰所需的时间（TTP-TI）；mTTI. 平均渡越时间（mean transit time），增强开始到增强强度下降至峰值强度一半的时间（mTT-TI）；FT. 下降时间（fall time），增强达峰到消退的时间（TO-TTP）；WiR. 流入速率（wash-in rate）；WiAUC. 流入面积（wash-in area under the curve）（TI/TTP）；WiPI. 流入相灌注指数（wash-in perfusion index）（WiACU/RT）；WoR. 廓清速率（wash-out rate）；WoAUC. 廓清面积（wash-out AUC）（TTP/TO）；WiWoAUC. 灌注面积（wash-in and wash-out AUC）（WiAUC+WoAUC）

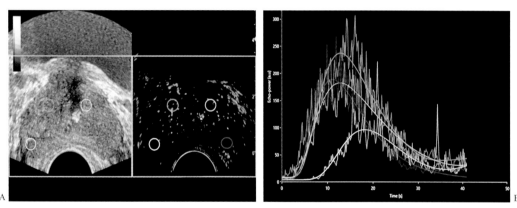

图 7-2-12 · 超声造影定量分析

A. 4 个感兴趣区域（双侧内腺、外腺）；B. TIC 曲线

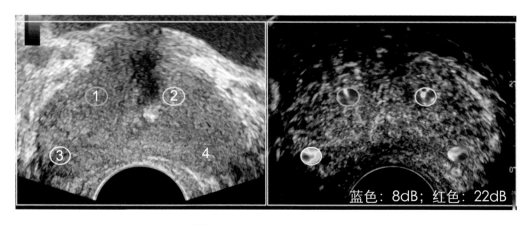

图 7-2-13 · 基于峰值强度（PE）的超声造影参数成像

峰值强度：右侧内腺＞左侧内腺＞左侧外腺＞右侧外腺。1. 右侧内腺；2. 左侧内腺；3. 右侧外腺；4. 左侧外腺。彩色编码以蓝色代表峰值强度低，峰值强度为 8 dB；红色代表峰值强度高，峰值强度为 22 dB

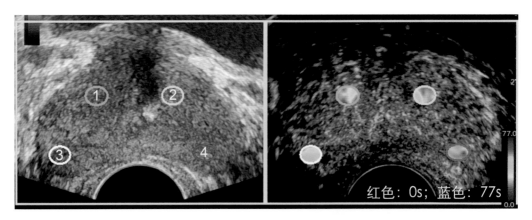

图7-2-14·基于达峰时间（TTP）的超声造影参数成像

达峰时间：左侧外腺＜左侧内腺＜右侧内腺＜右侧外腺。1. 右侧内腺；2. 左侧内腺；3. 右侧外腺；4. 左侧外腺。彩色编码以红色代表达峰时间短，达峰时间为0 s；蓝色代表达峰时间长，达峰时间为77 s

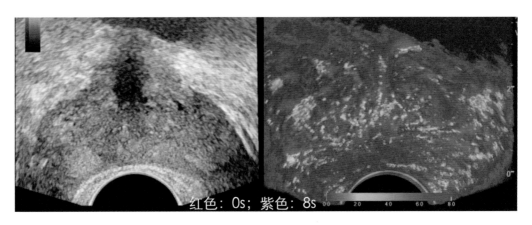

图7-2-15·基于增强开始时间（TI）的超声造影参数成像

良性前列腺增生：左右对比无殊。彩色编码以红色代表增强开始时间短，增强开始时间为0 s；紫色代表增强开始时间长，增强开始时间为8 s

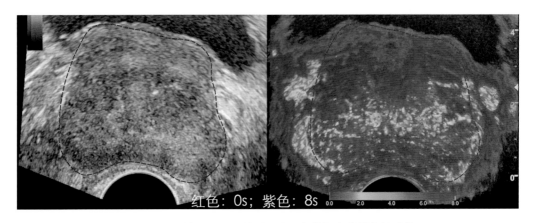

图7-2-16·基于增强开始时间（TI）的超声造影参数成像

前列腺癌：左右对比，右侧外腺早期增强。彩色编码以红色代表增强开始时间短，增强开始时间为0 s；紫色代表增强开始时间长，增强开始时间为8 s

第三节 · 正常前列腺及常见前列腺疾病超声造影表现

一、正常前列腺超声造影表现

正常情况下，在增强早期，内腺较外腺更早出现增强，内腺峰值增强强度高于外腺；在增强晚期，外腺造影剂消退早于内腺，外腺较内腺明显消退。左右对比，无异常增强区（图7-3-1～图7-3-5）。

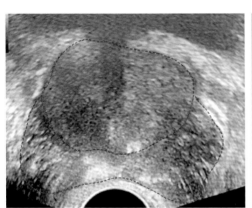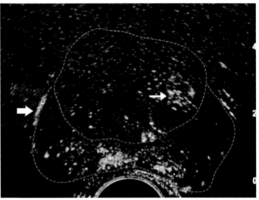

图7-3-1 · 增强早期（注射造影剂后13 s）

内腺（细箭头）及周边软组织被膜（粗箭头）首先开始出现增强

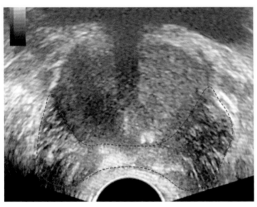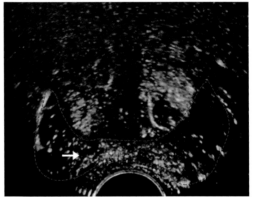

图7-3-2 · 增强早期（注射造影剂后16 s）

外腺（箭头）开始增强，内腺较外腺更早出现增强

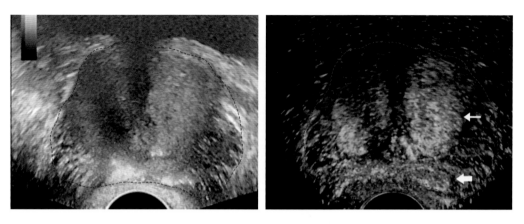

图7-3-3·增强早期（注射造影剂后26 s）
内、外腺增强达高峰，外腺（粗箭头）峰值增强强度低于内腺（细箭头）峰值增强强度

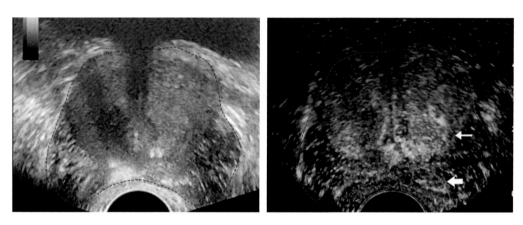

图7-3-4·增强晚期（注射造影剂后40 s）
内、外腺造影开始廓清，外腺（粗箭头）的增强强度较内腺（细箭头）增强强度低

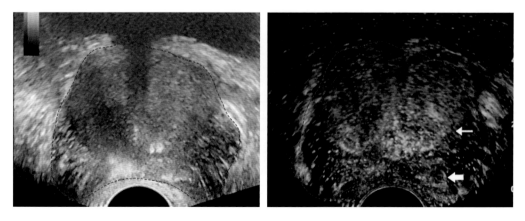

图7-3-5·增强晚期（注射造影剂后60 s）
造影剂进一步廓清，外腺（粗箭头）消退程度较内腺（细箭头）消退程度明显

二、异常前列腺超声造影表现

前列腺恶性肿瘤多表现为病灶早期快速高增强；当外腺早于或与内腺同步增强，外腺峰值增强强度等于或高于内腺时，应注意排除恶性肿瘤与炎性病变（图7-3-6～图7-3-8）。

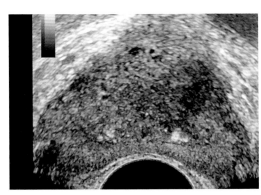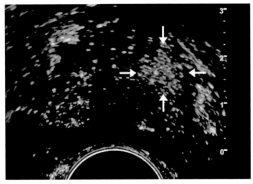

图7-3-6 · **早期增强（注射造影剂后26 s）**
前列腺癌：增强早期，左侧内腺较右侧内腺出现早期高增强区（箭头）

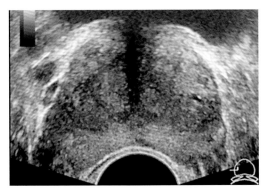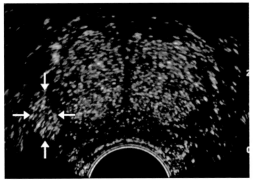

图7-3-7 · **早期增强（注射造影剂后28 s）**
前列腺癌：增强早期，右侧外腺较左侧外腺出现早期高增强区（箭头）

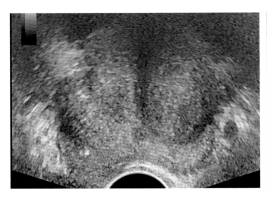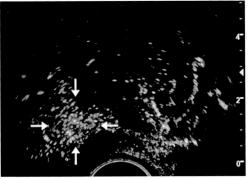

图7-3-8 · **早期增强（注射造影剂后24 s）**
前列腺癌：增强早期，右侧外腺较右侧内腺出现早期高增强区（箭头）

第四节·前列腺超声造影的临床价值

一、诊断

（一）定位和定性诊断

肿瘤生长可诱导新生血管形成，微血管的增加与前列腺癌的预后及进展有关。超声造影可用于评估血流微循环灌注，理论上不但能够提高前列腺癌的检出率，同时基于超声造影的前列腺血供评分与前列腺癌的分级相关。

同济大学附属第十人民医院的一组资料初步分析发现，TIC曲线通过定量分析相关参数，不但对诊断前列腺癌具有一定的价值，同时外周带RT与mTT与前列腺癌的风险相关，PE与前列腺癌评分及分期相关。

（二）靶向穿刺

前列腺癌好发于外周带、被膜下，具有散发、多发的特征，当病灶较小时，多无法被普通超声成像检出。超声造影提示异常区域能够指导穿刺，提高前列腺癌的检出率。

多项研究指出，基于超声造影的靶向穿刺联合系统穿刺较单纯系统穿刺能够进一步提高检出率。同时超声造影能够发现可疑区域的增强分布情况，以指导对增强强度最高的区域进行穿刺取样，避免对无增强区域进行无效取样，进而提高穿刺有效性，检出更高风险的前列腺癌。

针对不同PSA值，超声造影靶向穿刺活检的效果不同。对于较高PSA值的患者，超声造影引导下靶向穿刺联合系统穿刺能够进一步提高前列腺癌的检出。

二、术前评估

前列腺癌局部治疗如高强度聚焦超声（high intensity focused ultrasound，HIFU）、冷冻治疗、消融治疗等的应用日益普遍，术前超声造影能够评估病灶大小、范围及血供状况，对于指导治疗方案具有一定的价值。

三、术后评估

超声造影能够用于评估前列腺疾病局部治疗的效果，不但能够通过无增强区判断有效治疗的范围，同时能够通过定量参数来评估血供减少情况。

前列腺癌局部治疗后，在术后随访的不同时期，超声造影能够判断病灶吸收情况，并发现消融不完全、复发等情况。

超声造影同样能够评估良性前列腺增生局部治疗的效果，如激光消融、前列腺动脉栓塞等治疗后的情况。

四、双参数磁共振的补充

目前诊断前列腺癌最重要的影像学是多参数磁共振（multiparametric MRI，mpMRI），其不同序列的特征与前列腺癌的风险度相关。尽管mpMRI表现出较好的诊断效能，但是扫描时间长、造影剂过敏、肝肾功能不全等因素限制了mpMRI的应用。PI-RADS v2.0及PI-RADS v2.1均指出动态对比增强（dynamic contrast enhanced，DCE）的价值有限。因此，有学者提出双参数磁共振，即包括T2加权成像（T2 weighted imaging，T2WI）和弥散加权成像（diffusion weighted imaging，DWI）双序列，可满足临床需求。

但肿瘤的增强情况与肿瘤的侵袭性及预后相关，单纯双参数磁共振难以满足此评估要求。超声造影具有实时、方便的优势，造影剂过敏风险低，研究表明超声造影对于评估前列腺癌的风险、侵袭性甚至转移都具有一定的价值，或能代替DCE MRI，补充双参数磁共振的不足。

值得注意的是，超声难以显示部分可疑病灶，MRI-TRUS靶向融合或认知融合后的超声造影或能提供更多的价值。

第八章
前列腺弹性超声成像

第一节·弹性超声成像

一、概述

弹性成像（elastography）是利用医学影像技术表征人体生物软组织力学特性的一种技术，它表征的是人体软组织对外力或外部激励的机械响应特征，从而反映软组织的生物学性质。由于不同的生物组织具有硬度的差异，故有可能通过测量组织的硬度来反映病灶的良恶性及病理生理状态。

超声弹性成像是利用超声来简单、快速地评估组织与病变生物力学特点的一种成像技术，旨在提供客观、精确的弹性信息。

二、物理基础与基本概念

（一）弹性模量

弹性模量（elastic modulus）是用于描述不可压缩物体的拉伸应变与应力之间线性函数关系的参量，也称为杨氏模量（Young's modulus，E）。

物体受不同外力影响后发生的应变不同，其物理特性可用不同的模量来表示（表8-1-1）。杨氏模量与剪切模量（shear modulus，G）分别表征组织受激励后，抗线性压缩（图8-1-1）和剪切形变（图8-1-2）的能力；体积模量（bulk modulus，K）则表征组织受外力后容积压缩（图8-1-3）的能力。

表8-1-1 · 不同类型应变对应的物理特性表征

应变类型	拉伸应变	剪切应变	容积应变
物理特性表征	杨氏模量	剪切模量	体积模量
字母简称	E	G	K

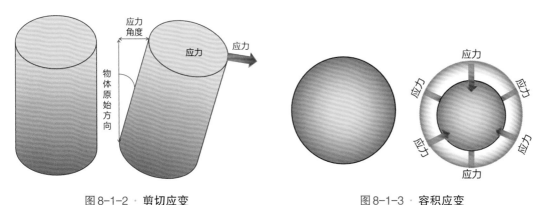

图 8-1-1 · 拉伸应变

图 8-1-2 · 剪切应变　　　　　　　图 8-1-3 · 容积应变

（二）声辐射力脉冲（acoustic radiation force impulse，ARFI）

声辐射力，也称为组织动量传递，是指通过换能器发射声束聚焦到某一位点后，动态调节其频率、延长脉冲作用时长（0.05 ～ 1 ms）时，聚焦声束在传播过程中吸收、散射引发能量消耗，继而转化为局部组织的纵向压缩形变。

声辐射力脉冲聚焦技术的原理：声辐射力激励后，被作用的原始位点就是一个剪切波波源。如果纵向施加一个往深面传播的声辐射力激励（P波），则这条线上的每个点都可成为剪切波的波源，从而形成一个圆柱形剪切波波阵面（S波），后者以一定的速度横向传播（图8-1-4）。声辐射力脉冲聚焦技术是所有剪切波成像技术实现的基础。

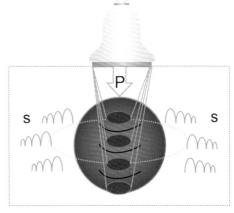

图 8-1-4 · 剪切波的产生示意图

红色圆点为单个声辐射力脉冲聚焦点，蓝色为波源区域，P波为声辐射力脉冲的纵向传播波，S波为原始的剪切波

三、超声弹性成像的实现方法

超声弹性成像一般通过三个步骤来实现：

（1）对感兴趣区施加一个应力，使其产生形变。

（2）利用不同的超声检测技术获得组织发生应变过程中的组织位移信息。

（3）根据获得的信息，经计算转换为定性或定量的弹性特征结果，如组织应变（srtain）、应变率（strain rate，SR）、剪切波传播速度（shear wave speed，SWS）、杨氏模量、剪切模量等。

四、超声弹性成像技术分类

（一）根据技术原理分类

目前临床上使用的超声弹性成像（ultrasound elastography，UE）技术主要包括应变弹性成像（strain elastography，SE）和剪切波弹性成像（shear wave elastography，SWE）。

1. 应变弹性成像　基本原理是人为对组织施加压力促使其形变后，检测感兴趣区内组织形变相关的回波信号，计算每个质点应变并显示二维应变图像。目前多为定性测量或半定量测量，无法做真正的定量测量。

外力可为人为探头加压，也可为呼吸、心跳、血管搏动等生理性运动造成的内源性压力。目前主要采用探头局部施压引起组织形变产生位移，通过测量位移来反映组织硬度。通常所说的实时弹性成像（real-time elastography，RTE）、声触诊组织成像（virtual touch imaging，VTI）属于这一类弹性成像（图8-1-5）。

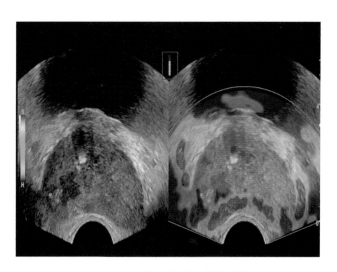

图8-1-5 · 前列腺应变弹性成像

前列腺居中，弹性取样框包绕前列腺，尽量避开膀胱。手动施压，探头轻压前列腺，当质量控制条显示绿色时（红框）表明弹性图像质量合格

2. 剪切波弹性成像　基本原理是利用ARFI技术在感兴趣区内激发剪切波，再使用特定的方法提高脉冲重复频率（PRF），检测剪切波传播过程中引发的纵向微米级纵向位移相关的回波信号，最后通过计算机快速计算每个位点的剪切波传播速度Cs，进一步推算E或G，以此来定量反映组织的硬度特征。E和G两者之间的转换关系为：

$$E=2（1+v）G = 3G = 3\rho Cs^2$$

（7）

公式中 E 为杨氏模量，G 为剪切模量，v 为泊松比，ρ 为物质密度。

剪切波弹性成像又包括瞬时弹性成像（transient elastography，TE）、单点剪切波弹性成像（point shear wave elastography，pSWE）、二维剪切波弹性成像（two-dimensional shear wave elastography，2D SWE）以及三维剪切波弹性成像（three-dimensional shear wave elastography，3D SWE）。

（1）TE技术的基本原理：利用探头在体表以机械性低频振动方式来激发从体表向深面传播的剪切波，再利用脉冲追踪计算剪切波从体表传播到体内特定深度（2～5 cm）的平均速度值。

（2）pSWE技术的基本原理：利用ARFI技术将声辐射力聚焦在感兴趣区旁边，检测感兴趣区内的剪切波传播平均速度值，进而推算该检测点的杨氏模量值。这种技术无二维剪切波速度图，只显示固定大小的感兴趣区内的剪切波平均速度值。

（3）2D SWE技术的基本原理：利用ARFI技术将声辐射力聚焦在感兴趣区内特定点/线上，使整个感兴趣区内产生剪切波，进而检测该区域内剪切波的传播速度。该技术可显示较大感兴趣区的剪切波速度图或杨氏模量分布情况，更为直观，且可定量测量该区域内任意点的杨氏模量与剪切波速度值（图8-1-6）。

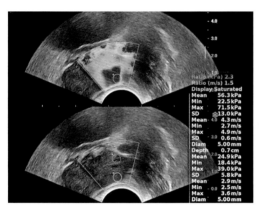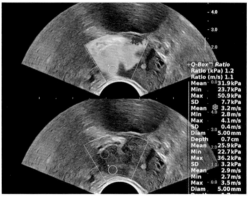

图 8-1-6 · 前列腺剪切波弹性成像

左/右侧前列腺外腺居于图像中间位置，弹性取样框包绕外腺，尽量避开膀胱。切勿手动施压，图像稳定后选择感兴趣区域进行测量

（4）3D SWE技术的基本原理：使用机械式自动扫描的容积探头，开启SWE模式后，探头自动采集感兴趣区内一系列断面的2D SWE信息，然后计算机进行图像处理与重建，可观察或获得横断面、冠状面、矢状面三个维度上的弹性定量信息。

（二）根据激励方法分类

根据激励方法的不同可分为：动态弹性成像与静态弹性成像。前者通常见于剪切波弹性成像、ARFI位移成像；后者根据外力类型可分为内源性、外源性两种（图8-1-7），通常见于应变弹性成像。

动态激励法包括脉冲式和连续式振动两种。脉冲式振动激励法或在体表以机械性低频振动方式来激发从体表向深面传播的剪切波，其代表性技术为TE技术；或是利用ARFI技

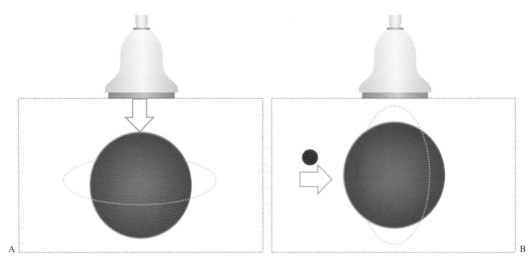

图8-1-7 · 准静态激励法分类示例图

A. 外源性激励法：人为探头加压直接导致靶目标组织发生形变；B. 内源性激励法：依靠呼吸、心跳、血管搏动等生理运动诱发靶目标组织发生微小形变

术在体内激发剪切波（图8-1-8）。连续振动法使用连续以及恒定频率的振动，在组织内产生稳定剪切波后推导组织弹性模量，通常见于磁共振系统。

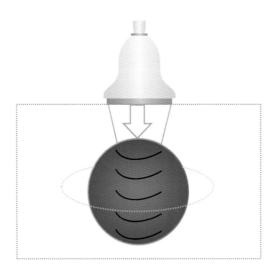

图8-1-8 · ARFI动态激励法

利用探头动态发射声辐射力脉冲到组织内，激励组织自发产生剪切波

第二节 · 前列腺弹性超声图像解读

前列腺弹性超声主要采用经腔内扫查途径，一般建议弹性图像应在灰阶超声的基础上进行解读。根据所采用弹性方法的不同，图像的解读方法也有所不同。

（一）应变弹性成像

1. 整体应变　一般应变弹性成像（SE）的彩色编码以蓝色代表质地较硬（组织形变小），红色代表质地较软（组织形变大），绿色或黄色代表质地中等。不同仪器型号的编码方案可能有所不同。SE一般仅能对组织的质地做出定性的判断。

随着年龄的增长，前列腺的应变性逐渐减低，整体硬度则逐渐增高（图8-2-1）。

一般内腺较外腺应变小，由于内腺增生向外压迫外腺，外腺应变性逐渐减低。

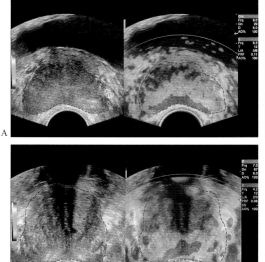
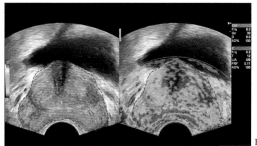

图8-2-1 · 整体应变
A. 正常前列腺整体应变可；B. 前列腺中等程度增生，整体应变稍减低；C. 前列腺明显增生，整体应变减低

2. 对称性　一般情况下，前列腺腺体双侧对称，表现为左右对比无明显偏硬区域。若出现局灶性较硬区域，提示可能为恶性病变；当存在钙化时，也可出现局灶性较硬区域（图8-2-2 ～图8-2-4）。

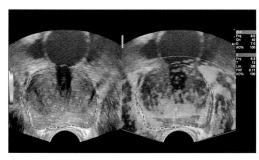

图8-2-2 · 左右对称（良性前列腺增生）
双侧腺体弹性超声表现为双侧硬度对称

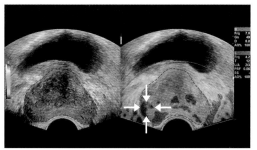

图8-2-3 · 不对称（前列腺癌）
右侧外腺局部见质地较硬区域（箭头），明显硬于左侧外腺对应部位

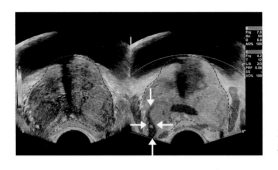

图 8-2-4 · 不对称（良性前列腺增生）
右侧外腺局部钙化（箭头），弹性成像明显硬于左
侧外腺对应区域

3. 被膜　前列腺无真正的被膜，周围软组织形成"假被膜"，表现为前列腺周边的软组织环。根据环的完整性分为完整及不完整，不完整被膜多提示肿瘤向周围组织浸润（图8-2-5，图8-2-6）。

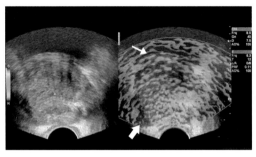

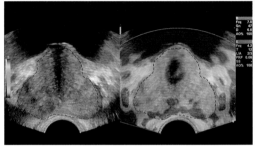

图 8-2-5 · 被膜不完整（前列腺癌）
右侧外腺（粗箭头）、内腺（细箭头）局部偏硬，软组织环不完整，提示被膜受侵犯可能

图 8-2-6 · 被膜完整（良性前列腺增生）
前列腺与周围组织间可见质地中等的环状结构，彩色编码为绿色，可见整个环状结构完整，提示与周围组织间有清晰的边界

4. 病灶特征　灰阶超声发现可疑病灶时，根据应变分为质地较软的病灶及质地较硬的病灶。通常与相邻腺体或对侧腺体类似区域进行对比，恶性病变多质地较硬，良性病变多质地较软。

当病灶位于前列腺周缘时，应注意观察周围软组织环的完整性（图8-2-7～图8-2-8）。

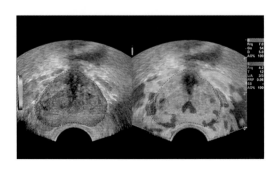

图 8-2-7 · 增生结节
右侧内腺见一个等回声病灶（虚线），硬度中等，周围软组织环完整

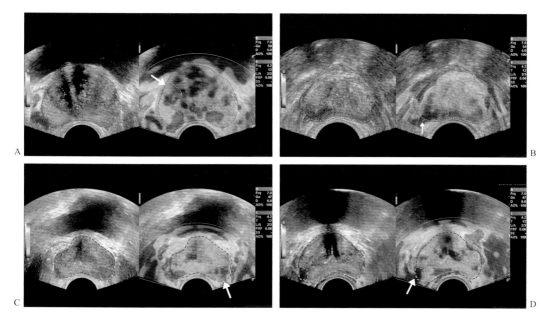

图8-2-8 · 前列腺癌

A. 右侧内腺见一个等回声病灶（虚线），质地较硬，周围软组织环完整（箭头），手术后病理分期pT2a；B. 右侧外腺见一个低回声病灶（虚线），质地较硬，周围软组织环不完整（箭头），术后病理分期pT3a；C. 左侧外腺见一个低回声病灶（虚线），质地较硬，周围软组织环不完整（箭头），术后病理分期pT3a；D. 右侧外腺见一个低回声病灶（虚线），质地较硬，周围软组织环不完整（箭头），术后病理分期pT3b

5. 弹性评分　弹性成像的评分要结合灰阶超声，一般要求灰阶超声上能看到低回声病灶，两者结合形成半定量的评分标准。评分越高，代表恶性概率越高。

常用的前列腺应变弹性成像评分方法包括2008年Kamoi等提出的针对前列腺整个腺体的5分法（图8-2-9），及2014年Xu等提出的针对外腺（不包括内腺）的5分法（图8-2-10）。

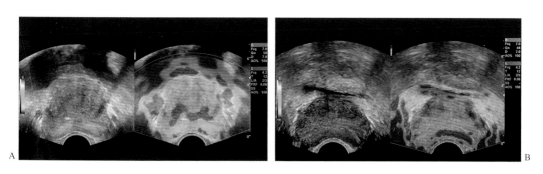

图8-2-9 · 前列腺超声应变弹性5分法（Kamoi，2008）

A（1分）. 外观正常（均匀应变，整个腺体呈均匀绿色/红色）；B（2分）. 可能是正常的（对称不均匀应变，腺体呈对称绿色和蓝色）

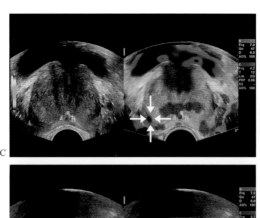

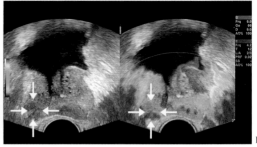

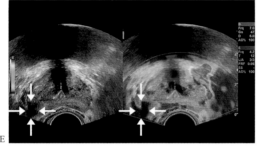

图8-2-9（续）· 前列腺超声应变弹性5分法
（Kamoi，2008）

C（3分）. 不确定的（无应变的局灶性不对称病灶，与低回声病灶无关）；D（4分）. 可能是癌（低回声病灶周围应变，病灶中心不明显，病灶周围部分为绿色，中心部分为蓝色）；E（5分）. 癌（整个低回声病灶或周围区域无应变，整个病变为蓝色）

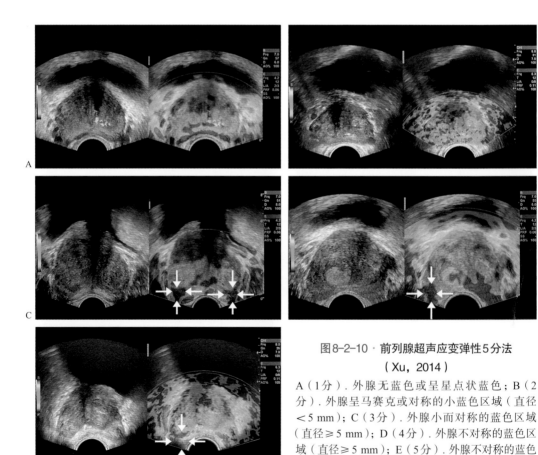

图8-2-10 · 前列腺超声应变弹性5分法
（Xu，2014）

A（1分）. 外腺无蓝色或呈星点状蓝色；B（2分）. 外腺呈马赛克或对称的小蓝色区域（直径＜5 mm）；C（3分）. 外腺小而对称的蓝色区域（直径≥5 mm）；D（4分）. 外腺不对称的蓝色区域（直径≥5 mm）；E（5分）. 外腺不对称的蓝色区域＞50%（蓝色区域≥单侧外腺的50%）

6. 前列腺SE的影响因素

（1）前列腺体积：SE的前列腺癌检出率与前列腺体积有关。体积较小时，前列腺癌的检出率较高。

（2）肿瘤大小和体积：SE的前列腺癌检出率也与肿瘤的大小和体积相关。在较大的肿瘤中，SE的准确性较高（表8-2-1）。

表8-2-1 · SE的前列腺癌检出率与肿瘤大小及体积的关系

研 究 者	肿瘤最大直径（mm）	前列腺癌检出率（%）
Junker等，2012	0～5	9.7
	6～10	27
	11～20	70.6
	＞20	100

研 究 者	肿瘤体积（cm³）	前列腺癌检出率（%）
Junker等，2012	≥0.2	83.3
	≥0.5	91.2
Aigner等，2012	＜0.5	40
	≥0.5	80

（3）肿瘤位置：对于位于内腺或较大体积前列腺中的肿瘤，SE存在一定的局限性，尤其当肿瘤位于后方时（表8-2-2）。

表8-2-2 · SE的前列腺癌检出率与肿瘤位置的关系

研 究 者	肿 瘤 位 置	前列腺癌检出率（%）
Tsutsumi等，2007	前 部	84～94
	中 部	76～85
	后 方	57～60
Brock等，2012；Salomon等，2008	尖 部	60～95
	底 部	31.6～75

（4）PSA水平：SE的前列腺癌检测率与PSA水平的关系尚无定论。部分学者认为PSA越高，SE的敏感性越高；也有部分学者认为检出率与PSA无关。

（5）Gleason评分：SE的前列腺癌检出率与Gleason评分相关，评分越高检出率越高，SE的敏感性似乎也更好。但也有研究表明两者无显著相关性。

表8-2-3 · SE的前列腺癌检出率与Gleason评分的关系

研　究　者	Gleason 评分（分）	前列腺癌检出率（%）
Sumura等，2007	6	60
	7	69.2
	8～9	100
Pallwein等，2008；Salomon等，2008	＞7	93～100
		前列腺癌检出准确性（%）
Brock等，2012	≤6	66.1
	＞7	70.8

（二）剪切波弹性成像

剪切波弹性成像（SWE）主要用于观察前列腺外腺，一般难以同时显示双侧腺体，需要分别针对单侧腺体逐一成像。正常前列腺内腺杨氏模量为10～30 kPa，外腺杨氏模量为35～38 kPa。

1. 定性分析（图8-2-11，图8-2-12） 二维剪切波弹性成像的彩色编码一般以红色代表质地较硬，而以蓝色代表质地较软，绿色或黄色为质地中等。

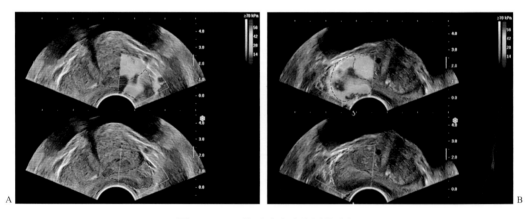

图8-2-11 · 前列腺癌（右侧外腺）

A. 剪切波弹性成像：左侧底部外腺（红色虚线）硬度中等；B. 剪切波弹性成像：右侧底部外腺（红色虚线）硬度偏硬

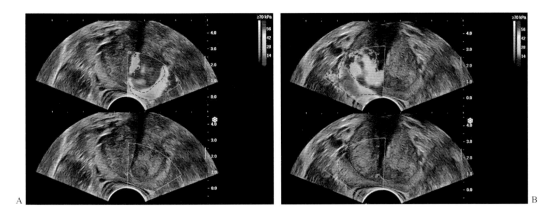

图8-2-12 · **良性前列腺增生**

A. 剪切波弹性成像：左侧体部外腺（红色虚线）硬度中等；B. 剪切波弹性成像：右侧体部外腺（红色虚线）硬度中等

2. 定量分析 见图8-2-13，图8-2-14。

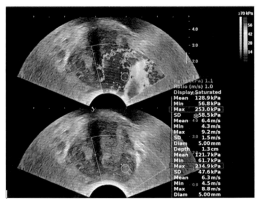

图8-2-13 · **前列腺癌**

左侧体部外腺偏硬，最大杨氏模量为253.0 kPa

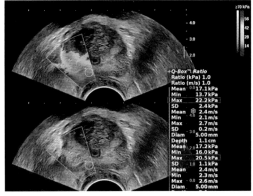

图8-2-14 · **良性前列腺增生**

右侧外腺偏软，最大杨氏模量为22.2 kPa

3. 影响因素

（1）前列腺体积：在较大的前列腺中，声辐射力脉冲会衰减，通常只能在距换能器表面的前3～4 cm处产生剪切波成像。

（2）肿瘤大小与体积：肿瘤大小和体积对SWE的影响尚不明确。

（3）肿瘤位置：SWE主要用于评估前列腺外腺。内腺通常较硬，SWE通常无法获得准确的结果。

（4）PSA水平：PSA水平对前列腺SWE准确性的影响尚不明确。

（5）Gleason评分：外腺病变的硬度值与Gleason评分相关。然而，尚无研究评估不同Gleason评分情况中SWE的准确性。

第三节 · 前列腺弹性超声成像的临床价值

弹性成像在前列腺疾病诊断中有着重要的作用，提供了除灰阶超声和彩色多普勒血流信息之外的硬度信息，能够在一定程度上弥补灰阶超声的不足。

SE与SWE技术原理不同，各有优势，两者可互相补充，并不能互相替代。在前列腺硬度评估中，应客观看待不同弹性技术的成像结果。

一、诊断

（一）前列腺弹性成像在初次穿刺活检患者中的价值

SE可以提高前列腺癌的检出率。Kamoi等提出的弹性5分法，以3分作为截断值，SE的敏感性为68%，特异性为81%，准确性为76%。同济大学附属第十人民医院徐光等提出的外腺5分法，以3分为截断值，诊断前列腺癌的敏感性、特异性、准确性分别为68.6%、69.4%和69.2%。以上两个评分法均被世界超声生物医学联合会《前列腺弹性指南》推荐，成了国际标准。前列腺穿刺活检前，SE的应用能够提高活检的阳性率。值得注意的是，SE在检测较小的前列腺癌中价值有限，同时也可能会漏诊Gleason评分较低的前列腺癌。

联合SWE与PSA等临床指标的新评分方法有可能提高前列腺癌风险预测的效能，从而减少不必要的穿刺活检。

（二）前列腺弹性成像在重复穿刺活检患者中的价值

尽管系统穿刺在初次活检中会遗漏20%～30%的临床显著性前列腺癌，其仍然是检测前列腺癌的金标准。初次活检阴性时，5年内约38%的患者因PSA升高进行了重复穿刺活检，重复穿刺前列腺癌的检出率为13%～41%。在第三次和第四次穿刺活检中，前列腺癌的检出率降低到4%～10%。

在进行重复活检的患者中，SE/SWE的使用有可能提高前列腺癌的检出率。除系统穿刺外，还可考虑联合SE/SWE实施靶向穿刺活检。

二、局部分期

目前SE预测前列腺癌被膜侵犯（extracapsular extension，ECE）的价值尚有争议（表8-3-1）。直径较大的肿瘤更有可能侵犯被膜，从而更易于被SE检测到。

与单独使用经直肠超声相比，增加前列腺SE/SWE有助于对肿瘤进行分期。尽管SE/SWE可以预测ECE，但SE/SWE结果阴性时不能排除ECE。

三、指导穿刺

与系统穿刺比较，使用SE/SWE靶向穿刺能够提高高危前列腺癌的检出，减少穿刺针数，同时也可提高联合穿刺活检的总体敏感性（表8-3-2）。

SE有助于前列腺活检的病灶定位，SE靶向穿刺可使前列腺癌检出率增加18.3%～24.8%。

表8-3-1 · SE预测前列腺癌被膜侵犯的价值

研 究 者	敏 感 性	特 异 性
Brock等，2011	38%	96%
Pelzer等，2013	79%	89%
Zhu等，2014	51.6%	79.3%

表8-3-2 · SE靶向穿刺与系统穿刺前列腺癌检出率的比较

研 究 者	穿 刺 方 案	前列腺癌检出率
Brock等，2015	SE	51.1%
	SB	39.4%
Aigner等，2010	5针SE	21.3% ～ 30%
	10针SB	19.1% ～ 25%
Salomon等，2014	4针SE	39.1%
	10针SB	29.0%
	4针SE+10针SB	46.2%

注：SE. 应变弹性成像；SB. 系统穿刺活检（10 ～ 12针）。

有文献报道，联合SE靶向穿刺及系统穿刺，高危前列腺癌的阴性预测值可从79%提高至97%。

四、对其他影像学的补充

mpMRI是前列腺癌最重要的影像学检查方法。研究指出，SE对前列腺癌的诊断效能与T2WI相仿。

文献报道，对于前列腺尖部和体部的病灶，SE具有一定的优势；而在底部和移行区的病灶中，mpMRI更具优势。SE和mpMRI对于高风险前列腺癌的检出率较高，但mpMRI在肿瘤体积评估、移行区和较大前列腺（＞40 mL）中对肿瘤的检出效果更佳。

尽管mpMRI具有很好的效果，但仍然漏诊近20%的临床显著性前列腺癌。同济大学附属第十人民医院超声医学科泌尿超声团队的一组资料发现，对于mpMRI漏诊的临床显著性前列腺癌，约有67%的病例能被SWE额外检出。总体来看，联合SWE与mpMRI可提高近10%的前列腺癌检出率。

随着融合影像的发展，SE/SWE与融合成像结合，有希望进一步提高前列腺癌的检出率和诊断准确性。

第九章
前列腺影像报告与数据系统

第一节·概　述

　　超声是前列腺疾病筛查的主要手段，但目前缺乏统一图像扫查及判读标准，致使长期以来前列腺超声报告的同质性受到质疑。由于MRI独特的成像原理和多参数、多序列成像的特点，相对于超声检查，MRI的组织分辨力更高。MRI被认为是目前前列腺癌诊断及分期最准确有效的影像检查技术。基于mpMRI的影像所见，即联合T2WI、DWI/ADC［表观弥散系数（apparent diffusion coefficient）］和动态对比增强（DCE），所形成的前列腺影像报告与数据系统（prostate imaging-reporting and data system，PI-RADS）在前列腺癌的诊断中发挥着重要作用。学习基于mpMRI的PI-RADS评分系统，能够更好地理解前列腺的影像学分区，同时帮助实时超声检查对肿瘤的定位、定性，有利于后续更好地开展超声引导前列腺靶向穿刺活检。

　　2012年，欧洲泌尿生殖放射学会首次提出PI-RADS评分，从1分到5分，临床显著性前列腺癌（clinically significant prostate cancer，csPCa）的风险逐渐升高（表9-1-1）。目前PI-RADS第二版（PI-RADS v2.0）和修订版（PI-RADS v2.1）分别于2014年和2019年相继发布，鉴于PI-RADS版本处于不断改进与完善之中，两者均有可取之处，因此有必要将两者进行对比说明。

表9-1-1 · PI-RADS评分与临床显著性前列腺癌风险

PI-RADS 评分	临床显著性前列腺癌风险
PI-RADS 1分	非常低，极不可能
PI-RADS 2分	低，不可能
PI-RADS 3分	中，可疑存在
PI-RADS 4分	高，可能存在
PI-RADS 5分	非常高，极有可能

第二节 · PI-RADS v2.0

PI-RADS v2.0评分分类法以"主导序列"为原则，例如，针对外周带，DWI/ADC是其主导序列；而针对移行区，T2WI是主导序列。因为用于PI-RADS评分的主导序列不同，所以判断病灶的解剖区域非常重要。

一、外周带评分

PI-RADS v2.0外周带评分的主导序列为DWI/ADC。

1分：外周带呈均匀高信号，ADC图和高b值DWI无异常（图9-2-1）。

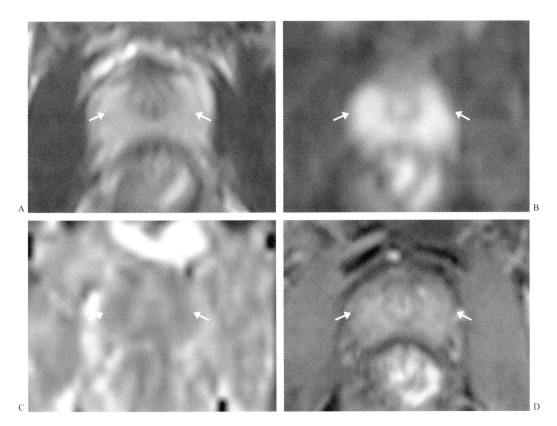

图9-2-1 · 外周带PI-RADS 1分

A. T2WI：外周带呈均匀高信号（箭头）；B. DWI：外周带无异常局灶高信号（箭头）；C. ADC图：外周带无异常局灶低信号（箭头）；D. DCE：外周带无异常早期高增强（箭头）。T2WI PI-RADS=1分，DWI PI-RADS=1分，DCE PI-RADS=阴性，最终PI-RADS=1分

2分：ADC图外周带呈模糊低信号（图9-2-2）。

3分：ADC图外周带见局灶轻～中度低信号，高b值DWI呈等/轻度高信号。若DCE阳性，升为4分（图9-2-3，图9-2-4），否则评分维持不变。

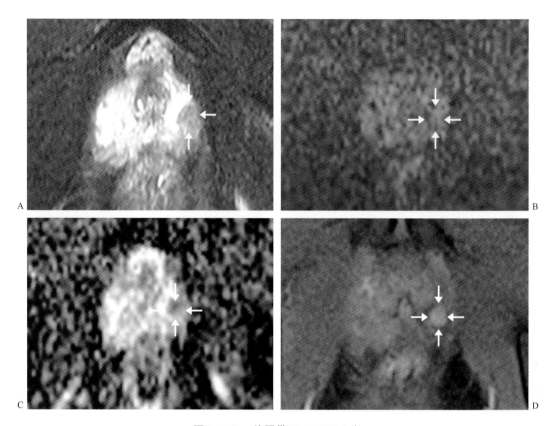

图9-2-2 · 外周带PI-RADS 2分

A. T2WI：左侧外周带见模糊低信号（箭头）；B. DWI：相应部位无异常高信号（箭头）；C. ADC图：相应部位呈模糊低信号（箭头）；D. DCE：相应部位可见早期高增强（箭头）。T2WI PI-RADS=3分，DWI PI-RADS=2分，DCE PI-RADS=阳性，最终PI-RADS=2分

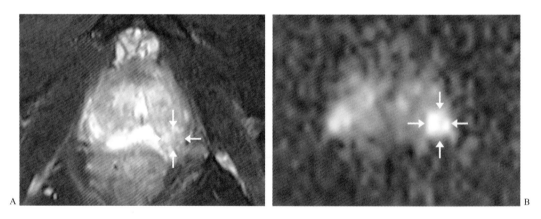

图9-2-3 · 外周带PI-RADS 3分

A. T2WI：左侧外周带见模糊低信号（箭头）；B. DWI：相应部位呈轻度高信号（箭头）。T2WI PI-RADS=2分，DWI PI-RADS=3分

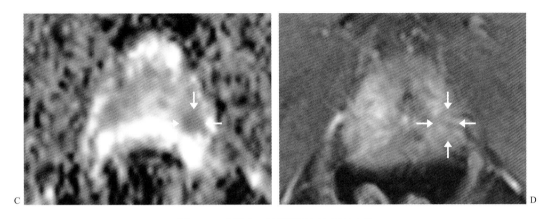

图9-2-3（续）·外周带PI-RADS 3分

C. ADC图：相应部位呈局灶中度低信号（箭头）；D. DCE：相应部位未见异常早期高增强（箭头）。DCE PI-RADS=阴性，最终PI-RADS=3分

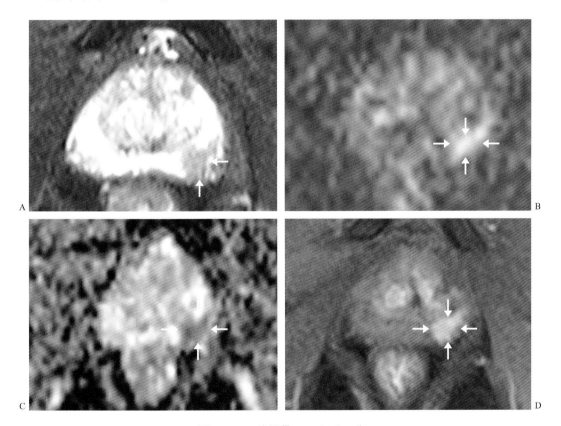

图9-2-4·外周带PI-RADS 4分

A. T2WI：左侧外周带见模糊低信号（箭头）；B. DWI：相应部位呈轻度高信号（箭头）；C. ADC图：相应部位呈局灶中度低信号（箭头）；D. DCE：相应部位呈异常早期高增强（箭头）。T2WI PI-RADS=3分，DWI PI-RADS=3分，DCE PI-RADS=阳性，最终PI-RADS=4分

4分：ADC图外周带见局灶明显低信号，高b值DWI呈明显高信号，病灶最大径<1.5 cm（图9-2-5）。

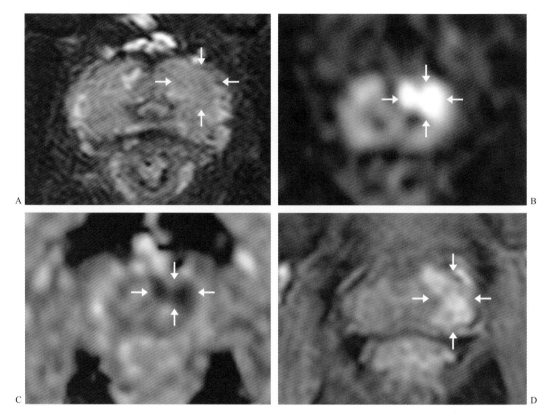

图 9-2-5 · 外周带 PI-RADS 4 分

A. T2WI：左侧外周带见模糊低信号（箭头）；B. DWI：相应部位呈明显高信号，最大径＜1.5 cm（箭头）；C. ADC 图：相应部位呈局灶明显低信号（箭头）；D. DCE：相应部位可见异常早期高增强（箭头）。T2WI PI-RADS=2 分，DWI PI-RADS=4 分，DCE PI-RADS=阳性，最终 PI-RADS=4 分

5 分：4 分基础上，病灶最大径≥1.5 cm 或出现前列腺外侵犯（图 9-2-6）。

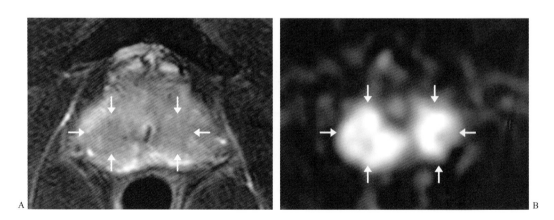

图 9-2-6 · 外周带 PI-RADS 5 分

A. T2WI：右侧及左侧外周带见模糊低信号（箭头）；B. DWI：相应部位呈明显高信号，最大径＞1.5 cm（箭头）。T2WI PI-RADS=3 分，DWI PI-RADS=5 分

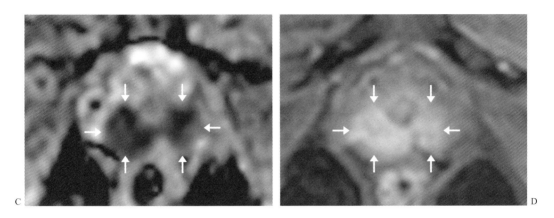

图9-2-6（续）· 外周带 PI-RADS 5分

C. ADC图：相应部位呈局灶明显低信号（箭头）；D. DCE：相应部位可见异常早期高增强（箭头）。DCE PI-RADS=阳性，最终PI-RADS=5分

二、移行区评分

PI-RADS v2.0移行区评分主导序列为T2WI。

1分：移行区呈均匀等信号（正常）（图9-2-7）。

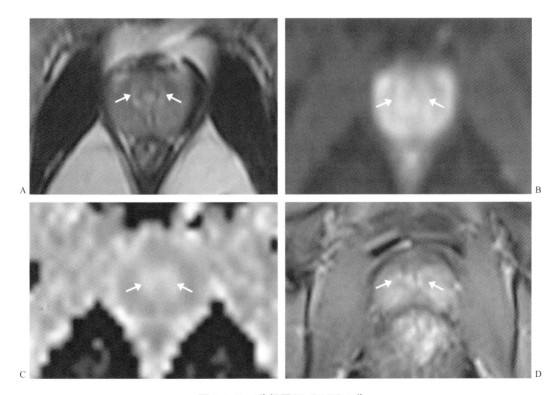

图9-2-7 · 移行区 PI-RADS 1分

A. T2WI：移行区呈均匀等信号（箭头）；B. DWI：移行区呈均一轻度高信号（箭头）；C. ADC图：移行区呈轻度高信号（箭头）；D. DCE：移行区未见局灶异常早期高增强（箭头）。T2WI PI-RADS=1分，DWI PI-RADS=1分，DCE PI-RADS=阴性，最终PI-RADS=1分

2分：移行区见局灶低信号/信号不均、包膜完整结节（典型前列腺增生结节）（图9-2-8）。

3分：移行区见边界模糊的非均质信号，排除评分为2、4、5分的病灶。若DWI=5分，则评分升为4分（图9-2-9，图9-2-10），否则评分维持不变。

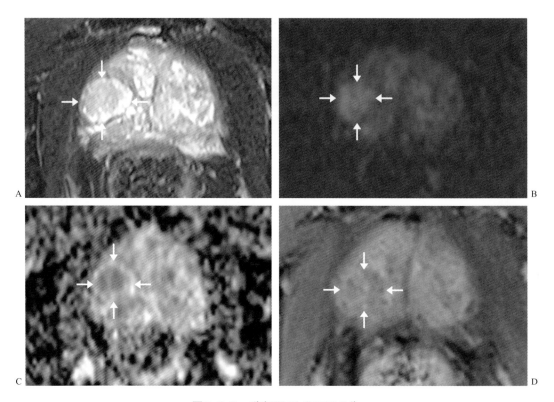

图9-2-8 · 移行区PI-RADS 2分

A. T2WI：右侧移行区见局灶信号不均、包膜完整结节（箭头）；B. DWI：相应部位呈轻度高信号（箭头）；C. ADC图：相应部位呈轻度低信号（箭头）；D. DCE：相应部位未见异常早期高增强（箭头）。T2WI PI-RADS=2分，DWI PI-RADS=2分，DCE PI-RADS=阴性，最终PI-RADS=2分

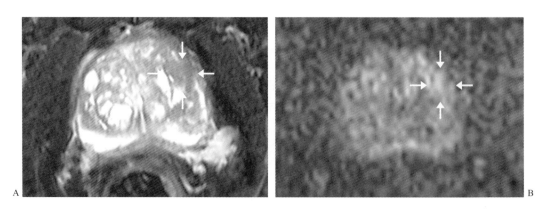

图9-2-9 · 移行区PI-RADS 3分

A. T2WI：左侧移行区见局灶边界模糊的非均质低信号（箭头）；B. DWI：相应部位呈轻度高信号（箭头）。T2WI PI-RADS=3分，DWI PI-RADS=3分

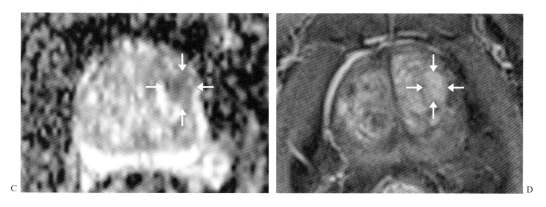

图 9-2-9（续）· 移行区 PI-RADS 3 分

C. ADC 图：相应部位呈轻度低信号（箭头）；D. DCE：相应部位可见异常早期高增强（箭头）。DCE PI-RADS=阳性，最终 PI-RADS=3 分

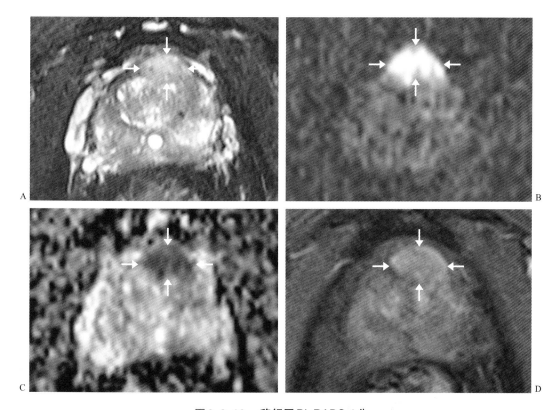

图 9-2-10 · 移行区 PI-RADS 4 分

A. T2WI：左侧移行区见局灶边界模糊的非均质轻度低信号（箭头）；B. DWI：相应部位呈明显高信号，最大径＞1.5 cm（箭头）；C. ADC 图：相应部位呈明显低信号（箭头）；D. DCE：相应部位可见早期高增强（箭头）。T2WI PI-RADS=3 分，DWI PI-RADS=5 分，DCE PI-RADS=阳性，最终 PI-RADS=4 分

4 分：移行区见透镜状/界限不清、均质中等低信号，病灶最大径＜1.5 cm（图 9-2-11）。

5 分：4 分基础上，移行区病灶最大径≥1.5 cm 或出现前列腺外侵犯（图 9-2-12）。

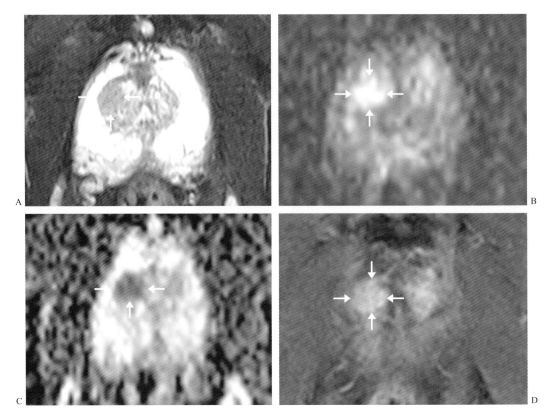

图9-2-11·移行区PI-RADS 4分

A. T2WI：右侧移行区见界限不清、均质、中等低信号，最大径＜1.5 cm（箭头）；B. DWI：相应部位呈局灶中度高信号（箭头）；C. ADC图：相应部位呈局灶明显低信号（箭头）；D. DCE：相应部位可见异常早期高增强（箭头）。T2WI PI-RADS=4分，DWI PI-RADS=4分，DCE PI-RADS=阳性，最终PI-RADS=4分

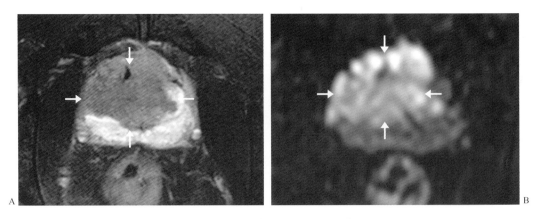

图9-2-12·移行区PI-RADS 5分

A. T2WI：右侧移行区及外周带见界限不清、均质低信号，最大径＞1.5 cm（箭头）；B. DWI：相应部位呈局灶明显高信号（箭头）。T2WI PI-RADS=5分，DWI PI-RADS=5分

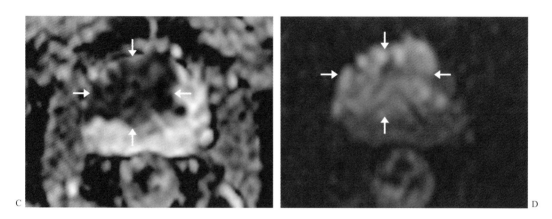

图 9-2-12（续）· 移行区 PI-RADS 5 分

C. ADC 图：相应部位呈局灶明显低信号（箭头）；D. DCE：相应部位可见异常早期高增强（箭头）。DCE PI-RADS=阳性，最终 PI-RADS=5 分

三、DCE 评分（外周带、移行区）

外周带与移行区病灶的 DCE 评分基本相同，分为阳性和阴性。

DCE 阴性：无早期强化；弥漫性强化，但在 T2WI 或 DWI 上未见相应局灶性病灶；或局灶性强化，但在 T2WI 或 DWI 上相应病灶为 BPH 的特征性表现（图 9-2-13）。

DCE 阳性：局灶性强化，早于或与邻近前列腺组织同步强化，且在 T2WI 或 DWI 上相应区域有可疑发现（图 9-2-14，图 9-2-15）。

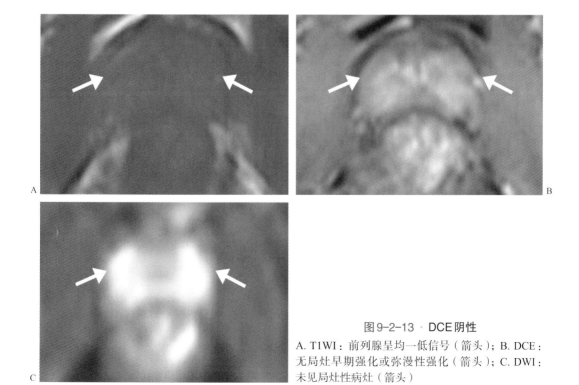

图 9-2-13 · DCE 阴性

A. T1WI：前列腺呈均一低信号（箭头）；B. DCE：无局灶早期强化或弥漫性强化（箭头）；C. DWI：未见局灶性病灶（箭头）

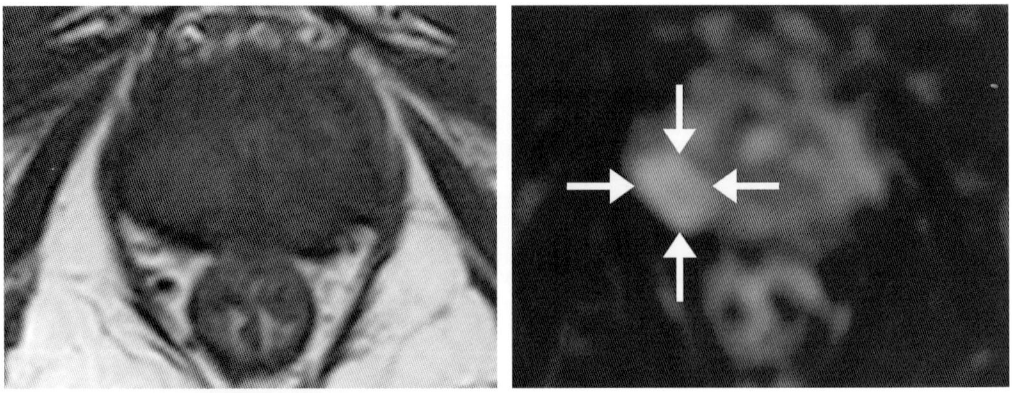

A B

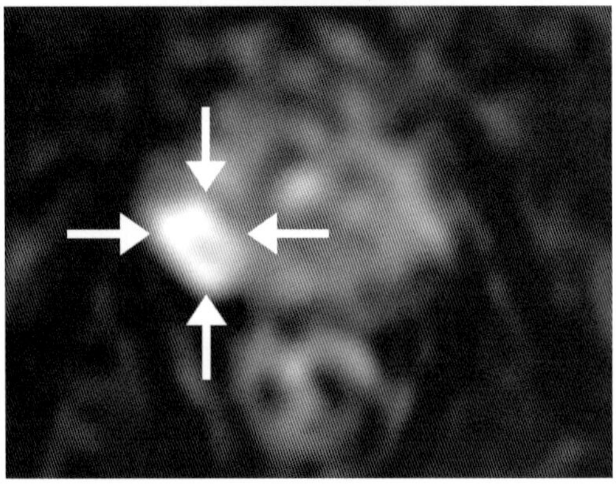

C

图 9-2-14 · 外周带DCE阳性

A. T1WI：外周带未见明显病灶；B. DCE：外周带局灶性强化，早于周围前列腺组织（箭头）；C. DWI：相应区域呈高信号（箭头）

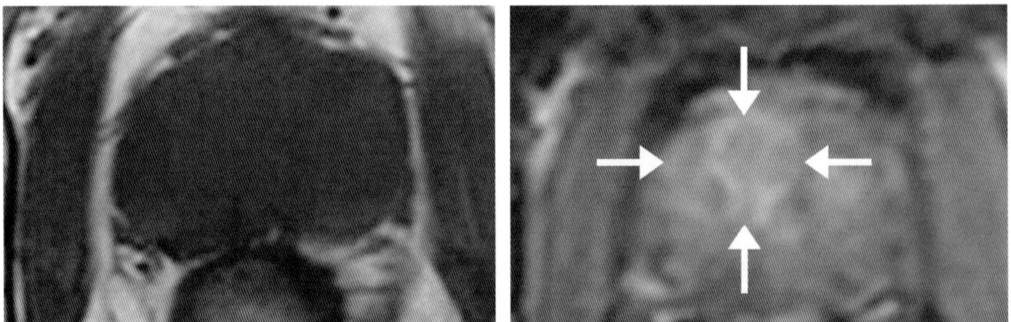

A B

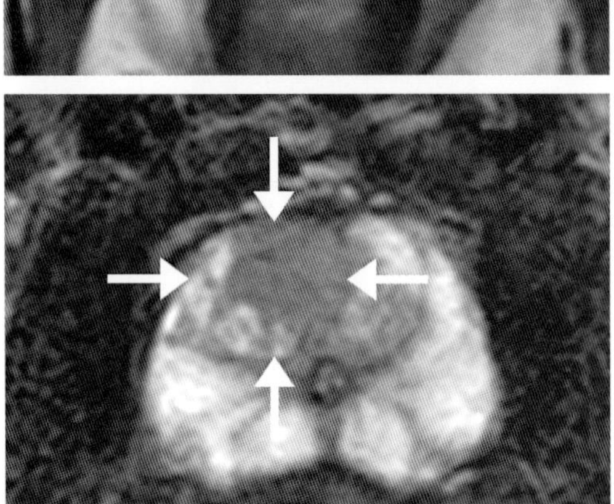

C

图 9-2-15 · 移行区DCE阳性

A. T1WI：移行区未见明显病灶；B. DCE：移行区局灶性早期强化；C. T2WI：相应区域呈高低混杂信号（箭头）

第三节 · PI-RADS v2.1

一、PI-RADS v2.1评分标准修订

移行区良性前列腺增生和前列腺癌的诊断与鉴别诊断始终是前列腺MRI的难点，PI-RADS v2.0评分标准的缺陷主要为移行区前列腺癌的诊断。PI-RADS v2.1着重修订了移行区的评分标准，而对于外周带病变，评分标准则无重大修改。另外PI-RADS v2.1在v2.0的基础上增加了前纤维肌肉基质和中央区的评分标准、澄清了DWI评分的2分和3分标准，并且说明了DCE阳性和阴性的区别。

（一）移行区评分新标准

良性前列腺增生通常表现为移行区大小不等的增生结节（图9-3-1），在这种背景下较难确定PI-RADS评分。PI-RADS v2.1建议至少在2个T2WI层面上评估移行区结节的形状和边缘特征。典型增生结节极不可能含有csPCa，不需要单独报告，评分为1分（图9-3-2）。包膜不完整结节或无包膜的局灶性增生结节（非典型结节）评分为2分（图9-3-3）。

PI-RADS v2.1指出在BPH背景的T2WI及DWI影像上，需要对具有恶性肿瘤特征，且与背景的主要影像特征不同的局灶性病变或结节进行评分；

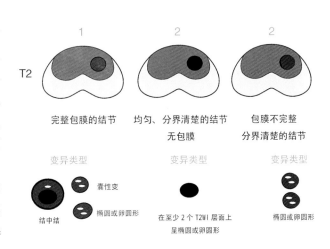

图9-3-1 · 移行区增生结节类型

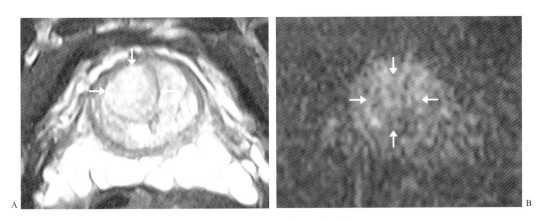

图9-3-2 · 移行区典型增生结节

A. T2WI：移行区见一个包膜完整、均质等信号的圆形结节（箭头）；B. DWI：相应部位无异常高信号（箭头）。T2WI PI-RADS=1分，DWI PI-RADS=1分

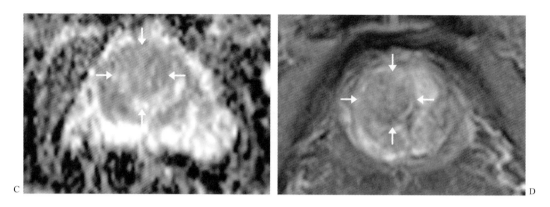

图9-3-2（续）· 移行区典型增生结节

C. ADC图：相应部位未见异常低信号（箭头）；D. DCE：相应部位无异常早期高增强（箭头）。DCE PI-RADS=阴性，最终PI-RADS=1分

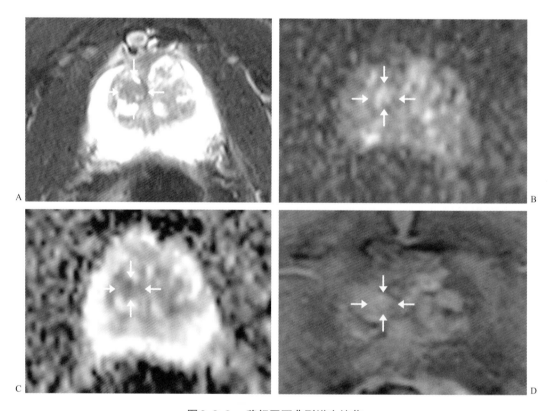

图9-3-3 · 移行区不典型增生结节

A. T2WI：移行区见一个包膜不完整、信号不均、分界清楚的椭圆形结节（箭头）；B. DWI：相应部位未见明显异常高信号（箭头）；C. ADC图：相应部位呈模糊低信号（箭头）；D. DCE：相应部位呈轻度早期高增强（箭头）。T2WI PI-RADS=2分，DWI PI-RADS=2分，DCE PI-RADS=阳性，最终PI-RADS=2分

另外，对于在T2WI上具有模糊边缘、透镜状或侵袭性表现的结节，即使与背景相比没有明显的弥散受限，也应进行评分；而对于常见的遍布整个移行区的散在多发形态相似的结节，即使弥散受限，也不应评分（表9-3-1）。

表9-3-1 · PI-RADS v2.0与v2.1移行区T2WI评分标准对照

评分	PI-RADS v2.0	PI-RADS v2.1
1	均匀等信号（正常）	正常/有完整包膜的圆形结节（典型增生结节）
2	局限低信号/信号不均、有完整包膜的结节（典型增生结节）	无包膜/无完整包膜的均匀、分界清楚的结节（不典型增生结节）或结节间均匀轻度低信号区
3	边界模糊的非均质信号，排除评分为2、4、5分的病灶	边界模糊的非均质信号，排除评分为2、4、5分的病灶
4	透镜状/界限不清、均质中等低信号，病灶最大径<1.5 cm	透镜状/界限不清、均质中等低信号，病灶最大径<1.5 cm
5	透镜状/界限不清、均质中等低信号，病灶最大径≥1.5 cm或前列腺外侵犯	透镜状/界限不清、均质中等低信号，病灶最大径≥1.5 cm或前列腺外侵犯

值得注意的是，弥散受限也是移行区肿瘤的特征之一，因此PI-RADS v2.1将DWI纳入移行区非典型结节的评分，建立了移行区结节T2WI+DWI评分新标准（表9-3-2，表9-3-3；图9-3-4，图9-3-5）。

表9-3-2 · PI-RADS v2.0移行区评分标准

T2WI	DWI	DCE	PI-RADS 评分
1	任意	任意	1
2	任意	任意	2
3	≤4	任意	3
	5	任意	4
4	任意	任意	4
5	任意	任意	5

表9-3-3 · PI-RADS v2.1移行区评分标准

T2WI	DWI	DCE	PI-RADS 评分
1	任意	任意	1
2	≤3	任意	2
	≥4	任意	3
3	≤4	任意	3

续　表

T2WI	DWI	DCE	PI-RADS 评分
3	5	任意	4
4	任意	任意	4
5	任意	任意	5

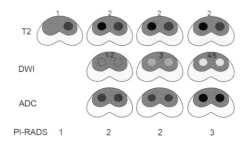

图 9-3-4 · 移行区结节 T2WI+DWI 评分新标准

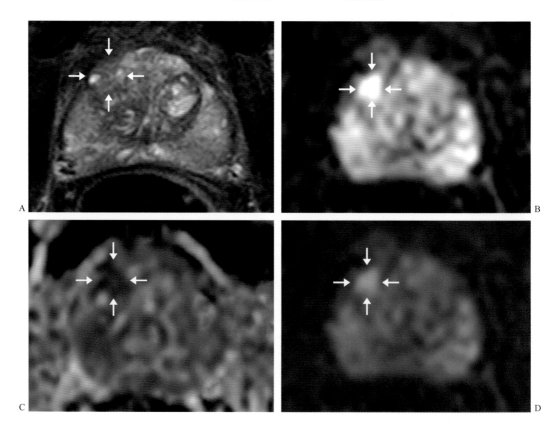

图 9-3-5 · 移行区 PI-RADS 3分

A. T2WI：右侧移行区见包膜不完整、分界清楚的混杂信号结节，直径＜1.5 cm（箭头）；B. DWI：相应部位呈明显高信号（箭头）；C. ADC图：相应部位呈中度低信号（箭头）；D. DCE：相应部位呈局灶异常早期高增强（箭头）。T2WI PI-RADS=2分，DWI PI-RADS=4分，DCE PI-RADS=阳性，最终 PI-RADS=3分

（二）DWI评分新标准

PI-RADS v2.1将2分修订为：ADC图见线样、楔形低信号和（或）高b值DWI线样、楔形不显著高信号，与T2WI外周带评分2分描述相符。

PI-RADS v2.1将3分修订为：ADC图局灶性（散在性，与背景不同）低信号和（或）在高b值DWI局灶性高信号；ADC图呈显著低信号或在高b值DWI呈显著高信号，但不能两者兼而有之（表9-3-4，表9-3-5）。

表9-3-4 · PI-RADS v2.0与v2.1 DWI/ADC评分标准对照

评分	PI-RADS v2.0	PI-RADS v2.1
1	ADC图和高b值DWI无异常	ADC图和高b值DWI无异常
2	ADC图模糊低信号	ADC图线样/楔形低信号；高b值DWI线样/楔形高信号
3	ADC图局灶轻中度低信号	ADC图不同于背景的局灶低信号和（或）高b值DWI局灶高信号
	高b值DWI等/轻度高信号	ADC图显著低信号或DWI显著高信号
4	ADC图局灶明显低信号，高b值DWI明显高信号，最大径<1.5 cm	ADC图局灶明显低信号，高b值DWI明显高信号，最大径<1.5 cm
5	4分基础上，病灶最大径≥1.5 cm或前列腺外侵犯	4分基础上，病灶最大径≥1.5 cm或前列腺外侵犯

对于外周带病变，PI-RADS v2.1评分标准无重大修改，仍是以DWI/ADC为主导序列，当DWI评分为3分时需结合DCE（表9-3-5）。

表9-3-5 · PI-RADS v2.1关于外周带DWI/ADC评分标准对照

DWI/ADC	DCE	T2WI	PI-RADS 评分
1	任意	任意	1
2	任意	任意	2
3	−	任意	3
	+	任意	4
4	任意	任意	4
5	任意	任意	5

（三）前纤维肌肉基质病灶评分

前纤维肌肉基质的癌通常表现为不对称增大或软组织肿块，与盆壁肌肉相比，T2WI信号减低、DWI信号增高，ADC低信号、不对称增大或局灶性结节以及DCE早期增强。但前列腺癌并非起源于前纤维肌肉基质，均为移行区或外周带病灶侵犯所致，因此报告此区域可疑病变时，评分标准应参照病灶来源（移行区或外周带）（图9-3-6）。

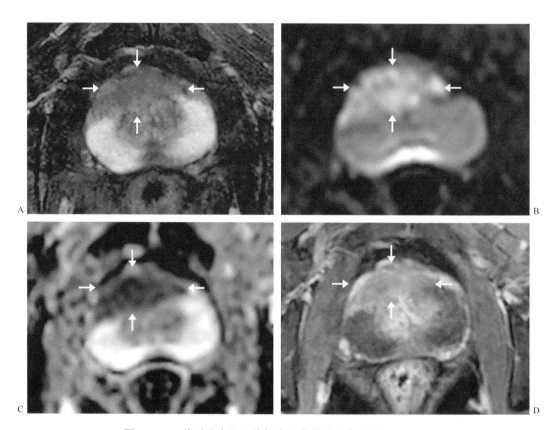

图9-3-6 · 前列腺癌累及前纤维肌肉基质（参照移行区评分）

A. T2WI：前纤维肌肉基质区见片状低信号影，向前列腺被膜外浸润，直径＞1.5 cm（箭头）；B. DWI：相应部位呈明显高信号（箭头）；C. ADC图：相应部位呈明显低信号（箭头）；D. DCE：相应部位呈早期高增强（箭头）。T2WI PI-RADS=5分，DWI PI-RADS=5分，DCE PI-RADS=阳性，最终PI-RADS=5分

（四）中央区病灶评分

中央区肿瘤占所有前列腺癌的比例＜5%，但更具侵袭性，恶性度较高，被膜外侵犯和精囊侵犯的发生率更高。前列腺癌不常源自中央区，多为移行区或外周带的癌延伸至中央区，评分标准参照病灶起源。

中央区的前列腺癌常呈T2WI、ADC双侧形态不对称低信号，DWI高信号，DCE早期增强。但需注意的是，不对称形态改变也可为正常变异或移行区BPH压迫致腺体变形所致。DWI、ADC图及DCE对中央区病变良恶性鉴别具有重要作用（图9-3-7，图9-3-8）。

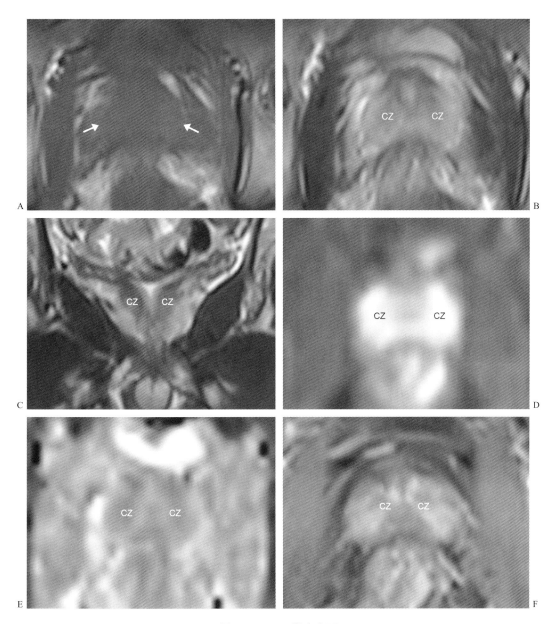

图9-3-7 · 正常中央区

A. T1WI：无法分辨前列腺各解剖带区；B. T2WI：中央区呈围绕射精管周围的对称均匀低信号；C. 冠状面T2WI：中央区呈对称锥形分布的"小胡子"状均质低信号；D. DWI：中央区呈对称轻度高信号（DWI及ADC图上中央区常分辨不清，发生病变时可表现为不对称信号改变）；E. ADC图：中央区呈对称轻度低信号；F. DCE：无异常早期高增强。CZ：中央区

（五）DCE阳性和阴性的区别

PI-RADS v2.1将DCE阴性修订为无早期增强或弥漫性多病灶增强，与T2WI和（或）DWI上的病灶不对应。PI-RADS v2.1在DCE阳性定义上未做修改。

DCE对于诊断前列腺癌的价值有限。但当DWI因伪影或信噪比不足而质量下降时，DCE可作为后备序列。

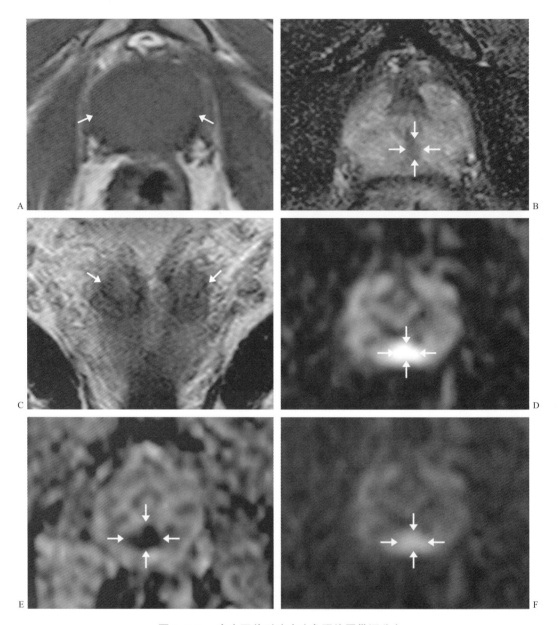

图 9-3-8 · 中央区前列腺癌（参照外周带评分）

A. T1WI：前列腺未见明显异常信号灶（箭头）；B. T2WI：中央区模糊低信号，直径＜1.5 cm（箭头）；C. 冠状面 T2WI：相应部位呈低信号，边界不清（箭头）；D. DWI：相应部位呈明显高强度信号（箭头）；E. ADC 图：相应部位呈明显低信号（箭头）；F. DCE：相应部位呈早期高增强（箭头）。T2WI PI-RADS=3 分，DWI PI-RADS=4 分，DCE PI-RADS=阳性，最终 PI-RADS=4 分

（六）前列腺体积计算方式及分区的变化

前列腺体积（mL）＝上下径（cm）×前后径（cm）×左右径（cm）×0.52，PSA 密度（PSAD）＝PSA/前列腺体积（图 9-3-9）。

PI-RADS v2.0 采用 39 个区，其中前列腺 36 个区，精囊 2 个区，膜性尿道 1 个区。而 PI-RADS v2.1 采用 41 个区，其中前列腺 38 个区，精囊 2 个区，膜性尿道 1 个区，新增前列腺基

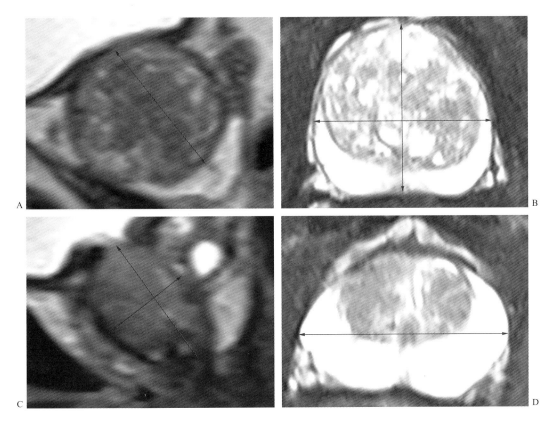

图9-3-9 · 前列腺体积计算方式

A、B. PI-RADS v2.0：矢状面测量上下径，最大横断面测量左右径和前后径；C、D. PI-RADS v2.1：矢状面测量上下径和前后径，最大横断面测量左右径

底部外周带右后内侧和左后内侧区（图9-3-10）。

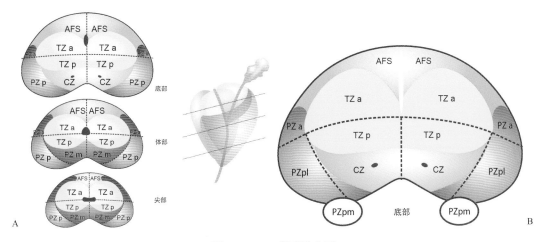

图9-3-10 · 前列腺分区

A. PI-RADS v2.0（39区）；B. PI-RADS v2.1（41区）。AFS. 前纤维肌肉基质；TZ. 移行区；PZ. 外周带；CZ. 中央区；a. 前部；p. 后部；l. 外侧；m. 内侧

二、小结

PI-RADS v2.1在v2.0基础上的小范围修订，旨在简化评估体系并减少观察者间差异，对提高前列腺癌的诊断准确性具有重要意义。PI-RADS v2.1重点就以下方面做了修改和细化。

第一，修订移行区前列腺癌评分标准，典型增生结节由2分下调为1分；不典型增生结节需结合T2WI及DWI综合评分。

第二，对DWI评分标准中2分、3分的描述做出修改，使其与T2WI评分描述相对应。

第三，新增中央区及前纤维肌肉基质前列腺癌评分解读，指出评分标准的选择取决于病灶起源于移行区还是外周带。

第四，阐述DCE阳性和阴性的区别。

第五，修订前列腺体积计算方式及前列腺分区等。

此外，我们也要认识到PI-RADS评分系统是基于MRI的影像特点，PCa的诊断仍然需结合更多的临床指标综合考虑，同时PI-RADS v2.1尚需进一步开展准确性、可重复性及观察者间一致性等研究。

第十章
前列腺良性疾病超声诊断

第一节 · 良性前列腺增生

一、概述

良性前列腺增生（benign prostatic hyperplasia，BPH）也称为前列腺增生症，是男性泌尿系统最常见的疾病，发病率随着年龄增长而升高，40岁以下男性发病率极低，71～80岁可达75%。

BPH的好发部位是尿道周围移行区，由于腺体和间质的增生可在大体标本或显微镜下形成增生性结节。以间质纤维和（或）平滑肌增生为主时，腺体成分往往萎缩、减少，以横切面具有厚壁小动脉为特征；以腺体增生为主时，多为大腺泡，腺泡的分泌细胞和基底细胞的双层结构存在，部分腺体可有分支、出芽，腔缘呈梅花状，腔内可见淀粉样小体。BPH可引起不同程度的尿道梗阻。因而其病理学改变主要包括两方面，一方面是BPH本身的病理改变，另一方面是BPH引起膀胱出口梗阻的病理改变。

BPH较常见的临床症状包括尿频、尿急、夜尿多、尿不尽及排尿困难等。当患者出现排尿异常时，可药物治疗改善症状，药物治疗效果不佳时可手术治疗。

二、超声表现

（一）普通超声特征

（1）前列腺体积增大，形态饱满，被膜完整，尤其以内腺增大为主（图10-1-1），外腺受压变薄。

（2）部分内腺区可形成形态规则的增生结节，可呈低回声、等回声及高回声（图10-1-2）。

（3）常合并前列腺囊肿、前列腺钙化灶等。

（4）可出现尿道受压偏移。

（5）增生明显，时间较长者可合并膀胱壁增厚，膀胱小梁增生；严重者甚至出现双侧肾盂积水及双侧输尿管全程扩张。

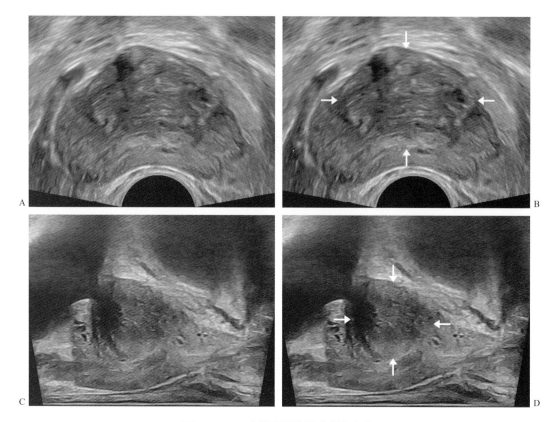

图 10-1-1 · 良性前列腺增生超声表现

患者男性，70岁，因"尿频、尿不尽"就诊。A、B. 灰阶超声（经直肠横断面）：前列腺体积增大，内腺不对称增大（箭头），以左侧内腺增大明显；C、D. 灰阶超声（经直肠矢状断面）：前列腺内腺明显增大（箭头），尿道受压显示不清

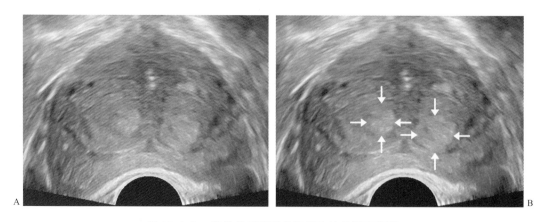

图 10-1-2 · 良性前列腺增生伴增生结节超声表现

患者男性，76岁，因"排尿不畅"就诊。A、B. 灰阶超声（经直肠横断面）：前列腺体积增大，内腺明显增大，内见多发高回声结节（箭头），形态规则

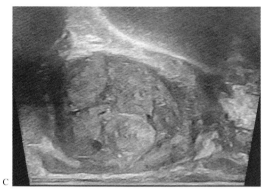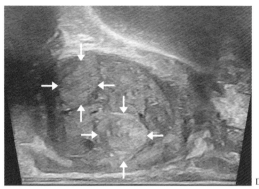

图 10-1-2（续）· 良性前列腺增生伴增生结节超声表现

C、D. 灰阶超声（经直肠矢状断面）：前列腺内腺明显增大，内见高回声及等回声结节（箭头），形态规则，包膜完整

（6）CDFI：内腺血流信号常增多，外腺血流信号稀少。

（二）超声造影特征

（1）前列腺内腺：增强早期呈快速稍高增强，晚期均匀消退。当内腺体积较大或增生结节较多时，增强早期及增强晚期可呈不均匀增强。

（2）前列腺外腺：增强早期呈等增强或稍低增强，晚期均匀消退。

三、其他影像学表现

1. MRI 表现　前列腺体积增大，以中央腺增大为主。T1WI 呈等信号，T2WI 呈稍高信号，中央腺呈不均匀混杂信号，外周带明显受压。DWI 无明显弥散受限，ADC 无明显减低。增强时外周带均匀增强，中央腺呈不均匀增强。

2. CT 表现　前列腺体积增大，密度多均匀，部分可不均匀，增强时多为均匀增强，部分呈不均匀增强。

四、鉴别诊断

1. 前列腺恶性肿瘤　多无特异性超声表现，与前列腺增生存在较多交叉，其主要鉴别要点见表 10-1-1。

表 10-1-1 · 前列腺增生、前列腺癌、前列腺肉瘤的鉴别要点

鉴别要点	前列腺增生	前列腺癌	前列腺肉瘤
发病年龄	＞40 岁	＞50 岁	30～70 岁，中青年常见
血清 PSA	正常/稍升高	进行性升高	正常/稍升高
灰阶超声			
病变部位	内腺区	外腺区多见	前列腺任何区域

鉴别要点	前列腺增生	前列腺癌	前列腺肉瘤
前列腺形态	饱满，尚规则	形态失常；局部突出	形态失常，内可见明显占位
内外腺分界	较清晰	分界模糊/消失	分界线受压移位
病变特点	内腺回声不均匀，可呈规则的结节状，被膜光滑	病变部位回声减低，不均匀，边界较模糊，被膜不光滑	病变体积较大，回声不均匀，可见囊实混合回声区，占位效应较明显
彩色血流	多呈点状、线样血流信号	病变部位血流信号丰富，走行迂曲	病变周边可见较丰富血流信号，内部血流信号差异较大
超声造影			
增强早期	内腺呈快速高增强；外腺呈等增强或稍低增强；内外腺分界明显	局部病变时，病灶呈快速高增强；弥漫性病变时，内外腺均呈不均匀快速高增强，内外腺分界不清	病变实性部分呈高增强，坏死区呈无增强
增强晚期	内腺晚期均匀消退，当内腺体积较大或增生结节较多时，晚期可呈不均匀消退；外腺晚期均匀消退	内外腺多呈不均匀等增强	病变实性部分呈等增强或稍低增强，坏死区呈无增强
邻近组织	轻度受压	可侵犯直肠壁、精囊、膀胱等	周围组织受压较为明显
转移	无	淋巴转移、直接侵犯	血行转移

2. 膀胱癌　常发生于膀胱三角区，多呈不规则"菜花状"凸向膀胱内，当病灶位于尿道内口区时，与前列腺增生凸向膀胱的中叶不易区分。

五、诊断要点

（1）前列腺增生多以内腺增大为主。

（2）前列腺内腺可见边界清晰、包膜完整的实性结节，可呈高回声、等回声或低回声，以等回声及低回声较为常见。

（3）前列腺外腺受压变薄，尿道受压偏移。

六、临床意义

老年男性良性前列腺增生发病率高，增生程度、前列腺体积大小与临床症状不完全相关。当患者具有典型症状时，排除其他诊断后方可临床诊断良性前列腺增生，最终确诊需病理诊断。

七、典型病例

［简要病史］患者男性，78岁，8年前无明显诱因出现排尿不畅，排尿时稍费力，排尿末有滴沥不尽感，尿线变细，射程缩短，无明显肉眼血尿。

［相关实验室检查］血清 PSA 8.23 ng/mL（↑），余（－）。

［超声检查］普通超声见图 10-1-3A ～ B，超声造影见图 10-1-3C ～ D。

［其他影像学检查］MRI 检查见图 10-1-3E ～ F。

［诊疗经过］入院行"超声引导下前列腺穿刺活检术"，经会阴系统性前列腺穿刺活检，共12针。

［病理］示良性前列腺组织。

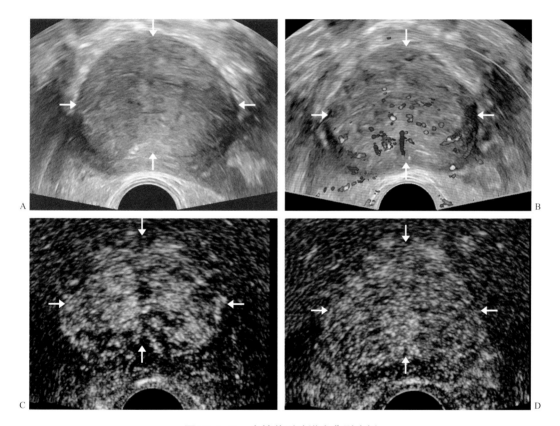

图 10-1-3 · 良性前列腺增生典型病例

A. 灰阶超声（经直肠横断面）：前列腺体积增大，形态饱满，以内腺增大为主（箭头），外腺受压变薄，被膜光滑；B. CDFI（经直肠横断面）：内腺（箭头）血流信号丰富；C、D. 超声造影（经直肠横断面）：增强早期（26 s，C）前列腺内腺呈快速稍高增强（箭头），增强晚期（90 s，D）均匀消退（箭头）；增强早期（26 s，C）前列腺外腺呈稍低增强，增强晚期（90 s，D）均匀消退，造影剂到达外腺时间晚于内腺，且外腺增强强度低于内腺

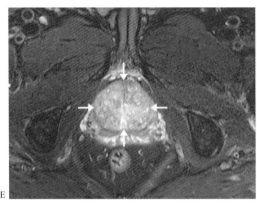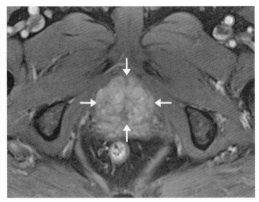

图 10-1-3（续）· 良性前列腺增生典型病例

E. MRI T2WI（横断面）：前列腺体积增大，以中央腺增大为主（箭头），呈等高混杂信号；F. MRI DCE（横断面）：中央腺（箭头）呈不均匀强化

第二节 · 前列腺钙化灶

一、概述

前列腺钙化灶（prostatic calcification）是前列腺组织内的局部钙盐沉积，是中老年男性前列腺疾病中的常见病，尤其在 50 岁以上的中老年男性中更为常见。

前列腺钙化灶形成的机制尚不明确，可能与前列腺炎、前列腺增生等因素有关。炎性反应反复刺激前列腺形成机化，使一些钙质沉积在前列腺组织内，导致钙化灶的形成。当前列腺液排流不畅导致腺泡腺管扩张，也易发生钙化。

前列腺增生多伴有钙化灶，钙化灶常见于前列腺内外腺交界处及尿道周围。

二、超声表现

（1）前列腺尿道周围或内外腺之间可见点状或片状强回声区，部分也可散在分布于腺体内部（图 10-2-1）。

（2）病灶边界较清晰。

（3）病灶较大时可伴后方声影。

（4）CDFI：病灶较大时，病灶后方可见快闪伪像。

三、其他影像学表现

CT 表现：前列腺内可见散在点状高密度灶（图 10-2-2）。

四、鉴别诊断

尿道结石：尿道结石多位于尿道内口，常单发，多呈较规则的类圆形强回声区。患者多伴有明显的排尿困难症状。

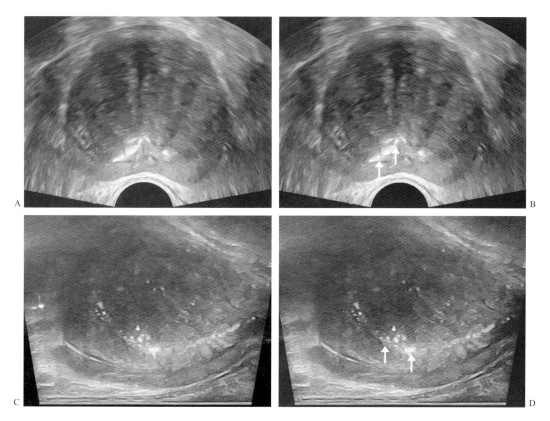

图 10-2-1 · 前列腺钙化灶超声表现

患者男性，74岁，因"排尿不畅、尿不尽"就诊。A、B. 灰阶超声（经直肠横断面）：前列腺内、外腺之间见点状及片状强回声区（箭头）；C、D. 灰阶超声（经直肠矢状断面）：前列腺尿道周围见点状及片状强回声区（箭头）

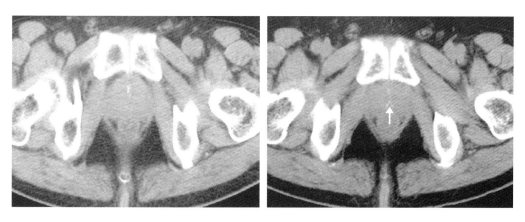

图 10-2-2 · 前列腺钙化灶CT表现

CT平扫（横断面）：前列腺体积增大，内可见散在点状高密度灶（箭头），边界清晰

五、诊断要点

（1）前列腺钙化灶多为前列腺内散在的点状强回声区，较多时可聚集呈斑片状，部分伴

后方声影。

（2）前列腺钙化灶多散发在内外腺之间及尿道周围。

六、临床意义

前列腺钙化灶常见，诊断容易。当前列腺内出现不对称钙化，尤其在外腺出现微钙化时需排除肿瘤性病变。

七、典型病例

［简要病史］患者男性，64岁，因排尿困难2个月余入院。

［相关实验室检查］血清PSA 14.8 ng/mL（↑）；余（－）。

［超声检查］普通超声见图10-2-3。

［诊疗经过］入院行"超声引导下前列腺穿刺活检术"，经会阴系统性前列腺穿刺活检，共12针。

［病理］示良性前列腺组织。

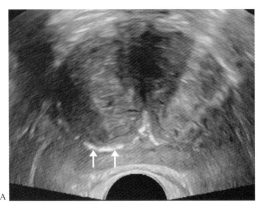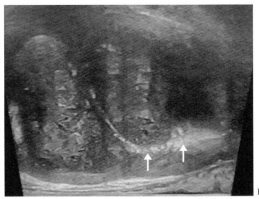

图10-2-3 · 前列腺钙化灶典型病例

A. 灰阶超声（经直肠横断面）：前列腺形态饱满，被膜欠光滑，内部回声不均匀，内外腺之间见线状强回声区（箭头）；B. 灰阶超声（经直肠矢状断面）：尿道走行自然，尿道周围（箭头）见线状强回声

第三节 · 前列腺囊肿

一、概述

前列腺囊肿（prostatic cyst）是一种良性的囊性病变，可发生在前列腺的任何部位，通常分为先天性前列腺囊肿和后天性前列腺囊肿。

先天性前列腺囊肿多为苗勒管囊肿和前列腺小囊囊肿。苗勒管囊肿起源于精阜水平的苗勒管的尾侧末端，囊肿一般位于精阜以上水平。前列腺小囊囊肿起源于前列腺小囊，位于前列腺中叶，是精阜中部的一个盲端憩室样的结构，开口于精阜的正中。先天性前列腺囊肿一般体积较小，直径常小于2 cm。

后天性前列腺囊肿一般为前列腺腺泡腺管阻塞、前列腺分泌物潴留所致，也称前列腺潴留性囊肿。当梗阻位于射精管时，其远端射精管扩张，可形成射精管囊肿，多位于中线旁。后天性前列腺囊肿多与炎症有关。

前列腺囊肿一般没有明显的临床表现，其症状与囊肿的大小和部位有关，较小的囊肿一般无症状。随着囊肿增大、尿道受压，则可能出现排尿不畅、尿线变细、排尿困难等症状。

前列腺囊肿通常无需治疗，当出现尿路症状时可行硬化或手术治疗。

二、超声表现

1. 先天性前列腺囊肿

（1）先天性前列腺囊肿多位于前列腺尿道后方中线区，多呈圆形或水滴形（图10-3-1）。

（2）病灶多呈无回声，透声良好；继发感染或出血时，病灶透声差，部分可见等/高回声沉积物。

（3）病灶边界较清晰，后方回声可增强。

（4）CDFI：病灶内无明显血流信号。

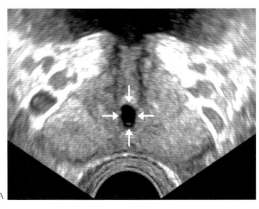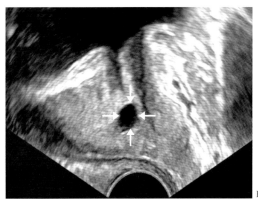

图10-3-1·先天性前列腺囊肿

A. 灰阶超声（经直肠横断面）：前列腺中线区见一个无回声区（箭头），边界清晰，形态规则，内部透声尚可；B. 灰阶超声（经直肠矢状断面）：病灶（箭头）位于尿道后方

2. 后天性前列腺囊肿

（1）后天性前列腺囊肿可发生在前列腺任何位置，形态欠规则（图10-3-2）。

（2）病灶多呈无回声，透声良好，可单发或多发。

（3）病灶边界较清晰，后方可见回声增强。

（4）CDFI：病灶内无明显血流信号。

三、其他影像学表现

1. MRI表现　前列腺囊肿T1WI呈低信号，T2WI呈高信号，形态规则，增强扫描时病

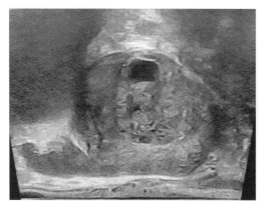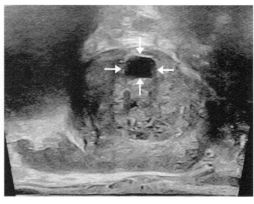

图 10-3-2 · 后天性前列腺囊肿

患者男性，75岁，因"尿频，夜尿增多"就诊。灰阶超声（经直肠矢状断面）：前列腺内腺区见一个无回声区（箭头），边界清晰，形态规则，内部透声尚可

灶内部无增强。当合并囊内出血时，T1WI可呈高信号。

2. CT表现　前列腺囊肿呈形态规则的低密度灶，边界清晰，增强扫描时病灶内部无增强。

四、诊断要点

（1）先天性前列腺囊肿多位于前列腺中线区，形态较规则。

（2）前列腺后天潴留性囊肿可位于前列腺任何区域，形态一般欠规则。

五、临床意义

前列腺囊肿较常见，诊断容易，通常不伴有临床症状。先天性或后天性囊肿难以鉴别。

六、典型病例

［简要病史］患者男性，27岁，因不育症就诊。

［相关实验室检查］精液分析示精子数目0个。

［超声检查］普通超声见图10-3-3A ～ B。

［其他影像学检查］MRI检查见图10-3-3C ～ D。

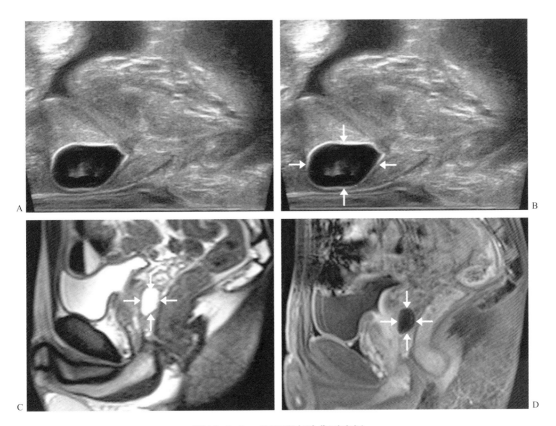

图 10-3-3 · 前列腺囊肿典型病例

A、B. 灰阶超声（经直肠矢状断面）：前列腺形态稍饱满，被膜光滑，内部回声欠均匀，尿道后方前列腺中线区见一个无回声区（箭头），大小 2.0 cm × 1.4 cm，形态规则，内部透声良好；C. MRI T2WI（矢状面）：前列腺中央腺见一个高信号区（箭头），形态规则，边界清晰；D. MRI DCE（矢状面）：病灶（箭头）未见强化

第四节 · 急性前列腺炎

一、概述

急性前列腺炎（acute prostatitis）通常为急性细菌性前列腺炎，多由尿道逆行性感染引起。

急性前列腺炎多发生于青壮年，症状明显，多表现为尿频、尿急、尿痛或排尿困难，甚至出现血尿，部分患者可有全身症状，如高热、寒战等，临床上多以药物治疗及物理治疗为主。

美国国立卫生研究院（National Institutes of Health，NIH）提出的一种用于标准化定义和便于研究的分类方法，将前列腺炎分为四型，包括：

Ⅰ型：急性细菌性前列腺炎。

Ⅱ型：慢性细菌性前列腺炎。

Ⅲ型：慢性前列腺炎/慢性盆腔疼痛综合征（chronic prostatitis/chronic pelvic pain syndrome，CP/CPPS），又称为慢性非细菌性前列腺炎，Ⅲ型又进一步分为Ⅲa型（炎性慢性骨盆痛综合征）和Ⅲb型（非炎性慢性骨盆痛综合征）。

Ⅳ型：无症状的炎症性前列腺炎。

二、超声表现

（一）普通超声特征（图 10-4-1）

（1）前列腺体积增大，形态饱满，被膜完整。

（2）前列腺内部回声欠均匀，部分可见片状稍低回声区。

（3）CDFI：腺体内血流信号较丰富。

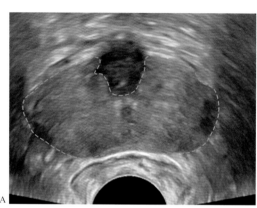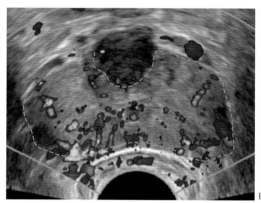

图 10-4-1 · 急性前列腺炎普通超声表现

患者男性，26 岁，因"尿频，尿急，尿痛"就诊。A. 灰阶超声（经直肠横断面）：前列腺体积稍增大，形态稍饱满，外腺（虚线）回声不均匀，内见片状低回声，边界不清晰；B. CDFI（经直肠横断面）：外腺（虚线）血流信号丰富

（二）超声造影特征

（1）前列腺内腺：增强模式与前列腺增生相似。

（2）前列腺外腺：典型特征为增强早期呈快速均匀高增强，与内腺同步增强或早于内腺增强，增强强度等或稍高于内腺，晚期均匀消退。

三、其他影像学表现

MRI 表现：前列腺体积增大，外周带稍增厚，外周带 T2WI 呈均匀的等信号或稍高信号，增强扫描时多呈较均匀增强。

四、诊断要点

（1）灰阶超声可见前列腺体积增大，以外腺增大明显，内部回声欠均匀。彩色多普勒超声可见外腺血流信号较丰富。

（2）患者多为青壮年，并伴有较明显的尿路感染症状。

五、临床意义

急性前列腺炎多伴有典型临床症状及影像学改变，诊断较容易。外腺弥漫性回声改变需与前列腺癌鉴别，后者多好发于老年男性，合并PSA的显著升高，MRI T2WI多呈低信号改变，鉴别困难时可进一步穿刺活检检查。

六、典型病例

［简要病史］患者男性，28岁，尿频、尿急、尿不尽感1周。

［相关实验室检查］尿常规：白细胞（镜检）30个/HPF（高倍镜视野10×40）（↑），余（－）。

［超声检查］普通超声见图10-4-2。

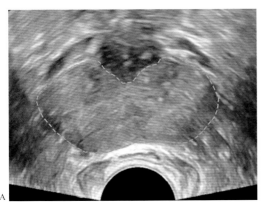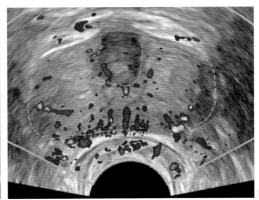

图 10-4-2 · 急性前列腺炎典型病例

A. 灰阶超声（经直肠横断面）：前列腺体积稍增大，形态稍饱满，外腺（虚线）回声不均匀；B. CDFI（经直肠横断面）：外腺（虚线）血流信号丰富

第五节 · 慢性前列腺炎

一、概述

慢性前列腺炎（chronic prostatitis）指各种病因引起前列腺组织的慢性炎症，发病率为6%～32.9%。慢性前列腺炎可分为Ⅱ型慢性细菌性前列腺炎和Ⅲ型慢性前列腺炎/慢性盆腔疼痛综合征（又称为慢性非细菌性前列腺炎）。Ⅲ型慢性前列腺炎是最常见的类型。

慢性非细菌性前列腺炎的病因常包括创伤、自身免疫或其他因素，临床表现包括会阴区疼痛、排尿困难（包括膀胱刺激征和膀胱出口梗阻），同时伴有低热。

慢性前列腺炎多以药物治疗为主，也可采用物理治疗、手术及介入治疗等。

二、超声表现

（一）普通超声特征（图10-5-1）

（1）前列腺体积增大，被膜完整，以外腺增大为主，外腺形态饱满。

（2）前列腺外腺腺管明显扩张，呈"筛网"状改变。

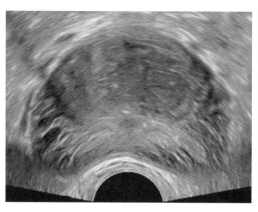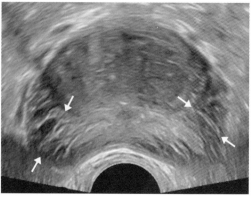

图10-5-1 · 慢性前列腺炎普通超声表现

患者男性，69岁，因"尿频，排尿不适"就诊。灰阶超声（经直肠横断面）：前列腺体积增大，外腺形态饱满，外腺腺管明显扩张（箭头），呈"筛网"状

（3）CDFI：腺体内血流信号稀少。

（二）超声造影特征

（1）前列腺内腺：增强模式与前列腺增生相似。

（2）前列腺外腺：典型特征为增强早期呈不均匀等增强，局部可见稍高增强区，晚期均匀消退。

三、其他影像学表现

MRI表现：前列腺体积增大，外周带明显增厚，外周带T2WI呈均匀的较高信号，多呈不均匀增强。

四、诊断要点

（1）前列腺体积增大，形态饱满，被膜完整；外腺常多见腺泡腺管扩张，外腺形态饱满。

（2）当前列腺内腺明显增大，导致外腺受压变薄时，外腺超声特征可不典型，诊断较困难，需结合临床病史。

五、临床意义

慢性前列腺炎的诊断多依赖患者的临床症状及实验室检查。超声不能直接诊断慢性前列腺炎，但超声可以发现前列腺外腺腺泡腺管扩张及钙化灶的分布，有助于辅助诊断。

超声多用于慢性前列腺炎患者的定期随访，主要观察前列腺整体形态（体积大小、内外腺比例等）以及是否存在前列腺脓肿等。

六、典型病例

［简要病史］患者男性，72岁，体检发现PSA升高。排尿不畅，排尿末无滴沥不尽感，

无排尿中断。

　　[相关实验室检查]血清PSA：11.16 ng/mL（↑）。血常规：白细胞13.92×10^9/L（↑），中性粒细胞数10.76×10^9/L（↑）；余（−）。

　　[超声检查]普通超声见图10-5-2A ～ C，超声造影见图10-5-2D。

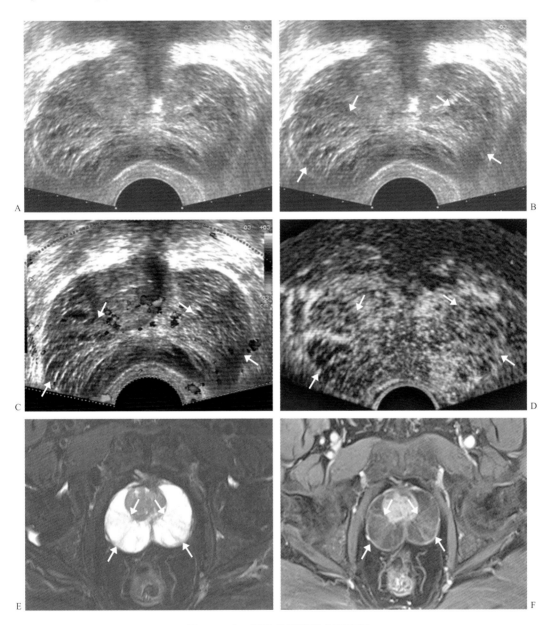

图10-5-2 · 慢性前列腺炎典型病例

A、B. 灰阶超声（经直肠横断面）：前列腺体积增大，外腺（箭头）形态饱满，可见多处腺管扩张，呈"筛网"状；C. CDFI（经直肠横断面）：外腺（箭头）血流信号稀疏；D. 超声造影（经直肠横断面）：增强早期（18 s），前列腺外腺（箭头）呈不均匀高增强，与内腺增强强度相仿，内、外腺分界清晰；E. MRI T2WI（横断面）：前列腺体积增大，以外周带（箭头）增大为主，呈弥漫性不均匀高信号，内见细线样低信号；F. MRI DCE（横断面）：外周带（箭头）呈不均匀轻度增强

［其他影像学检查］MRI检查见图10-5-2E～F。

［诊疗经过］入院后行"超声引导下前列腺穿刺活检术"，经会阴系统性前列腺穿刺活检，共12针。

［病理］示良性前列腺组织伴局部慢性炎症。

第六节 · 非特异性肉芽肿性前列腺炎

一、概述

非特异性肉芽肿性前列腺炎（nonspecific granulomatous prostatitis，NSGP）又称慢性纤维性巨细胞前列腺炎，是一种少见的自限性前列腺炎。

本病在50岁以上老年人好发，其发病机制尚不明确，可能与一些非特异性感染及前列腺损伤等继发的免疫功能异常有关。由于自身免疫细胞的异常攻击，局部前列腺上皮细胞坏死，从而诱发前列腺的炎性反应，各种炎性细胞包绕损伤的腺泡而形成肉芽肿，当前列腺受损上皮修复再生时，则可表现为不典型的增生。

NSGP的临床特征和影像学表现与前列腺癌相似，常被误诊为前列腺癌。NSGP通常以药物治疗为主，多数患者治疗后血清PSA值在短时间内明显下降。

二、超声表现

（一）普通超声特征（图10-6-1）

（1）前列腺体积增大，形态饱满，被膜完整。

（2）前列腺内、外腺分界多不清晰。

（3）前列腺外腺可见片状低回声区，边界不清晰，形态不规则。

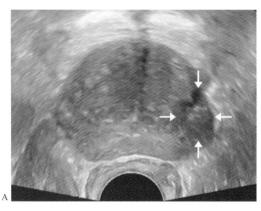
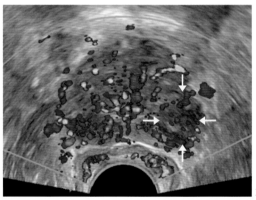

图10-6-1 · NSGP普通超声表现

患者男性，71岁，因"尿频，尿急"就诊。A. 灰阶超声（经直肠横断面）：前列腺体积增大，被膜完整，内外腺分界不清晰，局部见片状低回声区（箭头），边界不清，形态不规则，内部回声不均匀；B. CDFI（经直肠横断面）：前列腺内血流信号异常丰富。经系统性穿刺+可疑病灶活检后，病理示NSGP

（4）CDFI：前列腺内血流信号丰富。

（二）超声造影特征（图10-6-2）

（1）前列腺内腺：增强模式与前列腺增生相似。

（2）前列腺外腺：增强早期呈快速高增强，可早于或与内腺同步增强，晚期均匀消退。

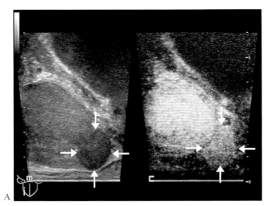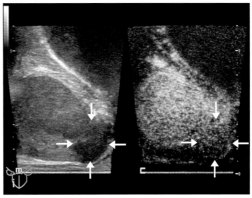

图10-6-2 · NSGP超声造影特征

患者男性，68岁，因"尿频，血清PSA升高（15 ng/mL）"就诊。A. 超声造影（经直肠矢状断面）：增强早期（18 s）前列腺外腺片状低回声区（箭头）呈高增强；B. 超声造影（经直肠矢状断面）：增强晚期（71 s）病灶均匀消退，呈稍高增强。经系统性穿刺+可疑病灶活检后，病理示NSGP

三、其他影像学表现

MRI表现：前列腺体积增大，T1WI呈等信号，T2WI呈不均匀稍低信号，内外腺分界不清晰，DWI呈均匀稍高信号，ADC值均匀减低，增强时前列腺整体呈不均匀稍高增强。

四、鉴别诊断

弥漫性前列腺癌时，前列腺形态失常，被膜不光滑，局部结节状突出，可与周围邻近组织分界不清。

NSGP一般前列腺形态正常，被膜光滑完整。NSGP的局部低回声区与局灶性前列腺癌影像特征相似，鉴别较为困难。

五、诊断要点

（1）NSGP灰阶超声多呈片状低回声区，邻近被膜光滑，无侵犯周围组织的表现。

（2）NSGP彩色多普勒血流信号丰富，多呈对称性分布。

（3）NSGP经临床治疗后，血清PSA下降明显。

六、临床意义

非特异性肉芽肿性前列腺炎在超声检查中极易被误诊为前列腺癌，其超声表现与前列腺癌极为相似，而且患者就诊时多伴有较高PSA，在临床诊疗中易误诊为前列腺癌。所以，超声检查不能作为诊断本病的直接手段，仍然需要依靠患者的临床症状及动态的实验室检查予以诊断。

超声可以引导穿刺活检，帮助确诊本病。另外，超声可以发现疾病进展之后形成的前列腺脓肿，在超声引导下对脓肿进行治疗，也有一定的价值。

七、典型病例

［简要病史］患者男性，74岁，因排尿不畅就诊。

［相关实验室检查］血清PSA 6.63 ng/mL（↑）；尿常规：白细胞（镜检）177个/HPF，余（－）。

［超声检查］普通超声见图10-6-3A～B。

［其他影像学检查］MRI检查见图10-6-3C～F。

［诊疗经过］入院后行"超声引导下前列腺穿刺活检术"，经会阴系统性前列腺穿刺活检，共12针。

［病理］示符合非特异性肉芽肿性炎。

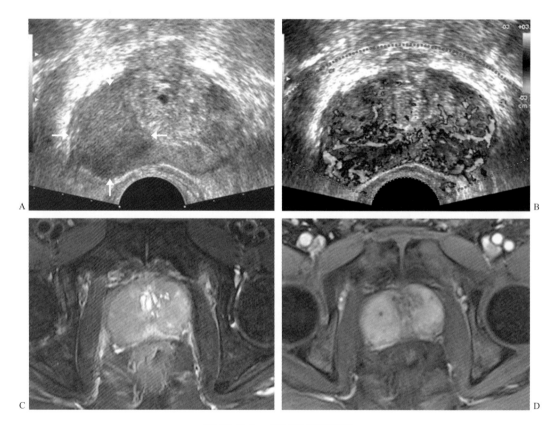

图10-6-3 · NSGP典型病例

A. 灰阶超声（经直肠横断面）：前列腺体积增大，形态饱满，被膜尚光滑，内外腺分界不清晰，内部回声不均匀，外腺见多发片状低回声区，右侧为主（箭头），形态不规则，边界清晰，内部回声不均匀；B. CDFI（经直肠横断面）：腺体内部血流信号异常丰富；C. MRI T2WI（横断面）：前列腺体积稍增大，边界尚清晰，中央腺呈高低混杂信号，外周带体积增大，呈弥漫性不均匀稍低信号；D. MRI DCE（横断面）：外周带呈不均匀明显强化

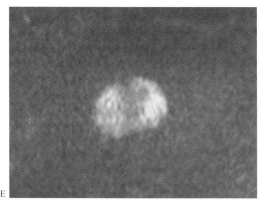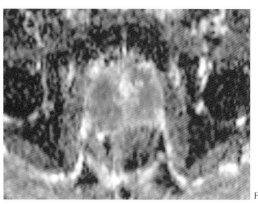

图 10-6-3（续）· NSGP 典型病例

E. MRI DWI（横断面）：外周带呈较高信号；F. MRI ADC 图（横断面）：外周带呈较低信号

第七节 · 前列腺脓肿

一、概述

前列腺脓肿（prostate abscess）是一种少见但较为严重的感染性疾病，在前列腺疾病中占比 0.5% ～ 2.5%，死亡率为 3% ～ 30%。

本病的发病机制大致为两种。一种是泌尿系统的逆行感染：尿液感染反流至前列腺导管，引起前列腺炎导致前列腺腺泡的坏死，从而形成微小的脓肿，小脓肿融合形成较大的脓肿；另一种是血源性感染，由血行感染导致前列腺脓肿，临床较为少见。

前列腺脓肿的临床症状与尿路感染类似，常表现为尿频、尿急、尿痛和不同程度的发热。本病多以药物治疗为主，严重时也可采用手术及介入治疗。

二、超声表现

（一）普通超声特征

（1）前列腺体积增大，形态饱满。

（2）前列腺内部回声不均匀，常见不规则囊实混合回声区（图 10-7-1）。

（3）病灶边界常不清晰。

（4）CDFI：病灶实性部分血流信号较丰富。

（二）超声造影特征

前列腺病灶实性部分及周边组织增强早期多呈稍高增强，增强晚期呈等增强。内部可见不规则无增强区。

三、其他影像学表现

（1）MRI 表现：前列腺体积增大，T1WI 呈不均匀等信号，T2WI 呈不均匀混杂信号，可

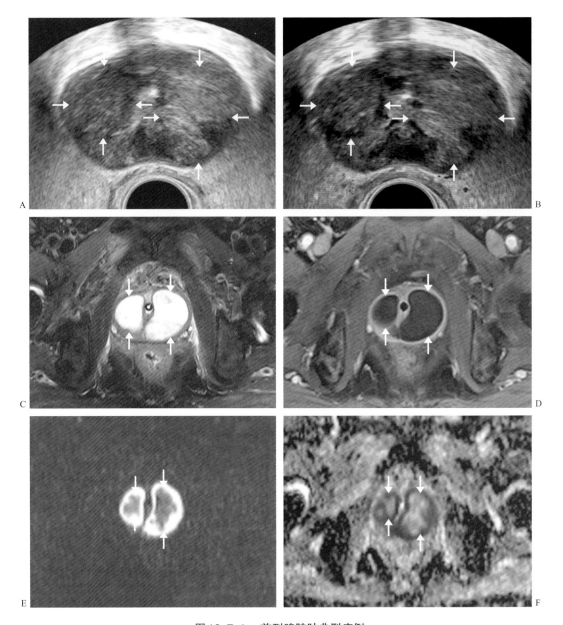

图 10-7-1 · 前列腺脓肿典型病例

A. 灰阶超声（经直肠横断面）：前列腺体积增大，形态饱满，被膜尚光滑，内部回声不均匀，双侧各见一个囊实混合回声区（箭头），较大者位于左侧，形态不规则，边界不清，内部回声不均匀；B. CDFI（经直肠横断面）：病灶周边（箭头）见星点状血流信号；C. MRI T2WI（横断面）：前列腺体积增大，其内见多发形态规则高信号区（箭头），左侧为主；D. MRI DCE（横断面）：病灶（箭头）呈周边环状增强；E. MRI DWI（横断面）：病灶（箭头）边缘信号增高；F. MRI ADC图（横断面）：病灶（箭头）边缘信号减低

见片状较高信号灶，DWI局部可见弥散受限，ADC值局部减低，增强时呈不均匀增强，可见较多无增强区。

（2）CT表现：前列腺体积增大，密度不均匀，内可见不规则无增强区。

四、鉴别诊断

（1）前列腺癌：前列腺癌病灶多为实性，囊实混合性较为少见。超声造影检查时病灶多呈早期快速高增强，晚期呈稍高或等增强。前列腺脓肿的临床症状较为明显，常伴有血清、尿液相关炎性指标的异常。

（2）前列腺肉瘤：前列腺肉瘤病灶多呈囊实混合性，但体积通常较大，占位感明显，可压迫周围组织。

五、诊断要点

（1）前列腺脓肿早期病变超声特征不明显，可表现为血流信号稍丰富的低回声区。

（2）随着前列腺脓肿的发展，前列腺内的片状低回声区内可出现不均匀混合回声区，无回声液化范围根据脓肿的不同时期有所不同，超声造影可帮助评估脓肿液化及转归情况。

（3）前列腺脓肿根据超声声像图、患者临床病史及体征，诊断相对容易；但对抗炎治疗后，血清PSA仍逐渐升高的，应与肿瘤鉴别，需密切随访，必要时穿刺活检。

六、临床意义

前列腺脓肿存在一定的死亡率，但其早期超声表现并不明显，不易被发现，当怀疑存在前列腺脓肿时，可建议超声造影检查，对诊断有一定帮助。

当前列腺脓肿形成且产生明显液化坏死区时，灰阶超声结合彩色多普勒超声就可以提供较为准确的诊断。

超声还可以用于引导穿刺抽液，对脓肿治疗有一定的价值。

七、典型病例

［简要病史］患者男性，72岁，突发排尿困难伴发热1月余。既往有高血压、糖尿病15余年。

［相关实验室检查］尿常规：白细胞（镜检）1 519个/HPF（↑），白细胞酯酶（3+），亚硝酸盐（1+）。

［超声检查］普通超声见图10-7-1A～B。

［其他影像学检查］MRI检查见图10-7-1C～F。

［诊疗经过］入院行"超声引导下前列腺脓肿抽液术＋穿刺活检术"，经会阴前列腺脓肿抽液术后，行前列腺穿刺活检，取活检组织3条。

［病理］示非特异性肉芽肿性炎伴局部脓肿形成。

第十一章
前列腺恶性肿瘤超声诊断

第一节 · 概　述

前列腺癌是指发生于前列腺的来源于上皮组织的恶性肿瘤，分为腺泡腺癌、导管内癌、导管腺癌、尿路上皮癌、鳞癌、基底细胞癌、前列腺神经内分泌癌，以及其他器官来源的前列腺转移癌等（表11-1-1）。前列腺癌是老年男性常见的恶性肿瘤之一，近年来在我国的发病率呈逐年上升趋势。

表 11-1-1 · 前列腺肿瘤的 WHO 分类（2016 版）

肿　瘤	ICD-O 编码
上皮性肿瘤	
腺性肿瘤	
腺泡性腺癌	8140/3
萎缩型	
微囊型	
泡沫样腺型	
黏液（胶样）型	8480/3
印戒型	8490/3
多形性巨细胞腺癌	
肉瘤样癌	8572/3
前列腺上皮内瘤变（PIN），高级别	8148/2
导管内癌，非特殊性	8500/2

肿　瘤	ICD-O 编码
导管腺癌	8500/3
筛状型	8201/3
乳头状型	8260/3
实性型	8230/3
尿路上皮癌	8120/3
鳞状细胞肿瘤	
腺鳞癌	8560/3
鳞状细胞癌	8070/3
前列腺基底细胞癌	8147/3
神经内分泌肿瘤	
腺癌伴神经内分泌化	8574/3
高分化神经内分泌瘤	8240/3
小细胞神经内分泌癌	8041/3
大细胞神经内分泌癌	8013/3
间叶性肿瘤	
恶性潜能未定的间质肿瘤	8935/1
间质肉瘤	8935/3
平滑肌肉瘤	8890/3
横纹肌肉瘤	8900/3
平滑肌瘤	8890/0
血管肉瘤	9120/3
滑膜肉瘤	9040/3
炎性肌纤维母细胞肿瘤	8825/1
骨肉瘤	9180/3
未分化多形性肉瘤	8805/3
孤立性纤维性肿瘤	8815/1
恶性孤立性纤维性肿瘤	8815/3

肿　瘤	ICD-O 编码
血管瘤	9120/0
颗粒细胞瘤	9580/0
淋巴造血系统肿瘤	
弥漫性大B细胞淋巴瘤	9680/3
慢性淋巴细胞性白血病/小淋巴细胞性淋巴瘤	9823/3
滤泡性淋巴瘤	9690/3
套细胞淋巴瘤	9673/3
急性髓性白血病	9861/3
B淋巴细胞性白血病/淋巴瘤	9811/3
杂类肿瘤	
囊腺瘤	8440/0
肾母细胞瘤	8960/3
横纹肌样瘤	8963/3
生殖细胞肿瘤	
透明细胞腺癌	8310/3
黑色素瘤	8720/3
副节瘤	8693/1
神经母细胞瘤	9500/3
继发性/转移性肿瘤	

前列腺癌是男性第二常见的癌症，2020年全世界有140万患者诊断为前列腺癌，占所有新诊断癌症的14.1%。2020年世界癌症报告的统计数据发现，前列腺癌占男性恶性肿瘤死亡率的第5位。尸检发现，年龄＜30岁前列腺癌患病率为5%，逐年递增，到年龄＞79岁时患病率为59%。中国男性前列腺癌发病率近年呈上升趋势。2015年中国前列腺癌的总体患病率约10.23/10万人，死亡率约4.36/10万人。2020年中国前列腺癌发病率约15.6/10万人，新发病例超11万人，死亡人数超5万人。其中一线城市如北京、上海和广州的前列腺癌发病率分别达到19.30/10万人、32.23/10万人和17.57/10万人。

一、前列腺癌实验室检查

PSA是最重要的前列腺癌标志物之一。PSA产生后大部分随精液排出体外，少部分进入血液循环。当发生前列腺癌或其他前列腺疾病时，基底层、内皮细胞以及基底膜构成的屏障遭到破坏，腺泡内容物外流，血清PSA水平升高。

现阶段公认的筛查阈值是血清总PSA（total PSA，tPSA）＞4.0 ng/mL。但由于PSA具有前列腺组织特异性而非肿瘤组织特异性，因此前列腺炎、尿路感染甚至前列腺按摩等均可导致PSA水平升高。单独PSA筛查的特异性低于60%，较高的假阳性率可能会导致不必要的活检。为了提高PSA检查的准确性，相关学者提出了许多衍生概念，主要有以下几种。

（一）PSA密度

PSA密度（PSA density，PSAD）即血清中PSA浓度与前列腺体积的比值，反映了单位体积前列腺组织释放PSA的能力。我国的诊疗指南将PSAD的截断值设为0.15 ng/mL^2，此时诊断前列腺癌的敏感性为72.3%，特异性为51.1%，但也有研究认为，该截断值的漏诊率可达30.6%。因此，单纯应用PSAD作为前列腺癌的筛查或诊断指标尚有不足，仍需要联合其他的诊断指标进行综合评估。

（二）PSA速度

PSA速度（PSA velocity，PSAV）检测PSA随时间变化的情况，反映了PSA的变化过程。研究表明，在前列腺癌诊断前5年，和非前列腺癌人群比较，前列腺癌患者的PSAV上升速度显著增加。PSAV≥0.75 ng/（mL·年）强烈提示前列腺癌（敏感性：72%，特异性：95%），可以依此来判断PSA在正常范围内或前次穿刺结果阴性的患者是否需要进一步的前列腺活检。

（三）fPSA/tPSA

指血清游离PSA（fPSA）与总PSA（tPSA）的比值。比值越小，前列腺癌的可能性越大。研究表明，在PSA为4～10 ng/mL的男性中，fPSA/tPSA诊断前列腺癌的敏感性为70%。fPSA/tPSA＜0.10时，56%的患者被检测出前列腺癌；fPSA/tPSA＞0.25时，只有8%的患者被检出前列腺癌。

二、前列腺癌Gleason评分及分级

前列腺癌的特异性组织学改变主要包括：① 神经侵犯：癌性腺体常侵犯神经四周，包绕整个神经纤维束；② 肾小球样结构：筛状增生的腺体附着于腺腔的一侧，形成类似肾小球样结构；③ 黏液样纤维组织形成或产生胶原性小结：纤细、疏松的黏液样纤维组织中含有散在的成纤维细胞。这三项指标虽然在诊断前列腺癌时具有特异性，但出现概率较低。因此癌的诊断依赖于组织结构、腔内分泌物、细胞核和细胞质等非特异但出现概率高的特征改变，前列腺癌的组织结构学改变详见Gleason分级系统。

前列腺癌Gleason分级系统由Donald F. Gleason提出，并以他的名字命名。最初Gleason依据前列腺癌组织结构分化程度的高低对其进行分级，从分化好（1级）到未分化（5级），共分为5级（图11-1-1）。

1. Gleason 1级　非常少见，肿瘤由中等大小的均一圆形或卵圆形完整腺体组成，构成一个边界非常清楚的肿瘤结节。腺体中等大小，但是比3级的腺体大，腺体排列紧密，腺体

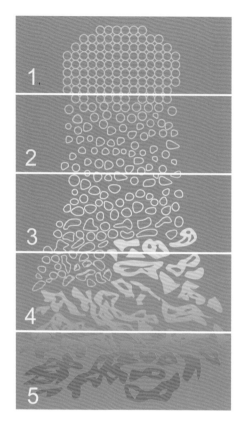

图 11-1-1 · 2005 版 Gleason 评分分级在前列腺癌组织中的生长特征图

之间的间质成分较少。癌细胞界限清楚且可见核仁，但肿瘤不浸润周围正常前列腺组织。

2. Gleason 2 级　低倍镜下类似 1 级，肿瘤边界比较清楚，但比 1 级形态稍微不规则，边缘有微小浸润。腺体排列比较松散，腺体之间间质成分开始增多，腺体大小形态也较不一致。1 级和 2 级癌大多数发生于移行区，很少位于外周带。

3. Gleason 3 级　前列腺癌最常见的生长方式，完全分散的异型腺体在良性腺体之间的间质内浸润，无边界。肿瘤细胞形成单个腺体，腺体大小形态各异，变化范围较大，通常比 1 级和 2 级的小，但单个腺体的轮廓清楚，周围有间质围绕。3 级癌以小腺泡为主，少数小于正常腺泡的筛状和乳头状大腺泡癌也属于 3 级，但腺泡不融合。

4. Gleason 4 级　特征是融合性的小腺泡群，在融合的腺体群中单个腺体轮廓已不清楚，也没有间质分割，但仍有筛孔状腺腔。腺腔分化不明显，弥漫性浸润，有边缘不清楚的低分化腺癌。拥有肾小球样结构的腺体成分，无论形态如何，均应分为 4 级。

5. Gleason 5 级　基本没有腺样结构和腺腔存在，肿瘤呈实性片状、条索状和单个细胞结构。中央有粉刺状坏死，周围为乳头状、筛状结构的大腺泡癌以及特殊类型的印戒细胞癌也属于 5 级。

后来为了解决肿瘤内组织分化不一致的问题，Gleason 提出将肿瘤内占主要和次要组织结构的分级数相加得出最终 Gleason 评分（Gleason score，GS），如 GS：3+4=7。如果肿瘤内只有一种组织结构，则将级数加倍作为其评分，如 GS：3+3=6。

2014 年，国际泌尿病理协会（International Society of Urological Pathology，ISUP）在 Gleason 评分 2005 版的基础上重新绘制了前列腺癌组织生长具体特征，得出了 2014 版 Gleason 评分分级系统，将相关 Gleason 评分分为 5 级，以简化前列腺癌的分级。分级标准如下：ISUP 1 级，Gleason 3+3=6 分；ISUP 2 级，Gleason 3+4=7 分；ISUP 3 级，Gleason 4+3=7 分；ISUP 4 级，Gleason 4+4=8 分、3+5=8 分、5+3=8 分；ISUP 5 级，Gleason 9 分　或 10 分（表 11-1-2）。

新的分级系统更加简洁精确，不同于以往采用的主要分数与次要分数相加形成的积分进行分级，而是将 12 个级别简化为 5 组，可与 Gleason 分级系统相互补充并联合应用，有助于对前列腺癌进行更准确规范的分级。

前列腺癌的 Gleason 评分和分级与其生物学行为、预后有良好的关联性，不仅是病理

表11-1-2 · 2016版WHO前列腺癌分级分组评分系统

分级分组	组织学结构	生物学特性
1级（Gleason评分：≤6分）	完全为单个的、相互分离的、腺腔结构完整的腺体构成	➤ 极低度侵袭性 ➤ 生长非常缓慢 ➤ 低风险
2级（Gleason评分：3+4=7分）	以腺腔结构完整的腺体为主，伴有少部分融合的、筛状、腺腔结构不完整的腺体	➤ 低度侵袭性 ➤ 生长缓慢 ➤ 低-中风险
3级（Gleason评分：4+3=7分）	以融合的、筛状、腺腔结构不完整的腺体为主，伴有少部分腺腔结构完整的腺体[a]	➤ 中度侵袭性 ➤ 生长迅速 ➤ 中-高风险
4级（Gleason评分：8分，包括4+4；3+5；5+3）	完全由融合的、筛状、腺腔结构不完整的腺体构成；或者以腺腔结构完整的腺体构成为主伴有少部分无腺体结构的成分[b]；或者以无腺体结构的成分构成为主伴有少部分腺腔结构完整的腺体[b]	➤ 中-高度侵袭性 ➤ 生长非常迅速 ➤ 高风险
5级（Gleason评分：9～10分，包括4+5；5+4；5+5）	无腺体结构形成（坏死）伴或不伴融合的、筛状、腺腔结构不完整的腺体[a]	➤ 高度侵袭性 ➤ 生长非常迅速 ➤ 高风险

注：a. 在根治切除或穿刺活检标本中，若95%以上为融合的、筛状、腺腔结构不完整的腺体或无腺体结构形成的成分，少于5%的为腺腔结构完整的腺体成分，后者不计算在分级系统之内；b. 融合的、筛状、腺腔结构不完整的腺体可为第三比例的构成部分。

学评价的重要指标，也是临床制订治疗方案和判断预后的重要参考指标之一。目前各研究报道中常将ISUP≥2级或Gleason评分≥3+4分定义为临床显著性前列腺癌（clinically significant prostate cancer，csPCa），将ISUP 1级或Gleason评分3+3分定义为临床非显著性前列腺癌（non-clinically significant prostate cancer，nsPCa）。csPCa具有较强的侵袭性和较高的转移风险，常有被膜侵犯、周围组织浸润，对患者生命及生活质量造成严重危害。研究报道，nsPCa患者比csPCa患者的血清PSA低，且nsPCa的10年生存率远高于csPCa，复发转移风险相对较低。

第二节 · 前列腺腺泡腺癌

一、概述

前列腺腺泡腺癌（prostatic acinar adenocarcinoma）就是一般所说的前列腺癌，是前列腺恶性肿瘤中最常见的类型，占全部前列腺癌的90%以上。

大多数前列腺腺泡腺癌发生于外周带，故一般无明显排尿困难等临床症状。前列腺癌可形成单个灰白、灰黄结节，也可呈散在多灶性分布，大体形态无特异性改变，主要依据显微镜下诊断（图11-2-1）。

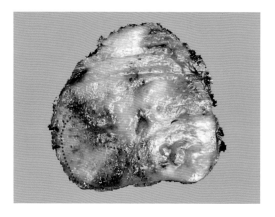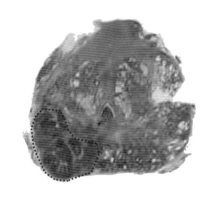

图11-2-1 · 前列腺腺泡腺癌（红色标记）大切片

二、超声表现

（一）普通超声上前列腺癌的主要可疑征象

前列腺癌的主要可疑超声征象包括（图11-2-2）：① 前列腺外腺区局部低回声区。② 前列腺外腺区弥漫性回声减低。③ 前列腺外腺区密集微钙化。④ 前列腺内外腺分界不清晰。⑤ 前列腺被膜不光滑或局部中断。⑥ 前列腺局部向外突出。⑦ 周边组织浸润或转移征象。⑧ CDFI：前列腺局部血流信号增加或双侧血流信号分布不对称。

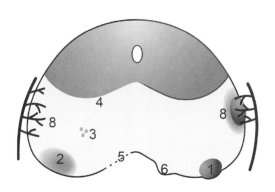

图11-2-2 · 前列腺癌可疑超声征象示意图

各征象详细表现见第五章第一节。

（二）不同类型前列腺癌的普通超声表现

前列腺癌按病灶分布情况可分为局灶性前列腺癌和弥漫性前列腺癌。

1.局灶性前列腺癌（图11-2-3）

（1）病灶较小时，前列腺形态较规则，左右对称；病灶较大时，前列腺形态多左右不对称。

（2）病灶通常位于前列腺外腺区，多呈低回声，少数呈等回声或混合回声。

（3）病灶边界常不清晰。病灶较小时形态较为规则，病灶较大时形态常不规则。

（4）病灶邻近前列腺被膜时，可使前列腺局部突出。

（5）病灶较大时可能伴有密集微钙化。

（6）CDFI：病灶血流信号较丰富。

2.弥漫性前列腺癌（图11-2-4）

（1）前列腺整体形态失常，左右侧叶可不对称。

（2）前列腺腺体回声弥漫性减低，内外腺分界不清晰。

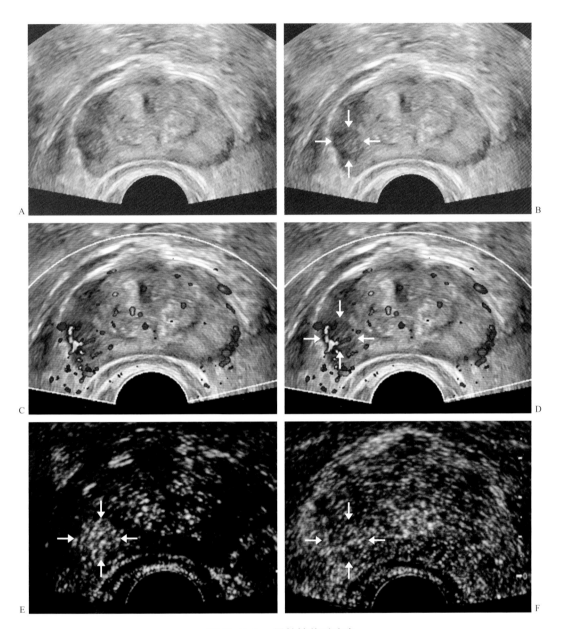

图 11-2-3 · 局灶性前列腺癌

患者男性，67岁，因"体检血清 PSA 升高（13 ng/mL）"就诊。A、B. 灰阶超声（经直肠横断面）：前列腺体积增大，右侧叶体部外腺区见一个低回声区（箭头），大小 1.3 cm×1.2 cm，边界不清晰，形态不规则，内部回声不均匀；C、D. CDFI（经直肠横断面）：病灶（箭头）内血流信号丰富；E. 超声造影（经直肠横断面）：增强早期（19 s）病灶呈高增强（箭头）；F. 超声造影（经直肠横断面）：增强晚期（69 s）病灶呈等增强。

系统性穿刺活检病理（12条）：前列腺左叶 2 条腺癌，最高 Gleason 评分 3+4=7 分，占穿刺组织的 30%。前列腺右叶病灶靶向穿刺病理（2条）：2 条腺癌，最高 Gleason 评分 4+4=8 分，占穿刺组织的 70%。前列腺根治术后病理：前列腺腺泡腺癌，Gleason 评分 4+3=7 分，肿瘤占前列腺组织的 40%，累及右尖部及左右侧叶。注意穿刺活检和根治术后病理 Gleason 评分可能出现不一致的情况

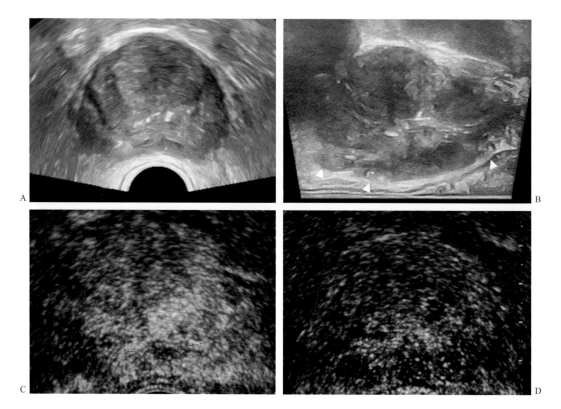

图 11-2-4 · 弥漫性前列腺癌

患者男性，69岁，因"排尿不畅，血清PSA升高（＞100 ng/mL）"就诊。A. 灰阶超声（经直肠横断面）：前列腺体积增大，内外腺分界不清晰，内部回声弥漫性减低，被膜不光滑；B. 灰阶超声（经直肠矢状断面）：前列腺内外腺分界不清晰，被膜不完整（三角形），尿道、射精管显示不清；C. 超声造影（经直肠横断面）：增强早期（23 s）前列腺内外腺整体呈不均匀高增强，内外腺分界不清；D. 超声造影（经直肠横断面）：增强晚期（69 s）内外腺均呈不均匀消退。红色虚线内：内腺大致区域。
系统性穿刺活检病理（12条）：前列腺左侧叶6条腺癌，最高Gleason评分4+5=9分，占穿刺组织的70%；前列腺右侧叶3条腺癌，最高Gleason评分4+4=8分，占穿刺组织的90%

（3）前列腺被膜不连续，与邻近组织界线尚清晰。

（4）前列腺外腺区可能伴有密集微钙化。

（5）弥漫性前列腺癌可出现前列腺外侵犯及远隔脏器转移。当弥漫性前列腺癌侵犯直肠壁时，可出现前列腺被膜不完整，与邻近组织界线消失，邻近直肠壁结构模糊不均匀（图11-2-5）。

（6）CDFI：前列腺内部血流信号较丰富，血流信号分布不对称。当出现前列腺外侵犯如侵犯直肠壁时，前列腺与邻近直肠壁可见较丰富血流信号。

（三）不同类型前列腺癌的超声造影表现

1. 局灶性前列腺癌（参见图11-2-3）

（1）前列腺内腺：病变位于内腺时，病灶的典型造影模式为增强早期呈快速高增强，晚期均匀消退。

（2）前列腺外腺：病变位于外腺时，病灶的典型造影模式为增强早期呈高增强，晚期呈

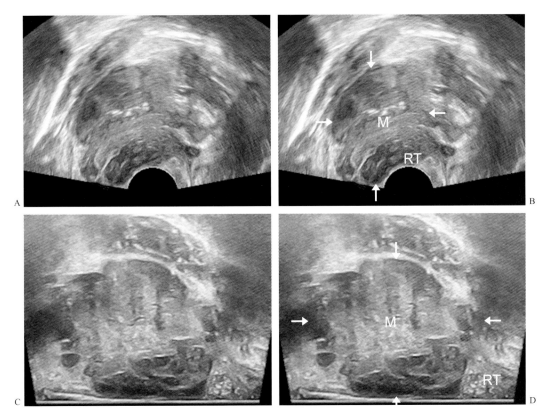

图 11-2-5 · 弥漫性前列腺癌侵犯直肠壁

患者男性，73岁，因"排尿不畅，血清PSA升高（＞100 ng/mL）"就诊。A、B. 灰阶超声（经直肠横断面）：前列腺形态失常，内外腺分界不清，被膜不连续，右侧叶见一个低回声区（箭头，M），边界不清晰，形态不规则，内部回声不均匀，后方直肠受压显示不清；C、D. 灰阶超声（经直肠矢状断面）：病灶形态不规则（箭头，M），与后方直肠壁分界不清。
系统性穿刺活检病理（12条）：前列腺左侧叶4条腺癌，最高Gleason评分4+5=9分，占穿刺组织的70%；前列腺右侧叶6条腺癌，最高Gleason评分5+5=10分，占穿刺组织的60%。RT：直肠

等或稍高增强。部分病灶增强早期也可呈低增强及不均匀增强。

　　2. 弥漫性前列腺癌（参见图11-2-4）

　　（1）前列腺内腺：病变位于内腺时，增强早期呈高增强，晚期呈等增强或稍高增强。整个增强过程中内腺呈不均匀增强，内外腺之间通常无明显分界。

　　（2）前列腺外腺：病变位于外腺时，典型造影模式为增强早期呈快速不均匀高增强，晚期不均匀等增强。部分病灶增强早期也可呈低增强及不均匀等增强。

三、其他影像学表现

　　1. MRI表现

　　（1）局灶性前列腺癌：前列腺病灶多位于外周带，少数位于中央腺；T1WI呈等信号，T2WI呈低信号，DWI呈高信号，ADC值减低，增强后可呈明显强化。

　　（2）弥漫性前列腺癌：前列腺体积增大，整体形态不规则，边界不清晰；T1WI为等信

号，T2WI为混杂稍低信号，DWI呈弥漫高信号，ADC值弥漫减低，增强后呈不均匀强化。

2. CT表现

（1）局灶性前列腺癌：无明显特征。

（2）弥漫性前列腺癌（图11-2-6）：前列腺体积增大，形态失常，密度不均匀，被膜不完整；与邻近组织分界不清晰，增强扫描时呈不均匀增强。

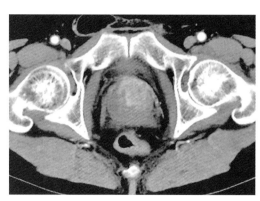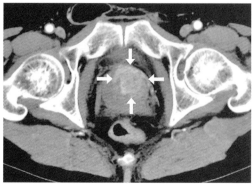

图11-2-6 · 弥漫性前列腺癌

患者男性，78岁，因"血清PSA升高（＞100 ng/mL）"就诊。增强CT（横断面）：前列腺体积增大，增强后不均匀强化（箭头）。

前列腺根治术后病理：前列腺腺泡癌，癌累及前列腺左、右两叶，以左叶为著

3. PET/CT表现

（1）局灶性前列腺癌：前列腺内局灶性显像剂异常浓聚。

（2）弥漫性前列腺癌（图11-2-7）：前列腺整体显像剂异常浓聚；合并转移时，可见转移灶显像剂异常浓聚。

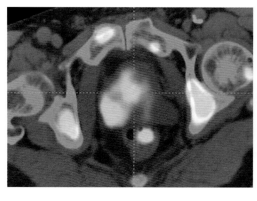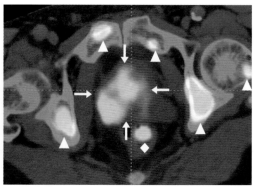

图11-2-7 · 弥漫性前列腺癌

患者男性，73岁，因"骨痛加重"就诊，血清PSA升高（100 ng/mL）。PET/CT（横断面）：前列腺体积增大，形态不规则，内部见显像剂异常浓聚（箭头）；骨盆组成诸骨、左侧股骨可见多发显像剂异常浓聚（三角形）；直肠局部见显像剂异常浓聚（菱形）。

系统性穿刺活检病理（12条）：前列腺左侧叶6条腺癌，最高Gleason评分4+5=9分，占穿刺组织的95%；前列腺右侧叶6条腺癌，最高Gleason评分4+5=9分，占穿刺组织的95%

四、鉴别诊断

见第十章第一节表10-1-1。

五、诊断要点

（1）前列腺癌早期病变超声特征并不明显。随肿瘤发展，可在前列腺任何部位出现以下肿瘤特征，如被膜不光滑、局部突出、彩色血流信号丰富（不对称等）、前列腺外腺出现低回声区等，其中后者为最典型征象。

（2）前列腺癌内腺的病变超声通常显示不佳，多需要结合mpMRI综合判断。

六、临床意义

经直肠超声可以观察前列腺的整体形态，了解病变的大小及位置，判断周围侵犯情况，并能为临床提供大致的肿瘤分期。另外，经直肠超声可以引导穿刺活检，还能与MRI实时融合，使得前列腺活检更为精准，为肿瘤的分布、分期及危险分层提供依据。对于前列腺癌治疗后的患者，经直肠超声也可以提供随访评估。

值得注意的是，在各项指南中，超声并不能作为前列腺癌的首选影像学检查方法，mpMRI仍是公认的最佳影像学检查手段。超声主要用于引导前列腺穿刺活检，或在不适宜使用mpMRI时作为替代性检查方法。具体原因有几点：

（1）很多前列腺癌在超声图像上无特异改变，因此超声图像正常不能除外前列腺癌。

（2）前列腺癌多无明显的边界，超声判断肿瘤的大小和范围往往存在偏差。

（3）前列腺癌灶多为多发，散在分布。超声图像看到一个可疑病灶，其余未见癌灶部位不能除外有无前列腺癌。

（4）移行区或尖部的前列腺癌病灶超声常较难显示。

（5）超声检查用于判断前列腺癌的分期存在局限性，往往不能正确反映前列腺分期。

掌握以上几点，对于正确理解超声在前列腺癌诊断中的作用就有了客观的认识，也就能在临床上更加准确地利用超声这个工具。

更重要的是，正确诊断前列腺癌需要超声、mpMRI、血清PSA、DRE、穿刺活检等综合判断，超声只是工具之一，不能以偏概全。

七、典型病例

（一）局灶性前列腺癌

[简要病史]患者男性，71岁，发热1周，入院检查时发现前列腺结节。

[相关实验室检查]血红蛋白87 g/L（↓），PSA 18.42 ng/mL（↑）。

[超声检查]普通超声见图11-2-8A～B，超声造影见图11-2-8C～D。

[其他影像学检查]MRI检查见图11-2-8E～H。

[诊疗经过]入院行"超声引导下前列腺穿刺活检术"，经会阴系统性前列腺穿刺活检，共

12针。

[病理] 前列腺右侧叶腺癌6条，Gleason评分4+4=8分；前列腺左侧叶良性前列腺组织6条。

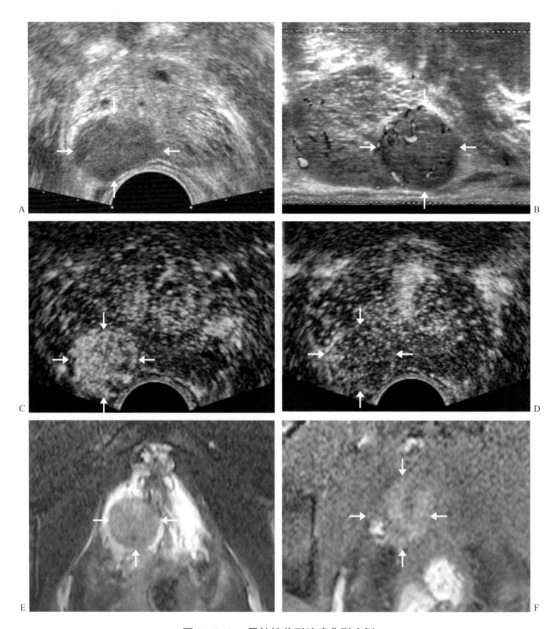

图 11-2-8 · 局灶性前列腺癌典型病例

A. 灰阶超声（经直肠横断面）：前列腺体积增大，形态稍饱满，内部回声不均匀。前列腺右侧叶体部外腺见一个低回声区（箭头），大小约2.2 cm×1.9 cm，边界尚清晰，形态尚规则，内部回声不均匀；B. CDFI（经直肠矢状断面）：病灶（箭头）内见较丰富血流信号；C. 超声造影（经直肠横断面）：增强早期（22 s）病灶（箭头）呈快速不均匀高增强；D. 超声造影（经直肠横断面）：增强晚期（67 s）病灶呈等增强；E. MRI T2WI（横断面）：前列腺右叶外周带见一个直径约2 cm的低信号结节灶（箭头），形态规则，边界清晰；F. MRI DCE（横断面）：病灶（箭头）呈不均匀轻度强化

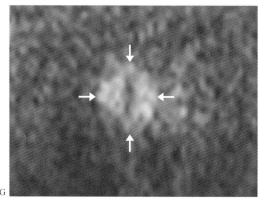
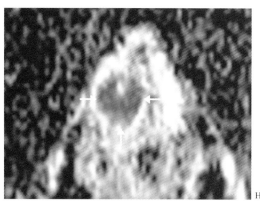

图11-2-8（续）· 局灶性前列腺癌典型病例

G. MRI DWI（横断面）：病灶（箭头）呈高信号；H. MRI ADC图（横断面）：病灶（箭头）呈低信号

（二）弥漫性前列腺癌

［简要病史］患者男性，66岁，体检发现PSA升高。

［相关实验室检查］血清PSA ＞ 100 ng/mL（↑）。

［超声检查］普通超声见图11-2-9A ～ D，超声造影见图11-2-9E ～ F。

［其他影像学检查］MRI检查见图11-2-9G ～ J。

［诊疗经过］入院行"超声引导下前列腺穿刺活检术"，经会阴系统性前列腺穿刺活检，共12针。

［病理］前列腺腺癌12条，最高Gleason评分4+3=7分，占穿刺组织的80%。

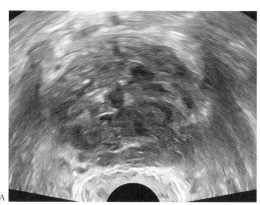
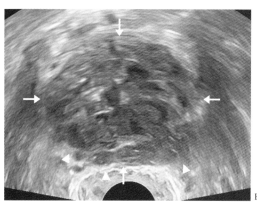

图11-2-9 · 弥漫性前列腺癌典型病例

A、B. 灰阶超声（经直肠横断面）：前列腺（箭头）体积增大，形态失常，腺体回声弥漫性减低，内外腺分界不清晰，被膜不连续（三角形）

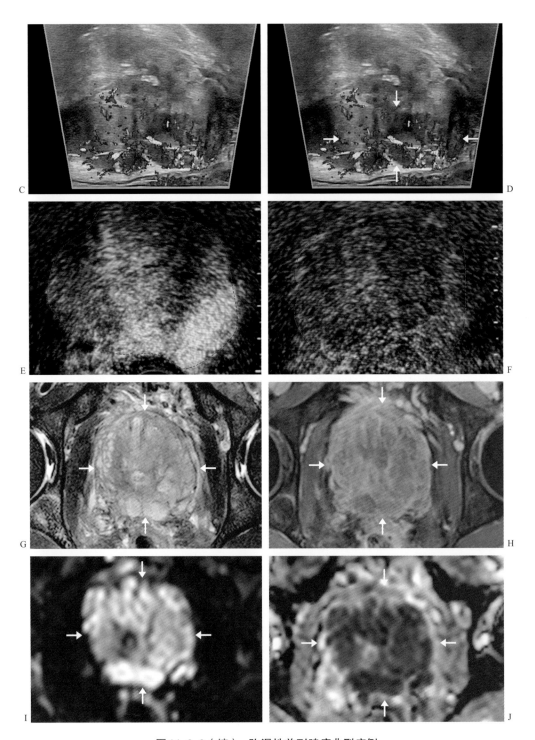

图11-2-9（续）·弥漫性前列腺癌典型病例

C、D. CDFI（经直肠矢状断面）：腺体内见较丰富血流信号（箭头）；E. 超声造影：增强早期（25 s）前列腺（红色虚线内）整体呈弥漫性不均匀高增强，内外腺分界不清晰；F. 超声造影：增强晚期（76 s）前列腺（红色虚线内）整体呈弥漫性不均匀等增强，内外腺分界不清晰；G. MRI T2WI（横断面）：前列腺（箭头）体积增大，形态不规则，边界不清晰，整体呈混杂低信号；H. MRI DCE（横断面）：前列腺（箭头）整体呈不均匀强化；I. MRI DWI（横断面）：前列腺（箭头）整体呈显著高信号；J. MRI ADC图（横断面）：前列腺（箭头）整体呈显著低信号

第三节 · 前列腺肉瘤

一、概述

前列腺肉瘤（prostatic sarcoma）是较为罕见的一种恶性肿瘤，来源于前列腺间叶组织，包括横纹肌肉瘤、纤维肉瘤、梭形细胞肉瘤等。

前列腺肉瘤可发生于任何年龄，更多见于青壮年。本病早期临床表现与前列腺癌相似，均可表现为排尿困难、尿频、尿急等症状，晚期出现疼痛、消瘦、贫血等全身症状。

前列腺肉瘤多需手术、放疗、化疗等联合治疗，但其恶性程度高、侵袭性强、进展快，一般预后较差。

二、超声表现

（一）普通超声特征（图11-3-1）

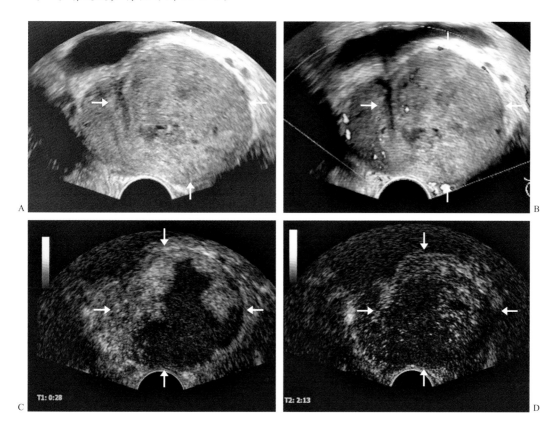

图11-3-1 · 前列腺肉瘤超声表现

患者男性，52岁，因"体检发现前列腺占位"就诊。A. 灰阶超声（经直肠横断面）：前列腺体积增大，左右叶不对称，左侧叶见一个混合回声区（箭头），大小约5.9 cm×4.9 cm，边界不清晰，形态欠规则，内部回声不均匀；B. 能量多普勒（经直肠横断面）：病灶（箭头）内见星点状血流信号；C. 超声造影（经直肠横断面）：增强早期（28 s）前列腺左侧叶占位（箭头）呈不均匀稍高增强，内部可见不规则无增强区；D. 超声造影（经直肠横断面）：增强晚期（133 s）病灶（箭头）呈等增强，内部见不规则无增强区。手术后病理：横纹肌肉瘤

（1）病灶通常体积较大，占位效应明显，导致前列腺形态失常，左右叶不对称。

（2）前列腺肉瘤多呈囊实混合回声，根据病灶坏死情况不同，囊实性比例也不相同。

（3）病灶边界常不清晰，形态不规则。

（4）CDFI：典型病灶实性部分内血流信号较丰富；当病灶坏死较多时，病灶实性部分占比较少，血流信号较稀疏。

（二）超声造影特征（图11-3-1）

（1）病灶增强早期呈不均匀高增强，晚期呈等增强或稍低增强。

（2）增强全过程病灶内部常可见不规则无增强区。

三、其他影像学表现

1. MRI表现（图11-3-2）　前列腺体积增大，形态失常，内可见体积较大囊实性占位，边界不清。T1WI多呈不均匀等信号，部分可见高信号区。T2WI多呈混杂信号。DWI病灶实性部分信号增高，ADC值部分减低。增强时病灶可呈不均匀强化，通常内部可见无增强区。

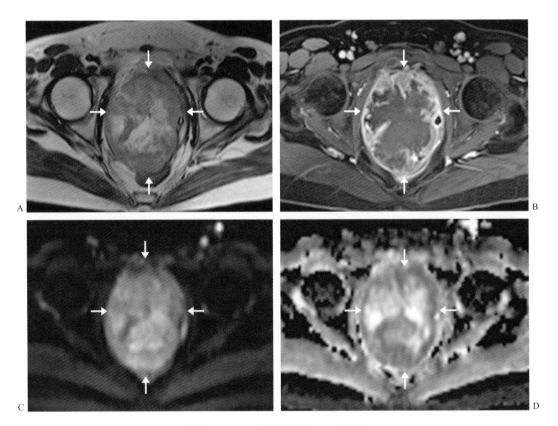

图11-3-2 · 前列腺肉瘤MRI表现

患者男性，29岁，因"体检发现前列腺占位"就诊。A. MRI T2WI（横断面）：前列腺结构失常，前列腺区可见一个大小为14.8 cm×8.2 cm的高低混杂信号影（箭头），边界不清；B. MRI DCE（横断面）：病灶（箭头）呈明显不均匀强化，内可见无增强区；C. MRI DWI（横断面）：病灶（箭头）部分信号明显增高；D. MRI ADC图（横断面）：病灶（箭头）部分信号明显减低

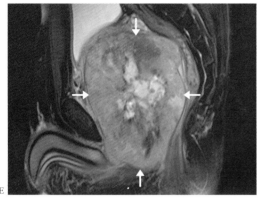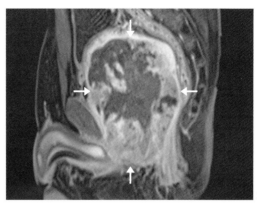

图11-3-2（续）· 前列腺肉瘤MRI表现

E. MEI T2WI（矢状面）：病灶（箭头）呈高低混杂信号，部分被膜不连续；F. MRI DCE（矢状面）：病灶（箭头）呈明显不均匀强化，内可见无增强区。手术后病理：平滑肌肉瘤

2. CT表现　前列腺体积增大，形态失常，可见密度不均匀的稍低密度病灶，与邻近组织分界不清；增强时病灶内可见无增强区。

3. PET/CT　前列腺内可见显像剂不均匀异常浓聚，合并转移时，可见转移灶显像剂异常浓聚。

四、鉴别诊断

（1）见第十章第一节表10-1-1。

（2）盆腔内胃肠道间质瘤（图11-3-3）：位于盆腔内的肠道间质瘤体积较小时，与前列腺肉瘤比较容易鉴别，多为孤立的实性占位，边界较为清晰。当盆腔内的间质瘤体积较大时，常伴有组织坏死，可呈囊实混合性占位，并压迫邻近前列腺，此时间质瘤与前列腺肉瘤不易鉴别。

五、诊断要点

（1）前列腺肉瘤病灶体积常较大，超声多表现为前列腺内囊实混合性肿物，占位效应明显，邻近组织受压移位。

（2）前列腺肉瘤的患者多为青壮年。

（3）前列腺肉瘤患者的血清PSA值常升高不明显。

六、临床意义

对早期的前列腺肉瘤，超声诊断存在一定困难，与前列腺脓肿不易鉴别。多参数MRI对诊断更具优势，超声仅对发现病灶有一定帮助。

超声对较大的前列腺肉瘤具有一定的诊断价值，声像图表现比较典型，但需要结合患者临床病史（年龄、尿路症状等）及实验室检查等结果综合判断。较大的前列腺肉瘤多伴有明显的压迫症状，如排尿、排便的异常。由于病灶过大，进而压迫邻近组织及脏器，超

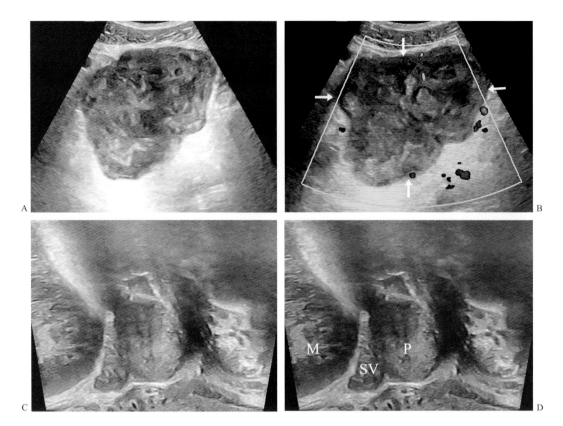

图 11-3-3 · 胃肠道间质瘤

患者男性，45岁，因"下腹胀痛"就诊，血清 PSA 0.77 ng/mL。A. 灰阶超声（经腹横断面）：盆腔内见一个低回声区，大小约10.7 cm×9.7 cm，边界欠清晰，形态不规则，内部回声不均匀；B. CDFI（经腹横断面）：病灶（箭头）内见星点状血流信号；C、D. 灰阶超声（经直肠矢状断面）：病灶与前列腺分界较清晰。手术后病理：胃肠道间质瘤。M：病灶；P：前列腺；SV：精囊

声可以显示病灶对周围组织的压迫范围及尿道走行的改变。

　　超声造影对评估前列腺肉瘤的液化坏死范围具有一定的优势，能帮助提示本病的诊断。

　　超声还可以引导穿刺活检，为明确诊断提供帮助。

七、典型病例

　　[简要病史]患者男性，37岁，体检时发现前列腺占位。

　　[相关实验室检查]血清 PSA：1.95 ng/mL；尿常规：红细胞（镜检）38个/HPF（↑）。

　　[超声检查]普通超声见图 11-3-4A ～ B。

　　[其他影像学检查]MRI检查见图 11-3-4C ～ H。

　　[诊疗经过]入院行"前列腺肿瘤根治术"。

　　[病理]梭形细胞恶性肿瘤，结合HE形态和免疫组化结果，考虑为前列腺特异性间质肉瘤（高级别）。

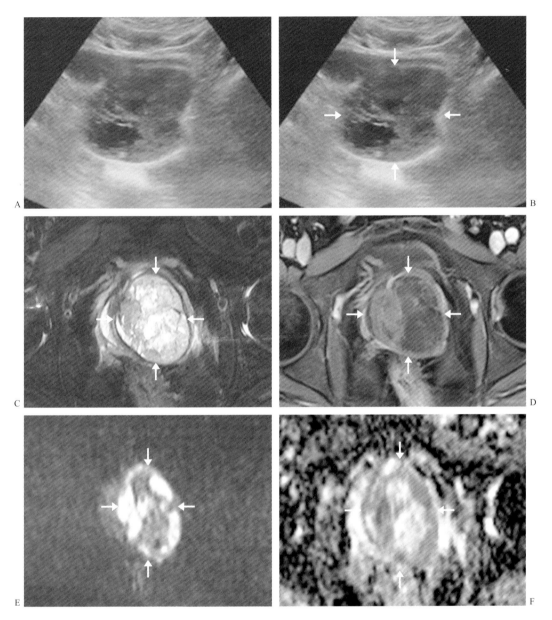

图11-3-4 · 前列腺肉瘤典型病例

A、B. 灰阶超声（经腹矢状断面）：前列腺区见一个囊实混合回声区（箭头），大小约7.8 cm×6.5 cm，边界欠清晰，形态不规则，部分内见无回声区；C. MRI T2WI（横断面）：前列腺体积明显增大，呈混杂信号。多结节肿块呈堆积、菜花样改变（箭头）；D. MRI DCE（横断面）：病灶（箭头）呈不均匀轻度强化；E. MRI DWI（横断面）：病灶（箭头）部分信号明显增高；F. MRI ADC图（横断面）：病灶（箭头）部分信号明显减低

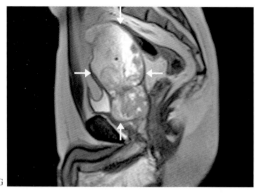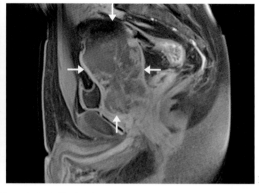

G

H

图 11-3-4（续）· 前列腺肉瘤典型病例

G. MRI T2WI（矢状面）：病灶（箭头）呈高低混杂信号，向上压迫膀胱，向后挤压结肠；H. MRI DCE（矢状面）：病灶（箭头）呈不均匀强化

第四节 · 前列腺淋巴瘤

一、概述

前列腺是结外淋巴瘤较少发生的部位。前列腺淋巴瘤（prostate lymphoma）包括原发性淋巴瘤和继发性淋巴瘤，后者多于前者。

前列腺原发性淋巴瘤的平均发病年龄为66岁，前列腺继发性淋巴瘤的平均发病年龄为60岁。非霍奇金淋巴瘤比霍奇金淋巴瘤更容易发生在泌尿系统，而发生于前列腺的淋巴瘤占全部非霍奇金淋巴瘤的0.1%，占前列腺肿瘤的0.09%。

前列腺结外淋巴瘤的组织类型与淋巴结的淋巴瘤类似，最常见的组织学亚型是弥漫性大B细胞淋巴瘤。

前列腺原发性淋巴瘤的诊断标准为：① 因前列腺增大而引起相关的症状；② 仅前列腺和周围组织受侵；③ 发现前列腺病灶后，1个月内无其他部位受累。

前列腺继发性淋巴瘤的诊断标准为：患者既往有淋巴瘤病史，而后前列腺受侵犯。

前列腺淋巴瘤的临床症状与前列腺癌相似，以下尿路梗阻为主，根据侵犯程度，早期可出现尿频、尿急等症状，晚期可出现排尿困难及排便困难。

前列腺淋巴瘤的治疗多以放疗、化疗为主，病灶较局限时可考虑手术治疗，但总体预后较差。

二、超声表现

（一）普通超声特征（图11-4-1）

（1）前列腺体积增大，形态失常。

（2）前列腺整体腺体回声不均匀，内外腺分界不清晰。

（3）前列腺被膜不连续，表面可呈结节状突起，与邻近组织分界不清晰。

（4）CDFI：病灶内血流信号较丰富。

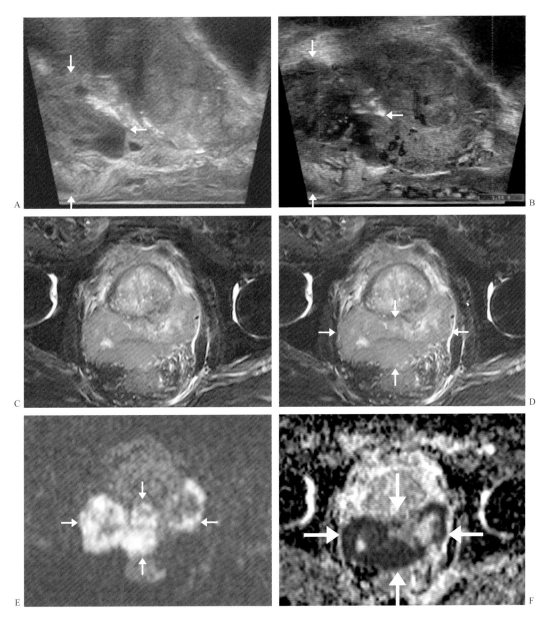

图 11-4-1 · 前列腺淋巴瘤典型病例

A. 灰阶超声（经直肠矢状断面）：前列腺体积增大，形态失常，内部回声不均匀。前列腺后上部见一个低回声区，范围 6.8 cm × 5.9 cm，与前列腺边界不清晰，形态不规则，被膜不完整；B. CDFI（经直肠矢状断面）：病灶（箭头）内部见较丰富血流信号；C、D. MRI T2WI（横断面）：前列腺与直肠间隙区见软组织混杂信号肿块影（箭头），大小约 6.9 cm × 6.2 cm，病变前方与前列腺分界不清，向后上方生长，邻近脂肪间隙模糊；E. MRI DWI（横断面）：病灶（箭头）呈显著高信号；F. MRI ADC 图（横断面）：病灶（箭头）呈显著低信号

（5）前列腺原发性淋巴瘤和继发性淋巴瘤的前列腺声像图无明显差别，继发性淋巴瘤可在其他部位发现肿瘤病灶。

（二）超声造影特征

增强早期前列腺内外腺均呈不均匀高增强，晚期呈不均匀等增强。

三、其他影像学表现

1. MRI 表现　病灶侵犯前列腺时，前列腺形态不规则，病灶与前列腺分界不清晰；T1WI 为等信号，T2WI 为混杂稍低信号，DWI 呈弥漫高信号，ADC 值弥漫减低，增强后呈不均匀强化。

2. PET/CT　前列腺内见显像剂异常浓聚，若为前列腺继发性淋巴瘤，可在其他部位发现显像剂异常浓聚。

四、鉴别诊断

主要应与前列腺癌鉴别。前列腺淋巴瘤与弥漫性前列腺癌超声声像图类似，影像学鉴别较为困难；但前列腺淋巴瘤的血清 PSA 往往升高不明显或轻度升高。淋巴瘤病史为本病的主要鉴别要点。

五、诊断要点

（1）前列腺淋巴瘤主要表现为前列腺形态失常，内部回声不均匀，被膜不光滑，内外腺分界不清晰等。

（2）淋巴瘤作为一种全身性疾病，患者除前列腺受侵犯外，多数可有其他部位的受侵。

（3）前列腺淋巴瘤患者的血清 PSA 通常升高不明显或轻度升高。

（4）曾有淋巴瘤病史的患者应特别注意该病的可能，并注意与弥漫性前列腺癌相鉴别。

六、临床意义

前列腺淋巴瘤的超声特征与弥漫性前列腺癌相似，仅依靠超声诊断本病比较困难，需要综合临床病史、体格检查及实验室检查等综合判断。超声可评估前列腺受侵犯后尿道走行的改变，从而解释患者产生下尿路症状的原因。

超声能够评估全身大部分的淋巴结，可能发现更多异常肿大的淋巴结或异常占位，对临床诊断及制订治疗方案有一定帮助。

超声可以引导穿刺活检，为治疗前明确诊断提供帮助。

七、典型病例

[简要病史]患者男性，75 岁，2 个月前无明显原因开始出现排尿费力，伴下腹部疼痛。尿后滴沥，尿不尽，尿频、尿急、夜尿增多，每 2～3 小时一次，无明显肉眼血尿。患者 15 年前曾因纵隔淋巴瘤于外院化疗。

[相关实验室检查]血清 PSA：6.2 ng/mL（↑）。

[超声检查]普通超声见图 11-4-1A～B。

[其他影像学检查]MRI 检查见图 11-4-1C～F。

[诊疗经过]入院行"超声引导下前列腺肿块穿刺活检术"，经会阴前列腺肿块穿刺活

检，共2针。

［病理］示高级别恶性淋巴瘤，符合弥漫性大B细胞淋巴瘤。

第五节 · 前列腺尿路上皮癌

一、概述

前列腺尿路上皮癌（urothelial carcinoma of the prostate）又称前列腺移行细胞癌，是发生在前列腺的尿路上皮恶性肿瘤，可为原发或继发，继发多见。

前列腺尿路上皮癌好发于中老年人，占前列腺恶性肿瘤的1%～4%。原发性前列腺尿路上皮癌是原发于尿道前列腺部及前列腺导管近端的尿路上皮细胞发生的恶变。继发性前列腺尿路上皮癌多来源于膀胱尿路上皮癌，为膀胱颈部、膀胱三角区的尿路上皮癌侵犯而来。12%～40%的浸润性膀胱癌患者有前列腺侵犯，受累的前列腺部位常包括尿道部、腺管、腺泡及间质。

前列腺尿路上皮癌的患者通常血清PSA正常，临床上最常见的症状为渐进性排尿困难。根治性手术+化疗是前列腺尿路上皮癌最常见的治疗方式。

二、超声表现

（一）普通超声特征

1. 原发性前列腺尿路上皮癌

（1）病变较小时，前列腺形态多无明显变化。当病变较大或侵犯周围脏器时，可导致前列腺体积增大，形态饱满且呈不规则改变。

（2）前列腺腺体回声呈弥漫性不均匀改变，内外腺分界不清晰，尿道与前列腺分界不清晰。

（3）前列腺被膜不连续。

（4）CDFI：病灶内血流信号较丰富。

2. 继发性前列腺尿路上皮癌（图11-5-1A～D）

（1）继发性与原发性前列腺尿路上皮癌声像图类似。

（2）前列腺周边被膜不连续，与邻近膀胱组织界线消失。

（3）邻近膀胱壁常可见可疑病灶。

（二）超声造影特征

前列腺病灶较小时，典型增强模式为增强早期呈高增强，增强晚期呈等增强。

当病灶侵犯大部分前列腺时，增强早期前列腺内、外腺均呈不均匀高增强，内、外腺分界线显示不清，增强晚期内、外腺均呈不均匀消退（图11-5-1E～F）。

继发性前列腺尿路上皮癌，邻近膀胱也表现为上述增强模式，并且与前列腺分界不清晰。

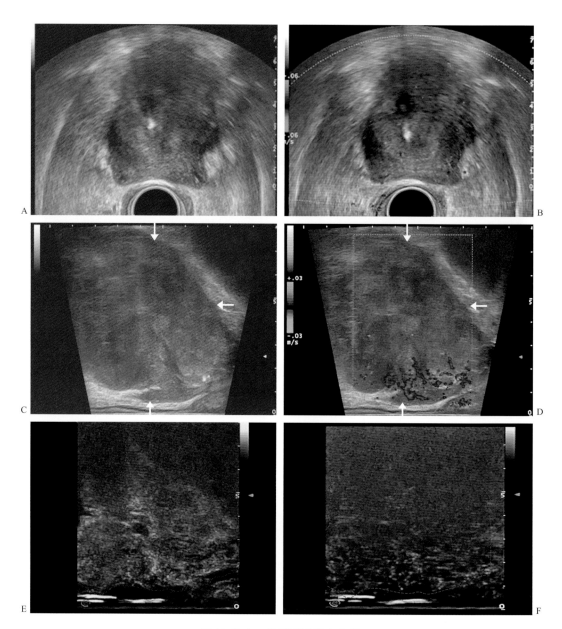

图 11-5-1 · 前列腺尿路上皮癌

A. 灰阶超声（经直肠横断面）：前列腺体积增大，形态失常，内外腺分界不清晰，被膜不光滑，内部回声不均匀；B. CDFI（经直肠横断面）：前列腺内见星点状血流信号；C. 灰阶超声（经直肠矢状断面）：前列腺体积增大，内外腺分界不清晰，尿道显示不清；D. CDFI（经直肠矢状断面）：前列腺内见线状血流信号；E. 超声造影（经直肠矢状断面）：造影剂注射后31 s，前列腺（红色虚线内）呈弥漫性快速不均匀高增强，内外腺分界不清晰；F. 超声造影（经直肠矢状断面）：增强晚期（88 s）造影剂逐渐廓清，前列腺（红色虚线内）呈弥漫性不均匀低增强

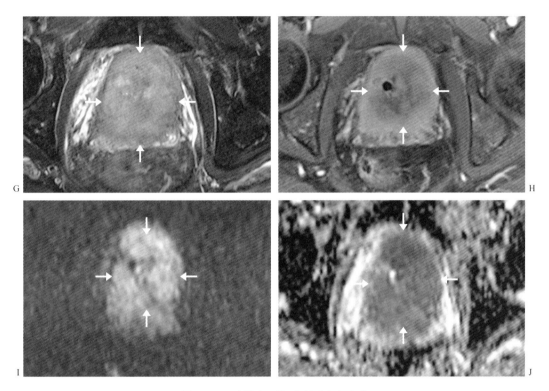

图11-5-1（续）· 前列腺尿路上皮癌

G. MRI T2WI（横断面）：前列腺体积明显增大，边界欠清，内见大小约4.6 cm×6.0 cm的低信号区（箭头），尿道受压移位；H. MRI DCE（横断面）：病灶（箭头）呈不均匀轻度强化；I. MRI DWI（横断面）：病灶（箭头）呈显著高信号；J. MRI ADC图（横断面）：病灶（箭头）呈显著低信号

三、其他影像学表现

1. MRI表现　前列腺尿路上皮癌与前列腺癌影像学特征相似，多表现为前列腺形态不规则，病灶与前列腺分界不清晰，T1WI为等信号，T2WI为混杂稍低信号，DWI呈弥漫高信号，ADC值弥漫减低，增强后呈不均匀强化。如为继发性前列腺尿路上皮癌，影像学检查可见病变多集中在膀胱与前列腺之间，并同时侵犯两者。

2. PET/CT　前列腺区见显像剂异常浓聚。若为继发性前列腺尿路上皮癌，其邻近膀胱壁也可见显像剂异常浓聚。

四、鉴别诊断

前列腺尿路上皮癌超声声像图表现与前列腺癌类似，但前列腺尿路上皮癌患者排尿困难症状较为明显，血清PSA常不升高，为两者的鉴别要点。

五、诊断要点

（1）前列腺尿路上皮癌超声特征多与前列腺癌类似，表现为前列腺形态失常，整体回声减低，被膜不光滑，内外腺分界不清晰等。

（2）前列腺尿路上皮癌的患者排尿困难症状较为明显，血清PSA通常正常。

（3）前列腺尿路上皮癌患者前列腺段尿道走行不清晰；继发性前列腺尿路上皮癌的前列腺被膜与邻近膀胱分界较为模糊，其邻近膀胱壁常可见可疑病灶。

六、临床意义

前列腺尿路上皮癌以继发性多见，其邻近膀胱通常也可发现病变。超声可以发现膀胱内的占位或局部的膀胱壁增厚，与患者血尿的发生具有一定相关性。

前列腺尿路上皮癌患者多伴有排尿困难的症状，超声通常可以发现患者的尿道走行模糊，可能与肿瘤侵犯尿道有关。

超声诊断本病存在一定的困难，尤其是病程早期，超声仅能发现前列腺回声不均匀，随着病程进展，超声上可表现为类似前列腺癌的声像图，结合患者血清PSA往往处于正常范围，临床诊断时应考虑本病的可能。

七、典型病例

［简要病史］患者男性，75岁，半月前无明显诱因开始出现排尿不畅。

［相关实验室检查］血清PSA 0.99 ng/mL；尿检：白细胞（镜检）35～40个/HPF（↑），白细胞酯酶（+），亚硝酸盐（+），红细胞（镜检）8～10个/HPF（↑）。

［超声检查］普通超声见图11-5-1A～D，超声造影见图11-5-1E～F。

［其他影像学检查］MRI检查见图11-5-1G～J。

［诊疗经过］入院行"超声引导下前列腺穿刺活检术"，经会阴系统性前列腺穿刺活检，共12针；后行"膀胱癌根治术"。

［病理］

（1）经会阴前列腺穿刺活检：病理提示高级别尿路上皮癌。

（2）外科手术后病理：膀胱高级别尿路上皮癌伴鳞状分化，浸润膀胱壁至外1/2肌层，累及前列腺尿道部及前列腺间质。

第十二章
超声引导下前列腺穿刺活检

第一节·概　述

前列腺穿刺活检是目前术前诊断前列腺癌的常用方法。Ferguson在1930年开创经会阴部前列腺穿刺活检，随后Hodge等在1989年开始经直肠超声引导下行前列腺6针系统穿刺活检术，开启了系统穿刺的先河，并成为经典操作方式。为进一步提高前列腺癌检出率，先后又提出了8针、10针、12针、饱和穿刺等穿刺方案，最终形成了不少于10～12针的系统穿刺方案。

随着影像学技术的不断发展，近年来，mpMRI诊断前列腺癌的特异性及敏感性越来越高，基于mpMRI、超声造影、超声弹性成像的靶向穿刺、融合穿刺等技术快速发展，大大提高了穿刺的阳性率，并逐渐形成了系统穿刺联合靶向穿刺的12+X穿刺方案。

第二节·前列腺穿刺活检适应证和禁忌证

一、前列腺初次穿刺指征

（1）直肠指检（DRE）发现前列腺可疑结节，任何PSA值。

（2）经直肠前列腺超声（TRUS）或MRI发现可疑病灶，任何PSA值。

（3）PSA＞10 ng/mL。

（4）PSA 4～10 ng/mL，f/tPSA可疑（f/tPSA＜0.16）或PSAD值可疑（PSAD＞0.15 ng/mL^2）。

二、前列腺穿刺的禁忌证

（1）处于急性感染期、发热期。

（2）有严重出血倾向的疾病。

（3）有严重的内、外痔，肛周或直肠病变。

（4）处于糖尿病血糖不稳定期。

（5）处于心脏功能不全失代偿期。

（6）有高血压危象。

第三节 · 前列腺穿刺活检术前准备

一、穿刺术前常规检查

前列腺穿刺活检术前需要完善血、尿常规及凝血功能检查。

前列腺穿刺活检术会导致前列腺局部MRI影像改变，进而干扰临床分期的评估，因此建议在前列腺穿刺活检前进行MRI检查。

二、肠道准备

经直肠前列腺穿刺活检前常规灌肠清洁肠道，也可用开塞露代替灌肠；建议穿刺开始前使用0.25%聚维酮碘（碘伏）清洁肠道。

三、预防性抗生素的应用

经直肠前列腺穿刺活检术之前，建议口服或静脉使用抗生素1～3天，首选喹诺酮类及甲硝唑。

经会阴前列腺穿刺活检术前可不预防性使用抗生素。

四、围手术期抗凝及抗血小板药物的使用

患有心脑血管疾病及体内有支架植入者，因长期服用抗凝或抗血小板药物，在围手术期需要充分评估心脑血管疾病风险和出血风险，慎重使用相关药物。

穿刺前应评估患者血栓风险（表12-3-1）、抗凝及抗血小板药物是否停药及停药时间（表12-3-2，表12-3-3）。

表 12-3-1 · 抗凝治疗患者的血栓风险

疾病	低血栓风险	高血栓风险
房颤	非瓣膜性房颤，无其他危险因素	房颤合并至少一个危险因素 既往栓塞、TIA/卒中、风湿性心脏病、左心室功能障碍（射血分数＜30%）、高血压、糖尿病、年龄＞75岁或心内血栓
静脉血栓栓塞	抗凝治疗＞3个月	穿刺前3个月内任何DVT/PE、反复发作的DVT/PE危及生命的PE或既往的溶栓治疗

续　表

疾　病	低血栓风险	高血栓风险
人工心脏瓣膜	低风险心脏瓣膜，例如主动脉瓣状况良好（务必与心内科专家讨论）	老式的机械瓣和所有二尖瓣，人工心脏瓣膜房颤患者（务必心内科专家会诊）

注：TIA，短暂性脑缺血发作（transient ischemic attack）；DVT，深静脉血栓（deep vein thrombosis）；PE，肺栓塞（pulmonary embolism）。

表 12-3-2 · 抗凝药物是否停用及停用时间

药　物	是否停药	停药时间
华法林	是	5～7天
肝　素	是	3～5小时
利伐沙班	是	48小时
达比加群	是	48小时
阿哌沙班	是	48小时
依沙班	是	48小时
依诺肝素	是	6小时
磺达肝癸钠	是	48小时

表 12-3-3 · 抗血小板药物是否停用及停用时间

药　物	是否停药	停药时间
阿司匹林	否	/
氯吡格雷	是	7天
普拉格雷	没有咨询处方者不擅停药物	7天
双吡达莫/阿司匹林	是	3天
噻氯匹定	是	7天
依替巴肽	是	2～4小时
替格瑞洛	没有咨询处方者不擅停药物	3天
利伐罗沙班或阿哌沙班	是	2天

值得注意的是：虽然国外有学者报道前列腺穿刺时继续服用小剂量阿司匹林不会增加严重出血的风险，但国内大多数学者认为围手术期需要停用抗凝及抗血小板药物，其具体停药时间稍有不同。例如穿刺前噻氯匹定停用14天，氯吡格雷停用7天，双香豆素停用4～5天，阿司匹林及其他非甾体类抗炎药停用3～5天。

五、器械及耗材准备

见图12-3-1～图12-3-3。

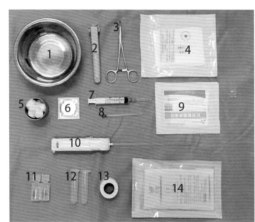

1. 治疗碗
2. 引导架（直肠穿刺用）
3. 血管钳
4. 无菌洞巾
5. 消毒杯
6. 隔离套
7. 10 mL注射器
8. 长注射针头
9. 纱布
10. 一次性活检枪
11. 2%利多卡因
12. 标本瓶
13. 压敏胶带
14. 无菌手套

图12-3-1 · 穿刺术前器械及耗材

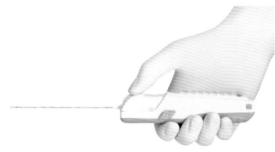

图12-3-2 · 18G一次性活检枪

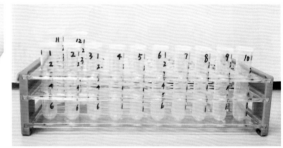

图12-3-3 · 穿刺标本放置架

六、术前计划穿刺针数和部位

前列腺6针系统穿刺法只有20%～30%的穿刺阳性率，不推荐首次穿刺使用。前列腺体积在30～40 mL的患者，建议至少接受8针以上的穿刺。

一般推荐10～12针系统穿刺作为首次前列腺穿刺策略。

文献报道增加穿刺针数并不会显著增加并发症。

七、穿刺信息的记录

前列腺穿刺时需要记录的资料包括：前列腺大小、超声上可疑病灶的位置及范围、穿刺标本序号及相对应的取样位置等。

第四节 · 前列腺穿刺活检麻醉方案

经直肠和经会阴前列腺穿刺对麻醉的要求不同。通常采用局部麻醉，常用麻醉药品为2%利多卡因及利多卡因凝胶。

超声引导下前列腺周围神经阻滞是经直肠前列腺穿刺麻醉的最优选择，其效果优于经直肠灌注局麻药物。许多患者在经直肠超声引导下穿刺未经麻醉，也能很好耐受。

经会阴前列腺穿刺，则需要增加对进针区域皮肤的局部麻醉。具体操作步骤如下：

（1）10 mL注射器抽取2%利多卡因共10 mL。

（2）9号长针头连接注射器。

（3）经直肠常规超声检查和记录前列腺大小、内部及周边血流情况。切换至双平面线阵探头模式，左右旋转探头，最终探头停留在尿道旁矢状断面。

（4）在会阴皮肤处，选择正中线上1～2 cm，旁开0.5 cm处，皮下注射局麻药形成皮丘（图12-4-1）。

（5）沿超声图像上尿道旁矢状断面，引导针尖自皮肤、皮下组织进针至前列腺尖部被膜处，回抽无血后一边退针一边注射局麻药，直至皮下。左右分别注射局麻药5 mL（图12-4-2）。前列腺体积较大时可适当增加局麻药剂量，一般总量不超过15 mL。

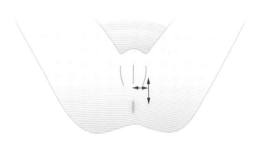

图12-4-1 · 局部麻醉体表进针示意图
会阴皮肤正中线上1～2 cm，然后旁开0.5 cm

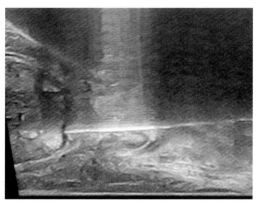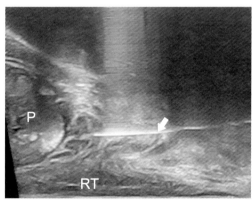

图12-4-2 · 经会阴局部麻醉
灰阶超声（经直肠线阵探头）：穿刺针（箭头）在超声引导下经皮肤、皮下软组织到前列腺尖部被膜，一边退针一边注射局麻药，直至皮下。P. 前列腺；RT. 直肠

第五节 · 前列腺穿刺活检基本操作

超声引导的前列腺穿刺是目前最主要的穿刺方案，包括超声引导经直肠和经会阴前列腺穿刺活检。穿刺的核心理论为均匀布针，系统性地穿刺取样前列腺组织。

一、超声引导下经直肠穿刺活检

（一）术前准备

肠道清洁、预防性使用抗生素。

（二）体位

左侧卧位。

（三）操作流程

1. 直肠指检　双手佩戴检查手套，右手示指（食指）涂石蜡或聚维酮碘（碘伏）润滑后进行直肠指检，观察是否触及肿块，以及肿块位置、质地、活动度等，结束指检后观察指套是否有血迹。

2. 消毒铺巾　使用聚维酮碘（碘伏）消毒，以肛门为中心，由外向内消毒三遍（图12-5-1），每次范围较前次小；然后直肠消毒，铺无菌洞巾。

3. 局部麻醉　经直肠穿刺可不需局部麻醉。少数心理负担重或难以耐受者可采用利多卡因凝胶局部麻醉。

4. 经直肠前列腺超声检查　选择腔内微小曲率电子凸阵探头。无菌避孕套内加入适量耦合剂，套入经直肠腔内超声探头，缓慢插入直肠。观察记录前列腺大小、灰阶超声特征以及彩色多普勒特征，仔细寻找有无可疑病灶（图12-5-2，图12-5-3），同时计算前列腺体积及前列腺特异性抗原密度（PSAD）。

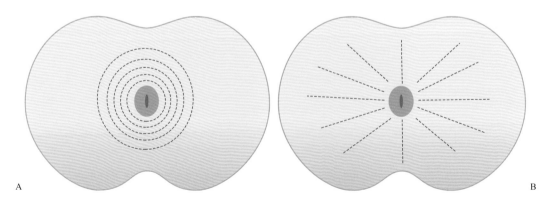

图12-5-1 · 消毒铺巾示意图
A. 同心圆样消毒；B. 轮辐样消毒

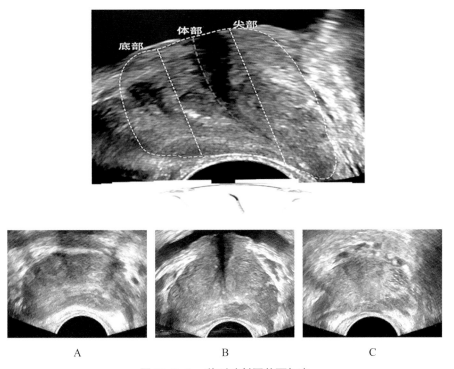

图 12-5-2 · 前列腺斜冠状面扫查

A. 前列腺底部；B. 前列腺体部；C. 前列腺尖部

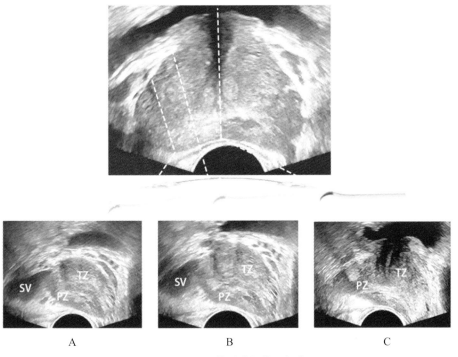

图 12-5-3 · 前列腺矢状面扫查

A. 前列腺偏外侧矢状面；B. 前列腺尿道旁矢状面；C. 前列腺正中矢状面。SV. 精囊；TZ. 移行区；PZ. 外周带

5. 经直肠前列腺穿刺取样 探头上安装穿刺架用于引导穿刺，分别在前列腺的尖部、体部、底部穿刺取样。穿刺方案为内、外侧穿刺，左右对称，共穿刺12针（图12-5-4～图12-5-6）。穿刺针多采用18G或16G活检针。如有可疑病灶，可增加穿刺针数，一般每个可疑病灶增加穿刺2～4针。

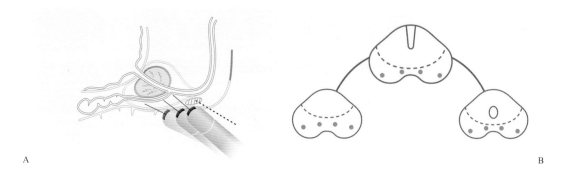

A   B

图 12-5-4 · 经直肠前列腺穿刺示意图

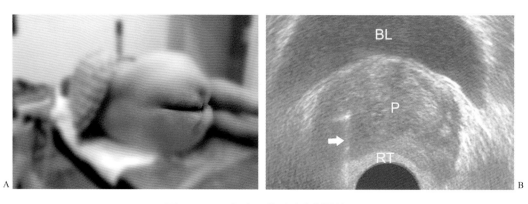

A   B

图 12-5-5 · 经直肠前列腺穿刺操作图

A. 患者左侧卧位，消毒铺巾后探头置入直肠；B. 灰阶超声：超声引导下穿刺针（箭头）穿过直肠壁由后往前进入前列腺穿刺取样。P. 前列腺；RT. 直肠；BL. 膀胱

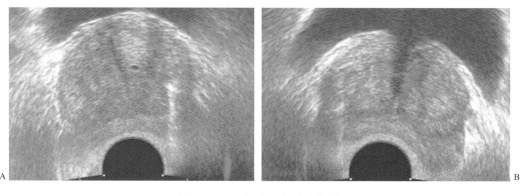

A   B

图 12-5-6 · 经直肠前列腺穿刺

超声引导下分别显示双侧前列腺尖部、体部及底部，穿刺针穿过直肠分别在前列腺尖部、体部、底部内侧及外侧穿刺活检。A. 左侧体部外侧；B. 右侧体部外侧

6. 术后操作　观察前列腺、尿道及周围器官组织有无出血。消毒直肠、观察出血情况，直肠置入棉球加压止血。穿刺组织按顺序放入装有福尔马林的EP管固定，之后送病理检查。

7. 注意事项　前列腺体积较小，前后径小于穿刺针取样长度（一般为17 mm）时，穿刺针应适当后移，防止穿刺针突破被膜、损伤周围脏器。针对可疑病灶穿刺时要注意规划路径，避免损伤膀胱、尿道等重要结构。

二、超声引导下经会阴穿刺活检

（一）术前准备

肠道清洁。尽管经会阴穿刺不经过直肠，肠道清洁能够避免肠道气体及内容物对超声图像的干扰。

（二）体位

仰卧取膀胱截石位，双手托举阴囊充分暴露术区。

（三）操作流程

1. 直肠指检　双手佩戴检查手套，右手示指（食指）涂石蜡或聚维酮碘（碘伏）润滑后进行直肠指检，观察是否触及肿块以及肿块位置、质地、活动度等，结束指检后观察指套是否有血渍。

2. 消毒铺巾　使用聚维酮碘（碘伏）消毒，先横向消毒肛门上方会阴部，双侧大腿外上2/3从内侧向外侧，外下1/3从外侧向内侧消毒，消毒三遍，每次范围较前依次减小（图12-5-7）；铺巾。

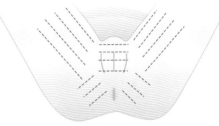

图12-5-7 · 会阴消毒示意图

3. 经直肠前列腺超声检查　选择双平面探头；无菌避孕套内加入适量耦合剂，探头套入避孕套，缓慢插入直肠。首先观察前列腺横断面，从上往下依次观察前列腺底部、体部、尖部。切换至线阵探头，左右旋转探头，观察并记录前列腺大小、灰阶超声特征、彩色多普勒特征，仔细寻找有无可疑病灶（图12-5-8，图12-5-9）。

4. 局部麻醉　经会阴前列腺穿刺局部麻醉方案见本章第四节。

5. 经会阴前列腺穿刺取样　经会阴穿刺无固定穿刺方案，国内外以及国内不同单位穿刺方案都有所不同。国外一般在探头上安装穿刺引导模板引导穿刺，国内多不使用穿刺模板。尽管穿刺方案不同，穿刺的原则都是均匀布针。以笔者所在医院穿刺方案为例说明：

矢状断面通过旋转探头将前列腺双侧叶分别等分为5个部分，并分别在其前列腺外腺进行取样，在尿道旁矢状断面对双侧叶内腺分别各穿刺1针，简称"5+1方案"，双侧叶共穿刺12针（图12-5-10，图12-5-11）。

MRI无可疑发现，或内腺体积较大、外腺受压明显时，可考虑采取"尿道旁+偏外侧+最外侧"穿刺，双侧叶每个断面分别穿刺2针，简称"3×2方案"，共12针（图12-5-12，图12-5-13）。

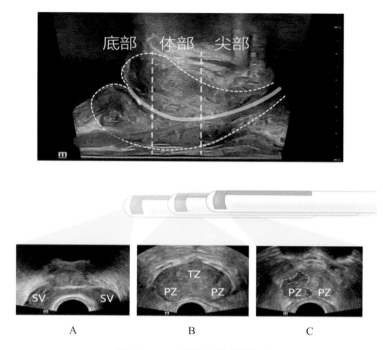

图 12-5-8 · 前列腺横断面扫查

A. 前列腺底部；B. 前列腺体部；C. 前列腺尖部。SV. 精囊；TZ. 移行区；PZ. 外周带

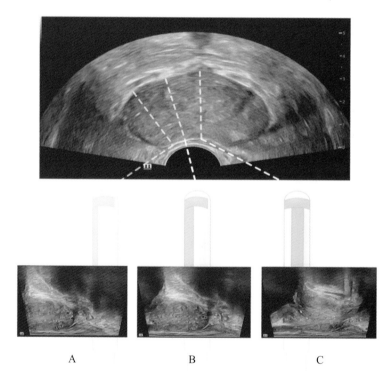

图 12-5-9 · 前列腺矢状面扫查

A. 前列腺偏外侧矢状面；B. 前列腺尿道旁矢状面；C. 前列腺正中矢状面

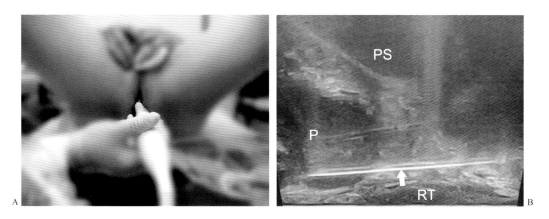

图 12-5-10 · 经会阴前列腺穿刺操作图

A. 患者取截石位,消毒铺巾后探头置入直肠;B. 经直肠超声(双平面线阵探头):超声引导下穿刺针(箭头)从皮肤经过皮下软组织到前列腺被膜,从下往上进入前列腺穿刺取样。P. 前列腺;RT. 直肠;PS. 耻骨联合

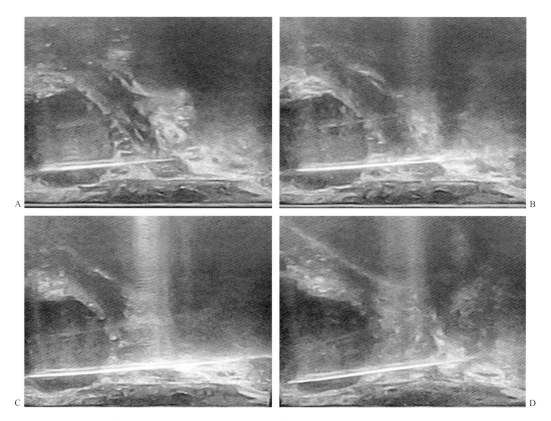

图 12-5-11 · 经会阴前列腺穿刺(5+1方案)(双平面线阵探头)

A ~ D. 外腺穿刺

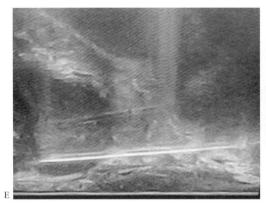
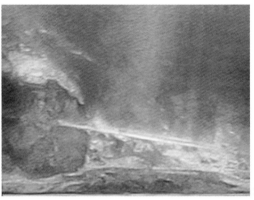

图12-5-11（续）· 经会阴前列腺穿刺（5+1方案）（双平面线阵探头）

E. 外腺穿刺；F. 内腺穿刺

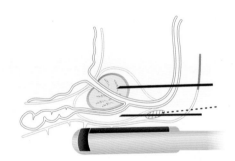
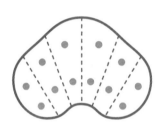

图12-5-12 · 经会阴前列腺穿刺示意图（3×2方案）

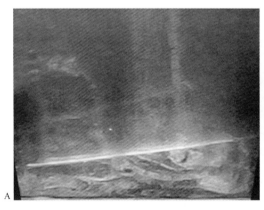
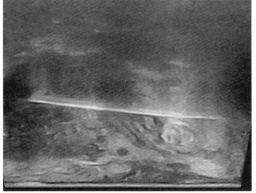

图12-5-13 · 经会阴前列腺穿刺（3×2方案）（双平面线阵探头）

A、B. 尿道旁穿刺

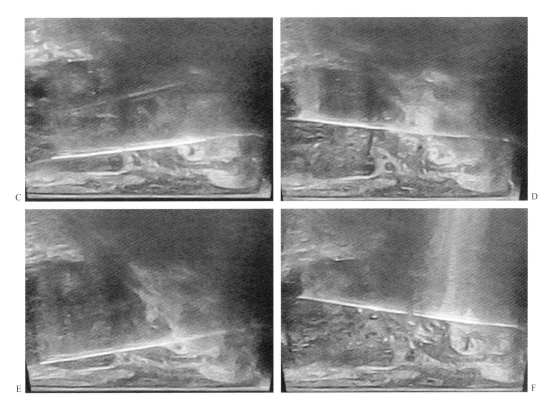

图12-5-13（续）· 经会阴前列腺穿刺（3×2方案）（双平面线阵探头）

C、D. 偏外侧穿刺；E、F. 最外侧穿刺

如有可疑病灶，可增加穿刺针数，一般每个可疑病灶额外增加穿刺2～4针（图12-5-14）。穿刺针多采用18G或16G活检针。

6. 术后操作 观察前列腺、尿道及周围器官组织有无出血。穿刺点消毒，观察出血情况，纱布压迫止血。穿刺组织按顺序放入装有福尔马林的EP管固定，送病理检查。

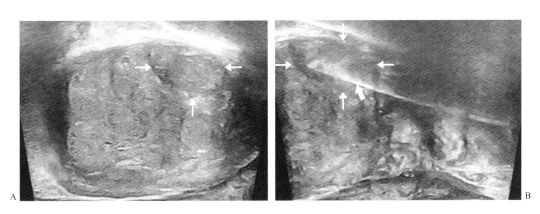

图12-5-14 · 经会阴前列腺可疑病灶穿刺

A. 灰阶超声（经直肠双平面线阵探头）：前列腺右侧体部内腺见一个等回声结节（细箭头），形态规则，边界清晰，内部回声均匀；B. 灰阶超声（经直肠双平面线阵探头）：超声引导下穿刺针（粗箭头）穿刺右侧体部内腺结节（细箭头）

7.注意事项　前列腺体积较小，上下径小于穿刺针取样长度（一般为17 mm）时，穿刺针应适当后移，防止损伤膀胱、精囊。

可疑病灶穿刺时注意规划路径，避免损伤膀胱、尿道、直肠等重要结构。穿刺针进针的位置距探头的垂直距离宁远勿近，调整穿刺路径时由上往下较从下往上容易。

麻醉及穿刺活检时应尽量由外向内，避开尿道球腺，避免出血。

第六节 · 经会阴与经直肠穿刺的比较

尽管经直肠与经会阴前列腺穿刺两种方案有所不同，但总体而言，两种穿刺路径的并发症多数轻微且可控，均有效且安全。

一、检出率

（1）理论上，经会阴途径对前列腺癌好发的外周带和尖部取材更充分。
（2）实际上，随着穿刺针数的增多，两者前列腺癌检出率并无显著性差异。

二、并发症

（1）两种穿刺路径的严重并发症少见，但并不能完全避免。
（2）经直肠路径严重并发症发生率相对较高，可能与直肠壁的丰富血供与带菌环境有关，应引起操作者的注意。降低并发症的举措如下。
1）完善术前准备，包括术前DRE、检查凝血功能、清洁灌肠等。
2）术前常规预防应用抗生素，特别是经直肠路径穿刺。

三、疼痛

经会阴途径比经直肠途径疼痛更明显，可能与以下因素有关：
（1）会阴的神经分布：阴部神经，对穿刺等锐痛敏感，部分患者疼痛甚至延续到活检术后。
（2）直肠壁神经分布：自主神经，对牵拉等钝痛敏感，经直肠穿刺时对痛觉反而不敏感。
（3）体位：截石位（经会阴常用）比左侧卧位（经直肠常用）更痛。
综上，对疼痛耐受性差、心情焦虑的患者，更加适用经直肠穿刺。

四、操作时长

1.经会阴穿刺更为耗时　可能原因：
（1）一般不使用引导架。
（2）穿刺路径较长，进针时可能要反复调整角度。
（3）学习曲线更长。
2.某些"意外"一定程度上增加了经会阴穿刺的繁琐程度

（1）更频繁进行追加麻醉（因经会阴路径更为疼痛）。

（2）更频繁重复穿刺以获得合格标本（穿刺组织易断裂或空针）。

五、难易程度

（1）经直肠穿刺效率更高。

（2）对于初学者，经直肠穿刺可能更易学习。

总体来看，经会阴与经直肠路径在前列腺癌检出率及轻度并发症发生风险方面并无明显优劣之分，经会阴路径发生严重并发症的风险较低（表12-6-1）。

表12-6-1 · 超声引导下经直肠/会阴穿刺比较

项　　目	经直肠前列腺穿刺	经会阴前列腺穿刺
穿刺点	直肠壁黏膜	会阴皮肤
穿刺路径	直肠前壁↓直肠旁软组织↓前列腺	皮肤↓皮下软组织↓前列腺
引导探头	凸阵腔内探头	双平面探头
分辨率	低	高
超声盲区	无	后尿道口
是否需要麻醉	大部分不需要	需要
患者疼痛感	较小	较大，主要为麻醉疼痛
操作时间	较短	较长
操作方法	相对容易	相对困难
学习曲线	相对较短，容易掌握	比较复杂，相对较长
并发症发生率	高	低
前列腺癌检出率	相仿	

第七节 · 前列腺穿刺相关并发症及处理

前列腺穿刺后主要的并发症包括感染、血精、血尿、血便、发热、尿潴留、迷走神经反射、前列腺炎、附睾炎等（表12-7-1，表12-7-2）。其中较常出现的并发症有以下几种。

表 12-7-1 · 前列腺穿刺相关并发症

轻微并发症	发生率（%）	严重并发症	发生率（%）
血尿	66.3	尿脓毒症	0.5
血精	38.8	直肠大量出血	0.3
直肠出血（48小时）	28.4	急性尿潴留	0.3
迷走神经反射	7.7	输血	0.05
泌尿生殖道感染	6.1	坏死性筋膜炎	0.05
前列腺炎	1.0	心肌梗死	0.05
附睾炎	0.7		

表 12-7-2 · 前列腺穿刺并发症分度

并发症种类	轻　度	严　重
血尿	无症状，自限性，无需干预	有症状，持续，需医疗手段干预（手术、输血等）
发热	< 38.5℃	> 38.5℃或败血症
直肠出血	无症状，自限性，无需干预	有症状，持续，需医疗手段干预（手术、内镜、输血等）
疼痛	可忍受，自限性，无需干预	持续，影响日常生活，需医疗手段干预（服药等）
迷走神经反射	头晕，面色苍白，大汗	晕厥，低血压，发绀，需抢救的情况
其他（肛门不适、尿潴留等）	自限性、无需干预	持续性、需医疗手段干预

1. 血尿　血尿主要是因穿刺针损伤了尿道或膀胱引起，是最主要的并发症，可能持续3～5天。穿刺时注意勿损伤尿道和膀胱；此外穿刺前停用一段时间抗凝类药物，可以显著减少血尿的发生率。当出现严重血尿时，需要及时留置三腔导尿管牵引压迫止血。

2. 血便　血便的发生率较低，一般是因穿刺术时穿刺针损伤直肠黏膜导致，通常在穿刺术后48小时内消失。若在术中出现直肠出血，可用手指压迫出血点进行止血。

3. 感染　前列腺穿刺术后若出现严重感染，大多与喹诺酮类药物耐药有关，应及时行血尿培养并更换抗菌药物。

4. 迷走神经反射　主要表现为呕吐、心动过缓和血压下降。由患者在穿刺时过度紧张和不适所致，可出现中度或严重血管迷走神经反射。

出现血管迷走神经反射时的处理方式：① 调整体位，如头低脚高位；② 吸氧；③ 生命体征监测；④ 静脉补液，以缓解相关症状。

发生不良反应时应首先停止操作，观察生命体征并对症处理，同时做好记录（表12-7-3）。

表12-7-3 · 并发症记录表

病例号：　　　　　　　　　姓名：　　　　　　　　　年龄：

并发症记录表			
并发症名称			
开始发生时间	术后_____小时	术后_____小时	术后_____小时	术后_____小时
结束时间	术后_____小时	术后_____小时	术后_____小时	术后_____小时
特　点	□阵发性 发作次数□□ □持续性	□阵发性 发作次数□□ □持续性	□阵发性 发作次数□□ □持续性	□阵发性 发作次数□□ □持续性
严重程度	□轻 □中 □重	□轻 □中 □重	□轻 □中 □重	□轻 □中 □重
与穿刺的关系	□有关 □可能有关 □无关	□有关 □可能有关 □无关	□有关 □可能有关 □无关	□有关 □可能有关 □无关
转归	□消失 后遗症有□无□ □继续 □死亡	□消失 后遗症有□无□ □继续 □死亡	□消失 后遗症有□无□ □继续 □死亡	□消失 后遗症有□无□ □继续 □死亡
纠正治疗	□是　□否	□是　□否	□是　□否	□是　□否

观察医师签名_____　　　　　　　　日期_____年_____月_____日

第八节 · 穿刺结果预测及规范化的病理报告

患者年龄、PSA、前列腺体积、异常DRE、前列腺癌抗原3（prostate cancer antigen 3,

PCA3）、前列腺健康指数（prostate health index，PHI）等被认为是前列腺穿刺阳性的预测因素；多种量表被用于预测前列腺穿刺结果，但尚无适合中国人且得到多中心验证的量表。

前列腺穿刺病理报告应包括单针病理、Gleason评分及肿瘤百分比，以及穿刺样本总Gleason评分（表12-8-1，表12-8-2）。

表12-8-1 · 前列腺活检的推荐术语

良性/阴性
活动性炎症
肉芽肿性炎
高级别PIN
具有高级别PINATYP，可疑为腺癌
非典型腺体/疑似腺癌的病灶/非典型小腺泡增生，疑似癌症
腺癌，提供类型和亚型
导管内癌

注：PIN，前列腺上皮内瘤变（intraepithelial neoplasia of the prostate）；PINATYP，非典型腺体的前列腺上皮内瘤变（PIN with atypical glands）。

表12-8-2 · 前列腺癌的穿刺病理报告

癌 的 类 型
主要和次要结构的Gleason等级（每针和整体）
高级别癌的百分比（整体）
癌的范围（以毫米或百分比为单位）（每针）
是否存在腺体外浸润、被膜侵犯、精囊侵犯、淋巴血管侵犯，以及导管内癌/筛状结构、神经周围浸润
ISUP等级（整体）
在靶向活检中，每个靶目标的ISUP级别和高级别癌的百分比
在癌阴性靶向活检中报告特定的良性病理，例如，纤维肌肉增生或肉芽肿性炎症（如果存在）

注：ISUP，国际泌尿病理协会International Society of Urological Pathology.

第九节 · 重复穿刺

当第一次前列腺穿刺结果为阴性，但DRE、复查PSA或其他衍生物水平提示可疑前列腺癌时，可考虑再次行前列腺穿刺。

如具有以下情况，则需要重复穿刺：

（1）首次穿刺病理发现非典型腺泡增生（ASAP）或高级别上皮内瘤变（PIN），尤其是多针病理结果如上。

（2）复查PSA > 10 ng/mL。

（3）复查PSA 4 ~ 10 ng/mL，PSA比值、PSAD值、DRE或影像学表现异常，如TRUS或MRI检查提示可疑癌灶，可在影像融合技术下行可疑区域的靶向穿刺。

（4）PSA 4 ~ 10 ng/mL，PSA比值、PSAD值、DRE、影像学表现均正常的情况下，每3个月复查PSA。如PSA连续2次 > 10 ng/mL，或PSA速率（PSAV） > 0.75 ng/（mL·年），需要重复穿刺。

$$PSAV = [(PSA2-PSA1) + (PSA3-PSA2)]/2 \qquad (8)$$

重复穿刺前推荐行多参数MRI检查，基于多参数MRI的靶向穿刺可显著提高重复穿刺阳性率并避免漏诊高危前列腺癌。

关于重复穿刺的时机，两次穿刺间隔时间尚有争议，指南建议3个月或更长，待前列腺组织结构完全恢复。

重复穿刺前如影像学发现可疑灶，应对可疑病灶行靶向穿刺。

第十节 · MRI引导前列腺穿刺活检

前列腺癌的风险分层决定着不同的预后，如何提高csPCa的诊断以及降低不必要的穿刺是临床关注的重点。mpMRI能够提高csPCa的诊断，MRI引导穿刺活检（magnetic resonance guided biopsy，MRGB）日益受到关注，主要包括MRI直接引导穿刺活检（direct in-bore MRGB，inbore-MRGB）、超声引导下MRI-US融合靶向穿刺活检（MRI-ultrasound fusion MRGB，fus-MRGB）和超声引导下MRI-US认知融合穿刺活检（cognitive MRGB，cog-MRGB）。

MRGB主要用于PI-RADS 3 ~ 5分的前列腺。

一、MRI直接引导穿刺活检（inbore-MRGB）

MRI直接引导穿刺具有精准的优势，然而直接引导穿刺要求特制的穿刺活检针，以适应在MRI机房操作，同时因为整个操作过程耗时30 ~ 60分钟，基本很少开展。

（一）术前准备

肠道清洁。

（二）体位

一般采用俯卧位。

（三）操作流程

1. 直肠指检　双手佩戴检查手套，右手示指（食指）涂石蜡或聚维酮碘（碘伏）润滑后进行直肠指检，观察是否触及肿块，判断肿块位置、质地、活动度等，结束指检后观察指套是否沾有血渍。

2. 消毒　使用聚维酮碘（碘伏）消毒，消毒方式同超声引导下经直肠穿刺活检；盆背部放置相控阵线圈。

3. 穿刺取样　活检装置位于双腿之间，并附有直肠插入的导针器。MRI扫查，观察病灶、导针器位置以及两者之间的关系，反复调节活检装置位置至导针器与病灶位置匹配（图12-10-1）。根据病灶大小取样，一般每个病灶2～4针。

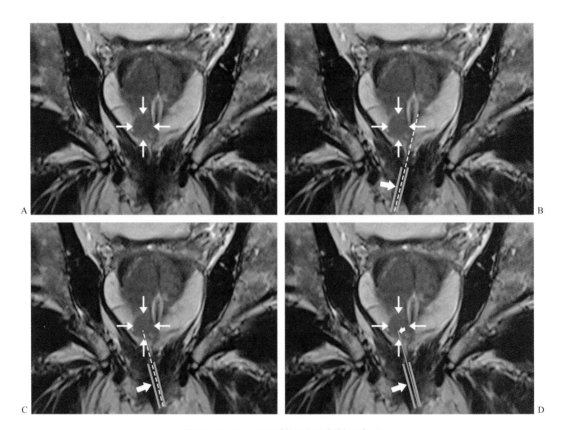

图 12-10-1 · MRI 直接引导穿刺示意图

A. MRI T2WI（冠状面）：前列腺右侧尖部外周带见一低信号占位（箭头），形态规则，边界不清，未见包膜；B. MRI T2WI（冠状面）：导针器（粗箭头）长轴（虚线）与病灶（细箭头）不在同一直线；C. MRI T2WI（冠状面）：调整导针器（粗箭头）的位置，病灶（细箭头）位于导针器长轴（虚线）延长线上；D. MRI T2WI（冠状面）：导针器（粗箭头）引导下，穿刺活检针（短箭头）成功进入病灶（细箭头）穿刺取样

二、超声引导下MRI-TRUS融合靶向穿刺活检（fus-MRGB）

超声融合成像与磁场导航技术（fusion imaging and magnetic navigation）是近年来引入临床的超声诊断及介入治疗辅助技术。该技术通过专用融合成像设备及软件，将CT、MRI、PET/CT等成像的容积数据与超声实时影像进行融合，实现超声影像与CT、MRI、PET/CT等影像实时、同步、同断面显像的一种成像技术。fus-MRGB集合了mpMRI显示前列腺可

疑病灶及超声引导穿刺的优势，能够精准地对可疑病灶进行穿刺活检。fus-MRGB可经直肠也可经会阴穿刺活检。术前、术中及术后的操作步骤同上，MRI-TRUS的匹配融合是fus-MRGB的重点。

（一）MRI-TRUS融合成像的原理

通过一个磁场发生装置，在前列腺周围制造一个恒定的磁场。利用磁场内各点磁力线的向量性特征（各点的磁场方向和场强各不相同），建立一个各点独立的空间坐标系。在此空间坐标系内，前列腺内部和周边结构都具有独一无二的坐标值（x，y，z值）。在此基础上，将MRI图像对应的解剖标志与TRUS图像对应的解剖标志融合配准，即可实现MRI图像与TRUS图像的精准融合和动态同步显示。

（二）常用的MRI-TRUS图像融合方式

1. MRI-TRUS影像手动融合 一般有以下几个步骤。

（1）前列腺MRI检查：患者常规行前列腺MRI检查。如有外置磁导航器模拟磁场，患者可携带定位器行磁共振扫查；如磁共振影像后续可导入超声仪器，也可不需要外置磁导航器及定位器。

（2）MRI数据导入：通过光盘、U盘或PCAS工作站等将DICOM格式的前列腺MRI数据导入超声仪器。

（3）磁导航装置连接：连接磁场发生器及附着于探头的位置传感器，确认磁场发生器与传感器的距离处于合理范围（一般小于40 cm），以及周围无干扰电磁场信号的装置。

融合成像过程中保持患者体位不动，并勿触碰磁场发生器。

（4）配准：采用点面结合或三点一面的原理进行配准。一般选择"一个平面+一个点"的方式完成三维融合。选择可疑病灶在MRI上显示最清楚的成像序列，用于后续与超声图像的融合。通过勾勒前列腺边界（图12-10-2）或使用内部基准标志（如囊肿、钙化等）开始融合配准（图12-10-3）。

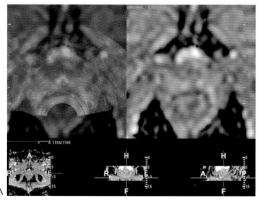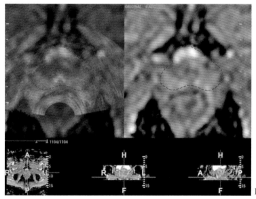

图12-10-2·MRI-US影像融合成像（勾勒边界融合；图左侧为灰阶超声与MRI融合叠加后的图像，图右侧为MRI图像）

A、B. 融合影像（前列腺横断面）：MRI-US融合图像（虚线）与MRI图像（虚线）前列腺尖部被膜相互匹配

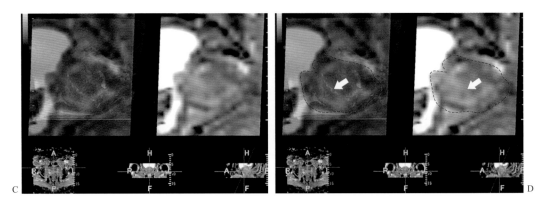

图12-10-2（续）· MRI-US影像融合成像（勾勒边界融合；图左侧为灰阶超声与MRI融合叠加后的图像，图右侧为MRI图像）

C、D. 融合影像（前列腺正中矢状断面）：MRI-US融合图像（虚线）与MRI图像（虚线）尿道（箭头）及被膜（虚线）相互匹配

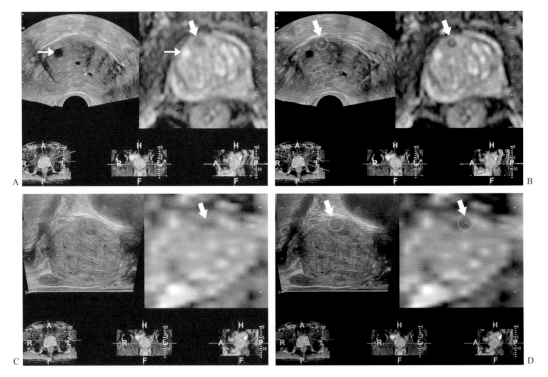

图12-10-3 · MRI-US影像融合成像（内部基准融合；图左侧为灰阶超声图像，图右侧为MRI图像）

A、B. 融合影像（横断面）：灰阶超声图像及MRI图像在前列腺右侧体部内腺可见囊肿（细箭头），两者匹配良好，证明前期US图像及MRI图像配准质量较好。MRI图像上与囊肿同一层面另可见可疑病灶（粗箭头），但超声上无法显示；C、D. 融合影像（矢状面）：超声不可见的病灶，通过与MRI上可疑信号区融合标记，可初步锁定可疑病灶的位置及判断病灶的大小

　　1）锁定初始平面：如采用经直肠双平面探头，可先在MRI上选择前列腺正中矢状断面，然后在超声图像上找到相同平面，将超声图像与MRI图像匹配锁定。

　　2）内部基准标志匹配：在MRI图像上寻找一些特定的解剖定位标志，如囊肿、钙化、被膜、后尿道等。缓慢移动超声探头，在超声图像上找到相同结构后进行匹配。

3）病灶匹配：在MRI图像上找到可疑病灶，标记可疑区后形成三维可疑区。在相应超声断面上寻找可疑区域。

4）病灶确认：变换任意平面显示可疑区位置，反复确认超声图像有无病灶及其特征。必要时可采用双幅测量、图像叠加等功能帮助判断，也可采用融合图像引导下超声造影，进一步确认病灶有无、大小、部位、范围等。

需要注意的是，经直肠探头会对前列腺产生挤压，前列腺的轮廓与MRI图像可能有所差别。目前大部分软件采用的多为"刚性配对"，体积小的内腺病灶超声常难以显示（图12-10-4），而外腺较大体积的病灶（图12-10-5）超声通常容易显示。

部分软件能够采用"弹性配对"，即软件提供弹性图像配准算法，允许通过拉伸mpMR图像进行表面轮廓匹配，以便这些图像能适应在超声图像上看到的前列腺边界。

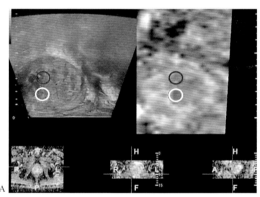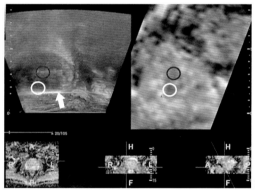

图12-10-4 · MRI-US内腺病灶融合成像（图左侧为灰阶超声图像，图右侧为MRI图像）

A. 融合影像（矢状断面）：两个病灶位于右侧体部内腺（圆圈标记处），体积较小，MRI上表现为低信号，超声上未能显示；B. 融合影像（矢状断面）：在融合影像的引导下对可疑病灶进行穿刺活检，可见穿刺针（箭头）穿过其中一个病灶

2. MRI-US影像软件自动融合　原理及操作前准备同手动融合，不同的是图像配准的方式。超声动态扫查前列腺后，软件可自动生成前列腺三维容积图像，进而勾勒前列腺的边界轮廓，与mpMRI图像自动配准。

三、超声引导下认知融合穿刺活检

超声引导下认知融合穿刺活检（cog-MRGB）是操作医师仔细阅读前列腺MRI影像后，人为主观地在实时超声图像上定位前列腺癌病灶。与fus-MRGB一样，cog-MRGB术前、术中及术后的操作根据穿刺的途径不同（经直肠或经会阴）可参考对应的穿刺章节。

与fus-MRGB不同的是，cog-MRGB需要操作者熟练掌握前列腺MRI的影像表现，操作者首先要准确识别MRI影像，观察并记录可疑病灶位置（如左侧/右侧、尖部/体部/底部、外周带/中央腺、位于前列腺几点钟的位置）。

操作者同时还要测量MRI图像上病灶在横断面上与后被膜及尿道的距离，以及在矢状

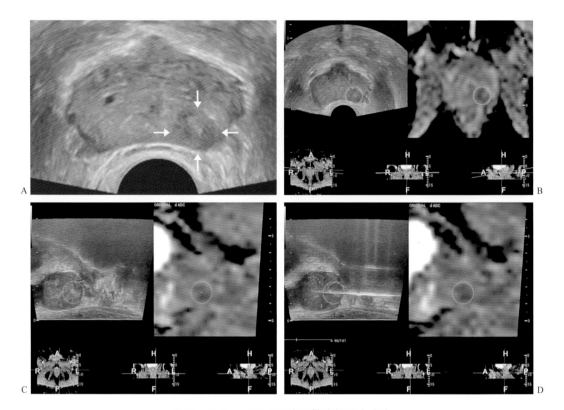

图 12-10-5 · MRI-US 外周带病灶融合成像

A. 灰阶超声（经直肠横断面）：前列腺左侧体部外腺可见一个低回声结节（箭头），形态规则，边界欠清，内部回声均匀；B、C. 融合影像（左侧超声图，右侧 MRI 图）：超声所见病灶与 MRI 可疑区（圆圈）在横断面及矢状断面上均吻合；D. 融合影像（左侧超声图，右侧 MRI 图）：前列腺矢状断面，在融合影像引导下对可疑病灶进行穿刺活检，可见穿刺针穿过病灶

断面与前列腺尖部的距离（图 12-10-6 ～图 12-10-9）。

当病灶毗邻囊肿、增生结节、钙化等超声容易检出的结构时，也可通过在 MRI 上寻找这些结构来认知及识别可疑病变。

操作者根据经验，在超声图像上找到与 MRI 对应的断面，通过前面提到的定性、定量信息来估计病灶的位置。

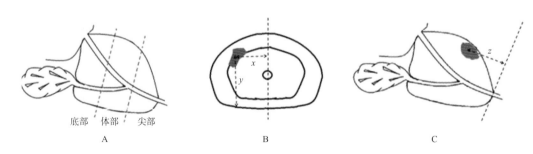

图 12-10-6 · 认知融合示意图

A. 前列腺正中矢状断面，前列腺分为尖部、体部、底部；B. 横断面测量病灶距离尿道的距离（x）、后被膜的距离（y）；C. 矢状断面测量病灶距离尖部的距离（z）

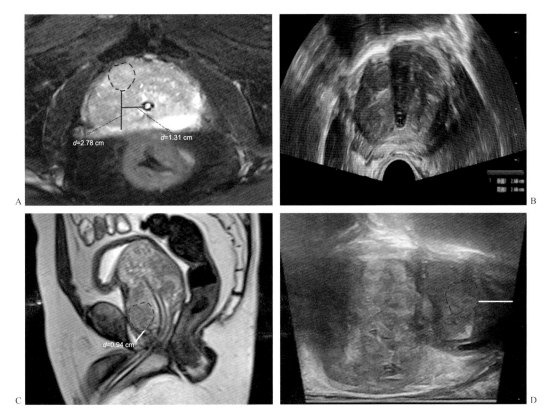

图 12-10-7 · MRI-US 认知融合

A. MRI T2WI（横断面）：病灶（虚线）位于右侧尖部中央腺，呈稍低信号，PI-RADS 3 分；病灶距离尿道 1.31 cm、距离后被膜 2.78 cm；B. 灰阶超声（横断面）：病灶（虚线）呈等回声，测量病灶距尿道及后被膜的距离；C. MRI T2WI（矢状面）：病灶（虚线）距离前列腺尖部 0.94 cm；D. 灰阶超声（矢状断面）：病灶（虚线）呈等回声，测量病灶距前列腺尖部的距离

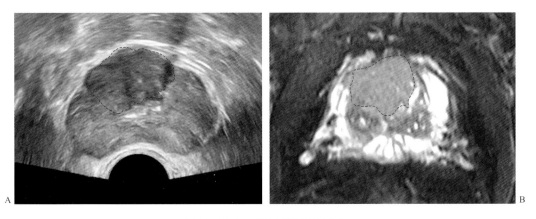

图 12-10-8 · MRI-US 认知融合

A. 灰阶超声（横断面）：前列腺右侧体部内腺见一低回声区（虚线），形态不规则，边界清晰，内部回声均匀；B. MRI T2WI（横断面）：病灶（虚线）位于右侧中央腺，呈低信号，PI-RADS 5 分

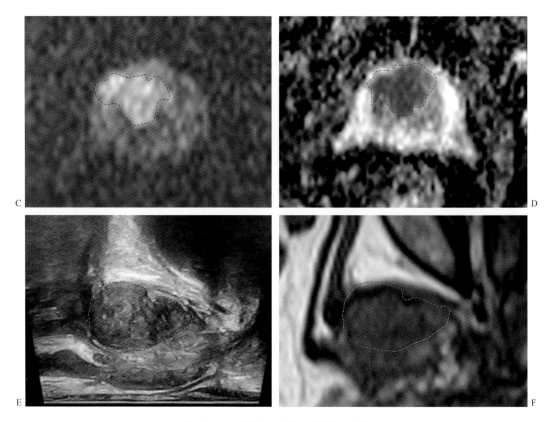

图12-10-8（续）· MRI-US认知融合

C. MRI DWI（横断面）：病灶（虚线）呈高信号；D. MRI ADC图（横断面）：病灶（虚线）呈低信号；E. 灰阶超声（矢状断面）：病灶（虚线）可显示，呈低回声；F. MRI T2WI（矢状面）：病灶（虚线）呈低信号

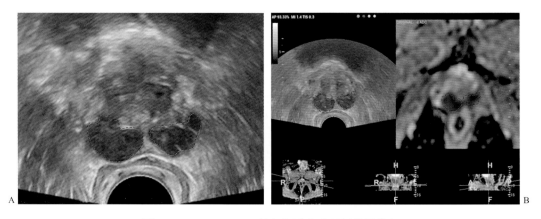

图12-10-9 · MRI-US认知与融合（双侧外周带）

A. 灰阶超声（横断面）：前列腺双侧尖部外腺各见一低回声区（虚线），形态不规则，边界清晰，内部回声不均匀；B. MRI-US融合影像（横断面）：灰阶超声显示的两个病灶（虚线）与MRI显示的两个病灶（虚线）吻合

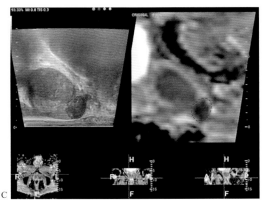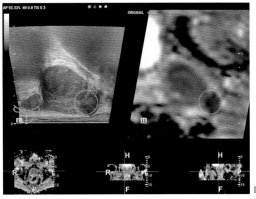

图 12-10-9（续） · MRI-US 认知与融合（双侧外周带）

C. MRI-US 融合影像（矢状面）：灰阶超声显示的病灶（虚线）与 MRI 显示的病灶（虚线）吻合（其中一侧的病灶）；D. 灰阶超声（矢状面）：可疑病灶标记（圆圈），认知融合病灶与 MRI/US 融合病灶吻合（另外一侧的病灶）

四、小结

MRGB 使前列腺穿刺更加精准，提高了前列腺癌的检出率。三种穿刺活检方案各有优势（表 12-10-1），在临床工作中应根据实际情况合理选择穿刺方案。

表 12-10-1 · 融合影像引导穿刺活检与 MRI 引导穿刺活检的比较

项　目	MRI 引导	MRI-TRUS 融合	认知融合
耗　时	最　长	中　等	最　少
精准度	最　高	中　等	中　等
耗　费	昂　贵	中　等	中　等
适　用	MRI-TRUS 融合穿刺阴性，前列腺非常小的病灶；或 MRI-TRUS 融合失败	大多数 PI-RADS 评分 3～5 分的可疑病灶	较大的病灶

MRI-TRUS 融合影像引导穿刺活检提高了前列腺癌的检出，尤其是提高了临床显著性前列腺癌的检出，减少了临床非显著性前列腺癌的检出。

但由于 MRI 会遗漏近 20% 的前列腺癌，MRI-TRUS 融合影像引导前列腺穿刺活检尚不能完全取代系统穿刺活检。

第十一节 · 前列腺穿刺活检的几个问题

一、穿刺针数的选择

目前前列腺穿刺活检多推荐 10～12 针的系统穿刺活检，随着穿刺针数的增加，前列腺癌的检出率并不能随之上升（表 12-11-1）。

表 12-11-1 · 不同穿刺针数的前列腺癌检出率

研 究 者	穿 刺 针 数	前列腺癌检出率（%）
Eskew 等	6	26.1
	13	40.3
Babian 等	6	20
	11	30
Presti 等	6	33.5
	8	39.7
	10	40.2
Naughton 等	6	26
	12	27

对于影像学检查可疑（包括 mpMRI 或 TRUS）的病灶，建议额外穿刺，一般针对每个可疑病灶额外穿刺 2 ~ 4 针。

尽管前列腺癌好发于外周带，但近年来的临床结果发现，移行区前列腺癌的占比越来越高。对于体积较大的前列腺，12 针穿刺阳性率更高，同时移行区的穿刺也必不可少。

穿刺针数的增加在一定范围内提高了前列腺癌的检出率，但增加穿刺针数增加了操作时长、并发症风险，加重了患者的经济负担；穿刺针数的增加也有可能会检出更多临床非显著性前列腺癌。

对于超声图像上发现可疑低回声区的前列腺癌患者，我们的研究结果发现，如系统穿刺联合靶向低回声区穿刺，6 针与 12 针的系统穿刺方案之间前列腺癌的检出率无明显差异。因此，对于超声上发现明显低回声可疑结节的前列腺癌患者，可考虑减少到 6 针穿刺 + 低回声区穿刺，如此可降低并发症的发生和减轻患者经济负担。

二、Gleason 评分在穿刺标本与手术标本之间的一致性

穿刺病理 Gleason 评分与手术病理最终的 Gleason 评分之间可能存在差别，据报道，两者 Gleason 评分不一致的发生率为 31.0% ~ 62.8%。不一致的主要原因如下。

（1）穿刺组织条难以反映前列腺整体情况。

（2）导致 Gleason 评分不一致的最大原因是对 Gleason 4 级的判读，如穿刺病理显示为 3 级，手术病理显示为 4 级或相反。

Rajinikanth 等通过 15 年的随访，发现穿刺与手术病理吻合的比例为 69%，病理升级（穿刺＜手术）为 26%，病理降级为 5%；一项来自澳大利亚的研究发现穿刺与手术病理吻合率为 54.5%，病理升级为 31.1%，病理降级为 14.3%。

（3）值得注意的是，目前 MRI-TRUS 融合影像引导靶向穿刺可能会导致穿刺病理

Gleason评分高于手术病理Gleason评分，导致不必要的治疗。

单独MRI-TRUS融合影像引导靶向穿刺一方面会漏诊一部分前列腺癌，另一方面会过度诊断一部分前列腺癌，MRI-TRUS融合影像引导靶向穿刺联合系统穿刺在未来很长一段时间内或许仍是最佳选择。

三、移行区穿刺的必要性

移行区穿刺的价值存在争议，既往研究多显示增加移行区穿刺活检并不能提高前列腺癌的检出，移行区穿刺的价值有限，其原因可能是移行区体积大、穿刺活检遗漏了病变区域。

然而，尽管前列腺癌好发于外周带，有25%～40%的前列腺癌发生于前列腺移行区与中央区。

此外，随着MRI-TRUS融合影像引导穿刺活检越来越多应用于临床，移行区穿刺活检检出前列腺癌的概率越来越高。

移行区的穿刺以及穿刺方案目前尚无定论，MRI-TRUS融合影像引导移行区穿刺活检是一个重要的发展方向。

四、经直肠或经会阴穿刺活检漏诊原因分析

无论是经直肠穿刺活检还是经会阴穿刺活检都存在一定的缺陷，会漏诊20%～47%的前列腺癌。

经直肠穿刺活检时，活检针穿过直肠壁，取样多在前列腺背侧，会遗漏前列腺前叶、尖部、尿道前后方的病灶；同时穿刺针取样长度有限，穿刺针与穿刺针之间的间隙（类似层厚）等原因可能会遗漏部分病灶（图12-11-1）。

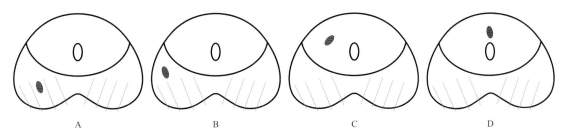

图12-11-1 · **经直肠穿刺容易漏诊部位示意图**

A. 病灶位于针道之间；B. 病灶位于针道前方，超过取样长度；C. 病灶位于前叶，超过取样长度；D. 病灶位于尿道前方，取样困难

经会阴穿刺活检时，活检针经会阴-皮下软组织，取样多在前列腺下半部分，会遗漏前列腺底部、尿道前后方的病灶。与经直肠穿刺活检一样，由于穿刺针道间存在间隙，可能会遗漏部分病灶（图12-11-2）。

除了遗漏前列腺癌外，系统穿刺可能遗漏病灶中侵袭程度较高的部分，同时增加了非显著性前列腺癌的偶然检出（图12-11-3）。

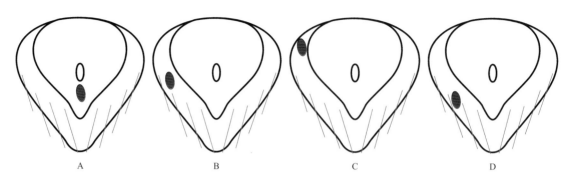

图 12-11-2 · 经会阴穿刺漏诊示意图

A. 病灶位于尿道下方，取样困难；B. 病灶位于针道前方，超过取样长度；C. 病灶位于底部，超过取样长度；D. 病灶位于针道之间

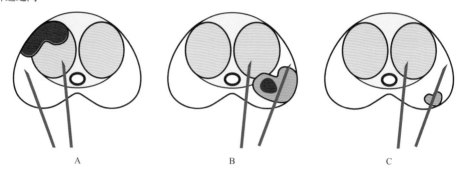

图 12-11-3 · 系统穿刺缺点示意图

A. 漏诊临床显著性前列腺癌；B. 未取样到病灶侵袭性高的部分；C. 增加了临床非显著性前列腺癌的偶然检出（粉红色代表前列腺癌，深红色代表临床显著性前列腺癌）

五、融合影像引导的必要性

如前所述，前列腺常规穿刺活检漏诊率可能高达20% ～ 47%。MRI-TRUS融合影像引导穿刺活检能够弥补系统穿刺的缺点，不但能够对系统穿刺活检容易漏诊的部位穿刺，提高临床显著性前列腺癌的检出率，同时能够减少非临床显著性前列腺癌的检出。

然而单独MRI-TRUS融合影像靶向穿刺活检不但可能过度诊断前列腺癌，同时会遗漏部分临床显著性前列腺癌。系统穿刺联合MRI-TRUS融合影像靶向穿刺活检是目前推荐的最佳穿刺方案。

MRI-TRUS融合影像靶向穿刺活检在不同PSA水平中的价值：同济大学附属第十人民医院的一组资料发现，当PSA值为10 ～ 20 ng/mL时，联合系统穿刺活检与靶向穿刺活检效果更佳；当PSA > 20 ng/mL或PSA < 10 ng/mL时，系统穿刺活检与融合靶向穿刺活检在前列腺癌检出率方面无显著性差异。以上结果为进一步优化靶向穿刺提供了新的思路和方案。

六、饱和穿刺活检的必要性

鉴于系统穿刺活检会遗漏部分区域，导致前列腺癌漏诊，有学者提出所谓饱和穿刺活检的替代方案。前列腺饱和穿刺活检指的是穿刺针数超过18针，最大可能地对前列腺进行穿刺取样。

一部分研究指出饱和穿刺活检能够提高前列腺癌的检出率，对于活检阴性但临床高度怀疑前列腺癌的患者具有一定的价值。然而饱和穿刺活检需要静脉麻醉，穿刺针数的增加可能导致并发症增多，同时会检出更多的非临床显著性前列腺癌，导致了过度的治疗，因此饱和穿刺近年来逐渐被淘汰。

七、使用模板穿刺活检的必要性

经直肠超声引导经会阴使用模板穿刺活检指的是在超声探头上装配一个穿刺模板，模板上均匀分布进针孔，通过模板进针取样能够达到均匀取样的目的，是饱和穿刺活检的首选穿刺方案（图12-11-4）。使用模板穿刺活检对操作者依赖性小，重复性好。

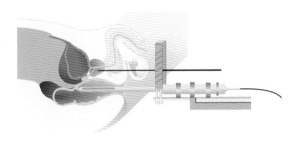

图12-11-4·经直肠超声引导经会阴模板穿刺活检

目前已实现了在超声扫查前列腺后进行三维超声重建，然后三维超声图像与MRI图像自动匹配。之后采用人工智能自动计算通过模板的穿刺路径，经人工审核确定后开始穿刺，最终实现精准穿刺。

八、明确治疗疗效的穿刺活检

部分失去了手术治疗机会的前列腺癌患者或不能手术治疗的患者通常会选择内分泌治疗、化疗、靶向治疗及放疗。

在实施局部或全身治疗后，需要明确前列腺的变化时，可行前列腺穿刺活检。

穿刺活检能够评估前列腺癌内分泌治疗后的分期，对部分生化复发的前列腺癌能够通过穿刺活检明确诊断，有助于进一步基因检测以制订下一步治疗方案（图12-11-5，图12-11-6）。

九、穿刺活检后改变

前列腺穿刺活检后前列腺组织会发生改变，如水肿、出血等。超声表现为前列腺回声不均匀，MRI可表现为不均质低或高信号（图12-11-7），影响了MRI图像的判读，因此建议MRI检查在穿刺活检前进行。

一般情况下，超声引导下前列腺穿刺活检后前列腺超声表现无明显变化，少数穿刺活检后活检取样路径上有时会出现条状高回声（多为气体影）及无回声（多为针道影）（图12-11-8，图12-11-9），一般无特殊不良后果。

前列腺周围软组织出血后会出现血肿，呈高低混杂回声（图12-11-10）。当穿刺损伤较大血管时，前列腺内部及周边出血，可表现为局部无回声区，穿刺术中及术后应注意扫查，排除以上并发症的风险。

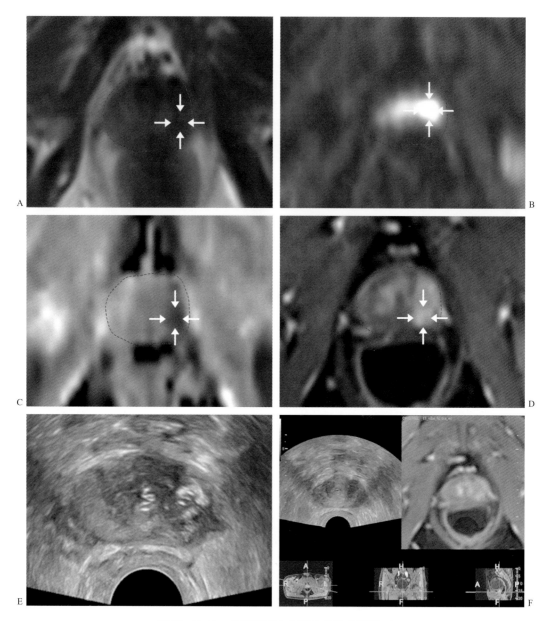

图 12-11-5 · 前列腺癌内分泌治疗后（案例 1）

前列腺癌内分泌治疗后激素抵抗，伴远处转移，进入转移性去势抵抗性前列腺癌阶段。穿刺活检病理提示退行性变，病理分期 Crook C2N2。A. MRI T2WI（横断面）：前列腺体积缩小，病灶（箭头）位于左侧外周带，呈低信号；B. MRI DWI（横断面）：病灶（箭头）呈显著高信号；C. MRI ADC 图（横断面）：病灶（箭头）呈低信号；D. MRI DCE（横断面）：增强后，病灶（箭头）明显强化；E. 灰阶超声（横断面）：前列腺内未见明显肿块样回声；F. MRI-TRUS 影像融合（横断面）：超声图未见 MRI 所示可疑病灶

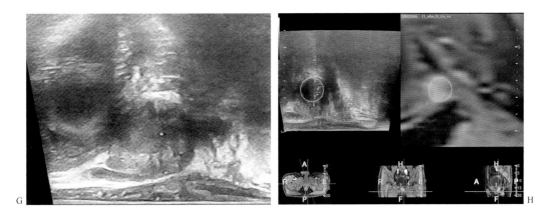

图12-11-5（续）· 前列腺癌内分泌治疗后（案例1）

G. 灰阶超声（矢状断面）：前列腺内未见明显病灶；H. MRI-TRUS影像融合（矢状断面）：发现并标记可疑病灶（圆圈）

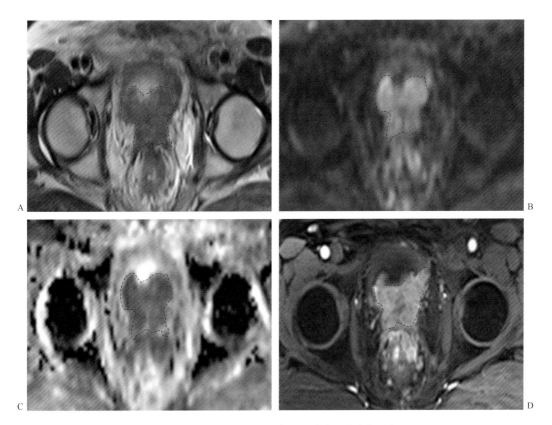

图12-11-6 · 前列腺癌内分泌治疗后（案例2）

前列腺癌内分泌治疗后PSA持续升高，穿刺活检病理提示未见明显退变，病理提示前列腺癌，Gleason 4+5。A. MRI T2WI（横断面）：前列腺形态失常，呈弥漫性低信号。与精囊、直肠分界不清，整体为不规则低信号（虚线）；B. MRI DWI（横断面）：病灶（虚线）呈稍高信号；C. MRI ADC图（横断面）：病灶（虚线）呈显著低信号；D. MRI DCE（横断面）：增强后，病灶（虚线）整体强化

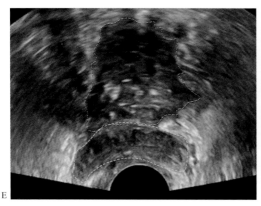
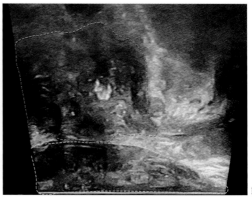

图12-11-6（续）· 前列腺癌内分泌治疗后（案例2）

E. 灰阶超声（横断面）：前列腺（红色虚线）形态不规则，内外腺分界不清。前列腺整体呈弥漫性低回声，与精囊（黄色虚线）分界不清；F. 灰阶超声（矢状断面）：前列腺（红色虚线）与直肠（黄色虚线）分界不清

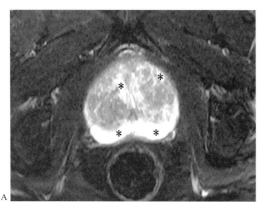
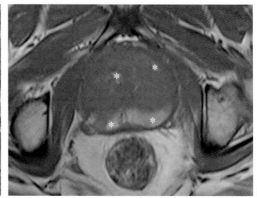

图12-11-7· 前列腺穿刺活检后出血改变

A. MRI T2WI（横断面）：前列腺信号不均匀，内见多发高信号（星号）；B. MRI T1WI（横断面）：前列腺信号不均匀，内见多发高信号（星号）

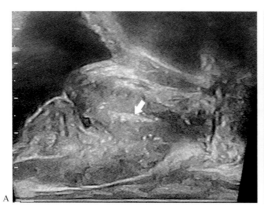
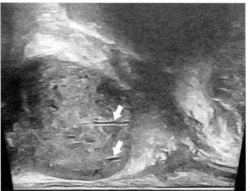

图12-11-8· 前列腺穿刺活检后改变

A. 灰阶超声（经直肠双平面线阵探头）：前列腺移行区穿刺活检后穿刺路径见条状气体高回声（箭头）；B. 灰阶超声（经直肠双平面线阵探头）：前列腺穿刺采用18G活检针穿刺活检后，穿刺路径可见针道的带状无回声（箭头）

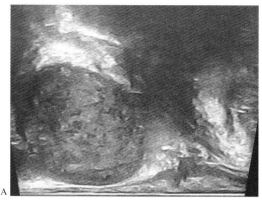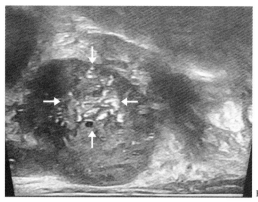

图 12-11-9 · 前列腺穿刺活检术后改变

A. 灰阶超声（经直肠双平面线阵探头）：前列腺穿刺活检术前，前列腺内部回声均匀；B. 灰阶超声（经直肠双平面线阵探头）：前列腺穿刺活检术后，移行区残留少许气体，回声紊乱，呈高低回声混杂改变

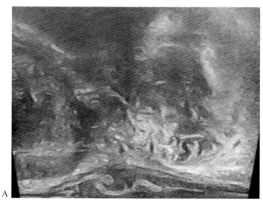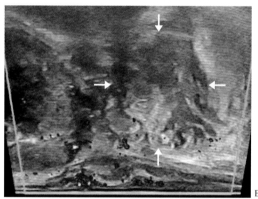

图 12-11-10 · 前列腺穿刺活检后血肿

A. 灰阶超声（经直肠双平面线阵探头）：尿道海绵体周边见高低混合回声，形态不规则，边界清晰，内部回声不均匀；B. CDFI（经直肠双平面线阵探头）：血肿内部（箭头）未见明显血流信号

十、穿刺活检后 Gleason 评分与前列腺癌患者的管理

Gleason 评分与前列腺癌的预后直接相关，为前列腺癌的管理提供了很好的依据。

（一）主动监测

Gleason 评分 ≤ 3+3 者为临床非显著性前列腺癌，死亡率低。考虑到积极治疗导致的相关并发症以及对生活质量的影响，患有低危前列腺癌男性的主要风险是过度治疗。

针对临床非显著性前列腺癌，有专家提出主动监测（active surveillance）的观点。

主动监测旨在避免对不需要立即治疗的局灶性前列腺癌进行治疗，但同时为最终需要治疗的患者提供正确的治愈性治疗时机。患者通过结构化的监测计划保持密切监测，定期随访包括血清 PSA 检测、临床体格检查、mpMRI 成像和重复前列腺活检等。

适合主动监测的标准包括：① ISUP 1 级。② 临床分期 cT1c 或 cT2a。③ PSA < 10 ng/mL 和 PSA 密度 < 0.15 ng/mL^2。

主动监测患者的长期总生存率较高，10年生存率为85% ~ 100%。然而，超过1/3的患者在随访期间被"重新分类"，其中大部分患者因疾病升级、疾病程度增加、疾病分期、进展或患者意愿而接受治愈性治疗。

主动监测需要注意的是患者的选择、随访策略（包括影像检查的频次和类型，如mpMRI成像或US成像；重复前列腺活检的类型和频率，如MRI靶向活检或经会阴模板活检；使用PSA动力学和密度的变化；以及临床随访的频次等）。

（二）观察等待

观察等待（watchful waiting）是指对从一开始就被认为不适合治愈性治疗的患者进行保守治疗，在临床上观察患者是否出现局部或全身进展并伴有（即将发生的）与疾病相关的主诉，然后在该阶段接受姑息治疗以维持生活质量。

观察等待与主动监测是延缓治疗的两种主要方式（表12-11-2）。

表12-11-2 · 主动监测与观察等待的比较

项　目	主 动 监 测	观 察 等 待
治疗目的	治愈	姑息治疗
随　访	预先制订时间	患者特异性
使用的评估/指标	DRE、PSA、mpMRI、重复活检	非预先定义，取决于疾病进展
预期寿命	>10年	<10年
目　标	在不影响生存的情况下，最大限度地减少治疗相关毒副作用	最小化治疗相关毒副作用
适用人群	低危患者	适用于各个阶段的患者

第十三章
超声在前列腺外科手术前后的应用

第一节 · 超声在术前评估中的应用

由于超声检查安全无创、无辐射且方便快捷，现已被广泛应用于前列腺外科手术的术前评估。超声能在术前对前列腺的形态、体积、血流、硬度、对尿道的压迫情况及周围器官累及情况等多个方面综合评估前列腺，为临床医生提供更多更精确的信息，帮助确定手术方案。

一、超声在BPH术前评估中的应用

（一）针对良性前列腺增生程度的评估

1. 前列腺体积的评估　经直肠超声能够较精确地测量前列腺整体及内腺的前后径、左右径及上下径，并通过体积计算公式估算出前列腺的体积。前列腺体积大于30 mL被认为是前列腺手术的有效参考指标之一。

2. 膀胱内前列腺突出度（intravesical prostatic protrusion，IPP）的评估　前列腺增生突入膀胱时可通过IPP来评估BPH的程度。IPP的测量方法为：在膀胱容量150 ～ 250 mL的情况下，在正中矢状平面上测量前列腺突入膀胱顶点到膀胱颈的垂直距离即为IPP长度（图13-1-1）。

国际上一般把IPP的长度分为三级：Ⅰ级（IPP < 5 mm）、Ⅱ级（IPP ≤ 10 mm）和Ⅲ级（IPP > 10 mm）。该指标对诊断BPH有100%的阳性预测值和100%的特异性，也可鉴别男性下尿路梗阻（lower urinary tract symptoms，

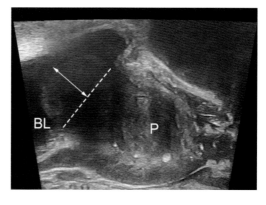

图13-1-1 · IPP的测量（双箭头实线所示）

灰阶超声（双平面线阵探头正中矢状断面）：前列腺突入膀胱顶点到膀胱颈的垂直距离即为IPP长度。P：前列腺；BL：膀胱

LUTS）的病因。

3. 针对前列腺尿道角的评估　前列腺尿道自前列腺底部向前列腺尖部走行，至近精阜处会形成一定角度，从正中矢状断面精阜处分别做到前列腺部尿道始端和终端的连线，测定两条连线夹角即为前列腺尿道角。

研究表明，相较于前列腺的体积，前列腺尿道角与最大尿流率（Qmax）的相关性更高，更能反映下尿路梗阻症状的严重程度。目前国内比较认可的前列腺尿道角的截断值为35°，角度越大下尿路梗阻症状越重（图13-1-2）。

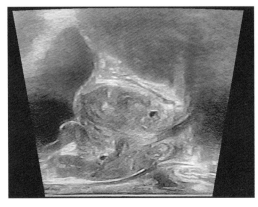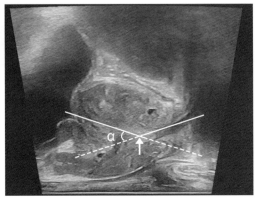

图13-1-2 · 前列腺尿道角（角α）

灰阶超声（双平面线阵探头正中矢状断面）：从精阜（箭头）处分别做到前列腺部尿道始端和终端的连线，测定两条连线夹角即为前列腺尿道角（α）

4. 膀胱最大容量和膀胱残余尿的测定　BPH的进展会影响肾脏和膀胱的功能。通过测量膀胱的最大尿容量和排空小便后的膀胱残余尿量可以估计前列腺增生对排尿和膀胱功能的影响。

5. 观察BPH可能的合并症　当BPH较为严重时，可能会出现各种合并症，如尿潴留、复发性血尿、尿路感染、膀胱结石和膀胱憩室等。这些合并症的出现往往意味着BPH程度较为严重，需要进行相应的干预和处理。超声检查可以方便快捷并且准确地发现这些合并症，并对治疗的效果进行随访。

（二）针对前列腺血流的评估

超声可以通过彩色多普勒或超声造影等方式对前列腺的血流信息进行评估。通过评估，术前能够对结节的良恶性做出初步判断。同时，通过术前与术后的血流情况比较，能够对诸如前列腺热消融或冷冻治疗的效果进行判断及随访。

二、超声在前列腺恶性肿瘤术前评估中的应用

（一）针对前列腺癌被膜浸润及周围器官累及情况的评估

随着超声技术的发展，超声的分辨率越来越高，经直肠超声能够在术前对前列腺的被膜完整度以及精囊的受累情况进行评估，同时还能评估周围器官诸如膀胱或直肠是否受到

前列腺癌的侵犯（图13-1-3）。

前列腺弹性超声弹性模量值还可以在一定程度上对前列腺癌是否存在被膜及精囊的浸润进行预测，进一步辅助诊断术前病理分期。

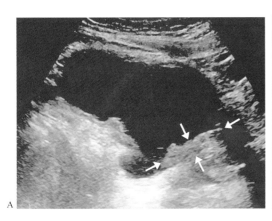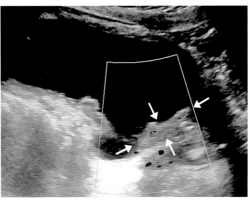

图 13-1-3 · 前列腺癌侵犯膀胱

患者男性，56岁，确诊前列腺癌半年余，现内分泌治疗中，PSA：0.44 ng/mL。A. 灰阶超声：膀胱内见一低回声病灶，形态欠规则，内部回声欠均匀，与前列腺分界不清（箭头）；B. CDFI：病灶内部可见血流信号（箭头）。手术病理证实，病灶为前列腺癌侵犯膀胱

（二）针对前列腺癌淋巴及远处转移的评估

前列腺癌不仅会发生局部浸润，也可发生远处转移和淋巴转移。远处转移最常见为骨转移，其次为肺和肝转移（图13-1-4）。

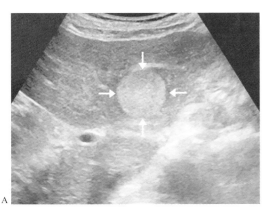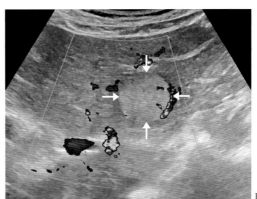

图 13-1-4 · 前列腺癌肝转移

患者男性，80岁，因前列腺癌根治术后7年余发现肝占位入院；PSA：967ng/mL（↑）。A. 灰阶超声：肝左叶见一个高回声区（箭头），边界清晰，形态尚规则，内部回声均匀，周边可见低回声声晕；B. CDFI：病灶内部及周边见少许血流信号（箭头）

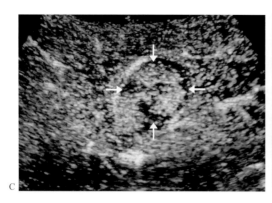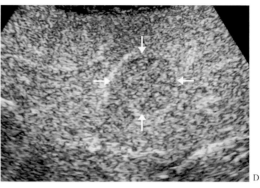

图13-1-4（续）· 前列腺癌肝转移

C. 超声造影：动脉期（20 s）病灶（箭头）呈周边环状高增强，内部呈不均匀增强；D. 超声造影：门脉期（60 s）病灶内造影剂逐步廓清，呈均匀低增强（箭头）。穿刺活检病理证实为前列腺癌肝转移

第二节 · 超声在术中的应用

超声检查由于具有能够实时显像的优势，现已被广泛应用于泌尿外科手术的术中引导及定位。由于超声探头分类繁多，术中超声引导及定位的方式也多种多样，可以依据现场的需求灵活变换。本节将就几个较为常用的术中超声技术进行介绍。

一、超声引导下精囊镜检查

近20年来，泌尿外科内镜技术得到飞速发展。随着内镜设备的改进和手术技巧的提高，目前经尿道内镜手术日趋成熟并趋向于精细化，输尿管镜技术已是常规手术。内镜技术逐渐成熟后，有少数学者开始利用更为纤细的内镜进入精囊或射精管等以诊治相关病变，因此精囊镜应运而生。然而由于射精管开口较小，精囊镜进入较为困难，该技术一直无法广泛应用及大规模推广。

超声引导可以在一定程度上解决这个问题。通过经直肠超声的引导，外科医生可以清楚地看到精囊镜在尿道中的位置，配合注水等操作，甚至可以清楚显示射精管的位置，让临床医生的操作更有信心。同时，超声引导可以清楚地观察精囊镜与直肠或精囊边界的关系，实时监护手术过程，降低由于操作带来的不必要损伤的风险（图13-2-1）。

二、超声腹腔镜探头辅助切除前列腺

在微创手术机器人辅助前列腺根治术（Robot-assisted laparoscopic radical prostatectomy，RALRP）中，医生通过腔镜观察病灶及周边组织，然后进行相应的手术操作。术中针对前列腺周围组织内部血管神经束的保护一直是临床医生关注的问题。术中操作不当损伤周围组织、血管及神经束可能会对患者术后的排尿及性功能造成不可挽回的影响。然而，内镜对上述结构观察有限，因此需要额外的方式进行辅助观察，减少在切割过程中对以上结构的损伤。

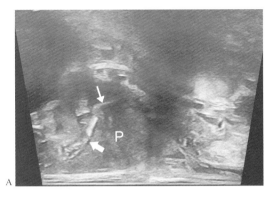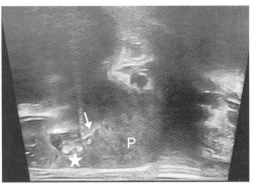

图13-2-1·超声引导下精囊镜检查

A. 灰阶超声（经直肠矢状断面）：通过注水，射精管在超声下可显示（粗箭头），精囊镜（细箭头）在超声引导下精确进入射精管开口；B. 灰阶超声（经直肠矢状断面）：精囊镜（细箭头）成功进入精囊，精囊中充满高回声结石影（星号）

　　超声检查能够实时、动态观察前列腺周围组织，降低损伤的发生，提高手术精确性。微创手术机器人和患者之间的空间较小，很难通过人手持直肠超声探头进行手术部位的跟踪。腔内探头技术的发展和应用在一定程度上解决了以上问题，得到了临床医生的认可，并已广泛应用于国内外的RALRP手术中。

第三节·超声在术后随访中的应用

　　前列腺术后，超声能够对前列腺的体积、形态、膀胱残余尿等多方面反复多次动态地评估。同时可以观察是否存在术后并发症，以及疾病有无复发或进展。本节将就超声在外科手术后的随访过程中的作用做一个简单介绍。

一、经尿道前列腺电切术及前列腺癌根治术后的正常超声表现

　　经尿道前列腺电切术（transurethral resection of the prostate，TURP）主要适用于治疗前列腺体积在80 mL以下的BPH患者。其原理是电切镜经尿道将部分增生的前列腺组织切除，解除尿道的梗阻。该手术是治疗BPH的"金标准"，手术方式较成熟，应用也较广泛。TURP术后，超声能够观察到相应的改变（图13-3-1）。

　　前列腺癌根治术（resection of the prostate，RP）作为治疗前列腺癌的重要组成部分，已在国内外广泛开展。该手术可以通过开腹或腹腔镜进行，现阶段也是较为成熟的前列腺手术方式之一。

　　前列腺癌根治术后，超声检查表现为前列腺区无前列腺显示（图13-3-2）。

二、前列腺外科手术后并发症的超声表现

　　前列腺外科手术后可能发生一些并发症，超声检查能够针对其中部分并发症，例如术后出血及尿道狭窄（图13-3-3）等进行诊断及随访。

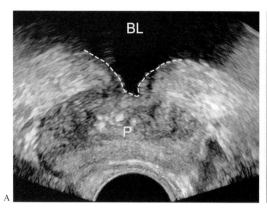
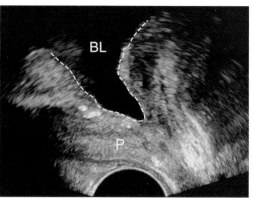

图13-3-1 · 经尿道前列腺电切术后正常超声表现

A. 灰阶超声（经直肠斜冠状断面）：前列腺和膀胱交汇处部分前列腺缺如（虚线）；B. 灰阶超声（经直肠矢状断面）：尿道前列腺部呈"V"形增宽，前列腺部分缺如（虚线）

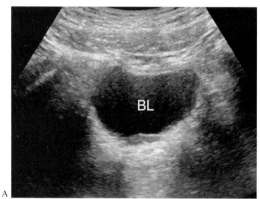
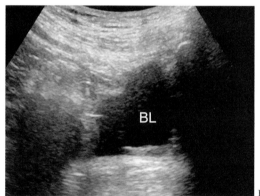

图13-3-2 · 前列腺癌根治术后正常超声表现

A、B. 灰阶超声：前列腺癌根治术后，原前列腺区未见前列腺组织。BL. 膀胱

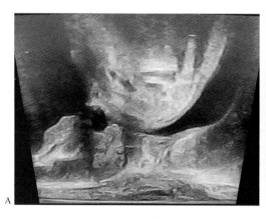
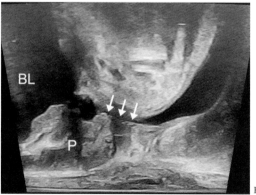

图13-3-3 · 经尿道前列腺切割术后尿道狭窄

患者TURP术后排尿困难，临床医生怀疑尿道狭窄。由于患者症状明显，遂行姑息性膀胱造瘘术缓解症状。A、B. 灰阶超声（经直肠矢状断面）：通过造瘘口向膀胱内注水，同时在尿道外口向尿道内注水后，尿道前列腺部下段及尿道膜部（箭头）无扩张，呈线样狭窄。BL. 膀胱；P. 前列腺

三、前列腺癌外科手术后复发及进展的超声表现

前列腺癌术后，可能出现复发或进展。超声能够连续动态地观察病灶及切口周围的组织，及时发现复发及进展的情况（图13-3-4）。

同时，超声引导下的穿刺活检能够进一步明确性质，为后续的治疗方案提供依据。

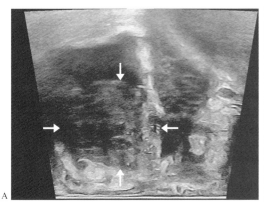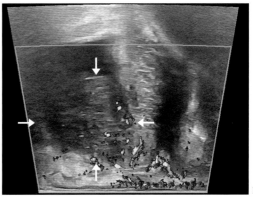

图13-3-4 · 前列腺癌复发

患者男性，81岁，前列腺癌根治术后8年余，因上腹部不适半年余入院，PSA：147 ng/mL（↑）。A. 灰阶超声（经直肠矢状断面）：尿道内口附近见一混合回声区（箭头），边界不清晰，形态不规则，内部回声不均匀，内见点状强回声；B. CDFI：病灶周边见血流信号（箭头）。穿刺病理证实为前列腺癌复发

第十四章
超声在良性前列腺增生治疗中的作用

第一节 · 经会阴良性前列腺增生激光消融术

BPH导致的尿频、尿急、尿失禁等一系列临床表现统称为下尿路症状（lower urinary tract symptoms，LUTS），给患者的生活带来诸多不便。

一、激光消融原理

激光消融作为一项新兴的微创介入治疗手段，已经在临床上得到广泛应用。其原理是通过影像引导将激光投射至靶组织，通过热效应使组织变性、凝固或气化，从而达到灭活组织的目的。灭活的组织经过机体吸收代谢后，逐渐缩小甚至消失。

二、激光消融优点

激光能量集中，局部迅速升温，会在光纤前端形成一个椭圆形热场，消融范围易控制。

三、经会阴前列腺激光消融步骤

BPH激光消融是通过TRUS引导经会阴部穿刺将激光光纤（图14-1-1A～B）置入前列腺内，精确引导布针，保证与尿道、直肠、膀胱的安全距离（图14-1-1C～D）。

消融时一般要求前列腺双侧叶对称布针，尽量保证双侧叶达到相同消融范围，目的是使压迫尿道周围的前列腺组织灭活、吸收，从而精准、微创地解除局部压迫症状，提高患者的生活质量。

四、超声造影在经会阴BPH激光消融术中的作用

超声造影具有实时、安全、可重复性强等优点，其有助于术前评估前列腺左右侧叶对称性、术中精准判断消融疗效以及术后随访。术后即刻超声造影评估消融灶大小、范围和双侧对称性，术后2～3个月评估消融灶吸收情况（图14-1-2）。

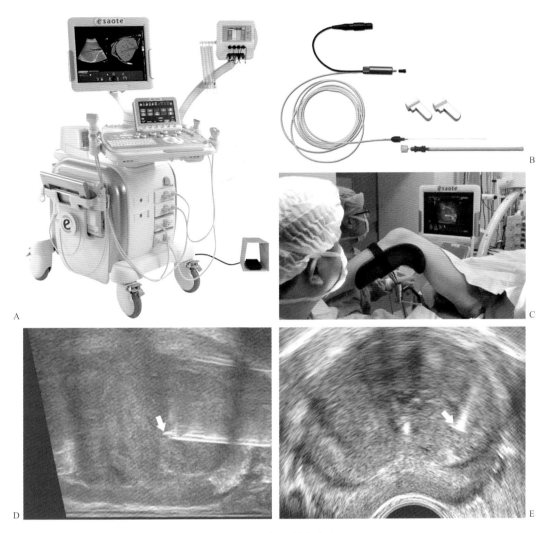

图 14-1-1·经会阴激光消融 BPH

A. 超声激光一体仪；B. 激光光纤（配 21G PTC 针）；C. 经会阴激光消融 BPH 术中操作；D. 灰阶超声（经直肠矢状断面）：超声引导经会阴穿刺置入激光光纤于前列腺内部，光纤头端（箭头）距离前列腺底部 27 mm；E. 灰阶超声（经直肠横断面）：前列腺左侧叶可见激光光纤头端显示，呈强回声光点（箭头），距尿道 12 mm，距前列腺被膜 9 mm

五、前列腺激光消融临床价值

经会阴 BPH 激光消融术相较于 TURP，术前准备及手术操作难度明显减低，不通过尿道和直肠，能够有效减少术后感染的发生。2017 年，意大利学者 Patelli 等首次报道了 18 例经会阴激光治疗 BPH，术后无严重并发症发生。术后随访 3 个月，国际前列腺症状评分（international prostate symptom score，IPSS）、生活质量评分（quality of life，QoL）和最大尿流率等指标均较术前改善。

2021 年一项发表于《欧洲泌尿杂志》的单中心前瞻性研究结果显示，经会阴 BPH 激光消融术后 6 个月时，患者 IPSS 评分减少了 13.1，最大尿流率从 9.2 mL/s 提高到 13.9 mL/s，

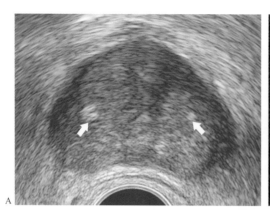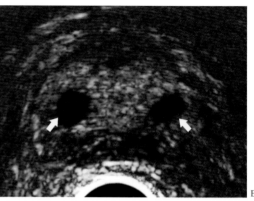

图 14-1-2 · 经会阴 BPH 激光消融术后 2 个月复查（杭州市第一人民医院孔凡雷供图）

A. 灰阶超声（经直肠横断面）：前列腺双侧叶见高回声（箭头）消融灶；B. 超声造影：增强晚期（41 s）消融灶（箭头）无增强，范围大于灰阶所见

QoL 评分从 4.1 降低到 1.7。患者围手术期及 6 个月随访过程中没有出现射精功能障碍和其他严重并发症。

目前经会阴激光消融 BPH 的报道相对较少，临床疗效还需要通过扩大样本量的多中心临床研究进一步验证。

第二节 · 超声在其他良性前列腺增生微创治疗术中的应用

一、其他 BPH 微创治疗技术

（一）经尿道前列腺电切术及其衍生术式

除药物以外，手术治疗是 BPH 发生临床进展后的主要治疗手段，经尿道前列腺电切术（TURP）被公认是治疗 BPH 的经典微创术式。

TURP 主要是通过高频电流发生器生成的不同波形的高频电流施行治疗（图 14-2-1），不仅能有效切割组织，还能电凝止血。

TURP 与传统开放性手术相比，优点在于创伤小，不需要开放切口，术后恢复快，出血量较小，手术安全性较高；术后尿道狭窄、出血以及膀胱颈挛缩等并发症发生率较低。

但 TURP 术式仍存在许多术中及术后的相关并发症，如术中使用 5% 甘露醇或葡萄糖液等非电解质灌洗液，其大量吸收可致体内水电解质平衡失调，甚至出现经尿道电切术综合征；前列腺被膜穿孔导致尿外渗；术中出血以及术后继发性出血；高温可致尿道灼伤，术后发生尿道狭窄；膀胱颈挛缩等。以上并发症虽然较开放性手术明显降低，但总体发生率还是偏高。同时部分患者还因并发症或前列腺残留过多需再次手术进行补救。

随着技术的发展，现阶段也出现了一些 TURP 的衍生术式。例如，经尿道前列腺气化电切术、经尿道前列腺等离子双极电切术、经尿道等离子前列腺剜除术和经尿道前列腺切开术等。这些术式对 TURP 的不足之处进行了一定的改进，手术时间更短，术后并发症更少。

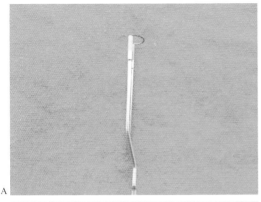

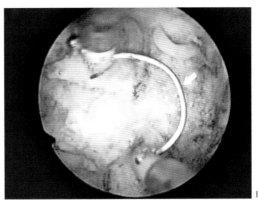

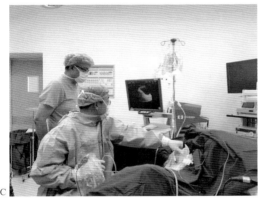

图 14-2-1 · TURP 术中操作

A. 环形电极；B. 膀胱镜下环形电极（箭头）清晰显示，术中出血少；C. 经 TURP 术中操作（经腹部超声实时监测）

针对中重度的 BPH，也可以采用诸如经尿道等离子前列腺剜除术等术式，能取得较好的治疗效果。

（二）经尿道激光手术

激光手术可以达到精准解剖剜除，避免了传统经尿道 TURP 切除不完全、并发症较多等缺点。激光手术既能做到彻底切除前列腺，又有出血少、不会出现电切综合征等优点（图 14-2-2）。

目前临床中用于 BPH 治疗的激光主要包括波长 2 100 nm 的钬激光、波长 532 nm 的绿激光、波长 1 927 nm 的铥激光以及 940 nm、980 nm、1 470 nm 等多种规格的半导体激光。

激光手术是在开放手术的原理基础上发展而来，采用不同波长的激光经尿道将增生的腺体剜除，于膀胱内粉碎后吸出。

相比于 TURP，接受激光手术的患者除了导尿管留置时间、住院时间等手术指标明显缩短外，短期和长期随访的术后效果均明显改善。IPSS 评分和最大尿流率均有较明显的改善，并且术后出血、膀胱受损、排尿困难等术后并发症的发生率明显降低。

（三）前列腺动脉栓塞术

前列腺动脉栓塞术（prostatic arterial embolization，PAE）的原理为通过导丝在数字减影血管造影（digital subtraction angiography，DSA）的引导下，靶向性地栓塞前列腺动脉（图 14-2-3）。

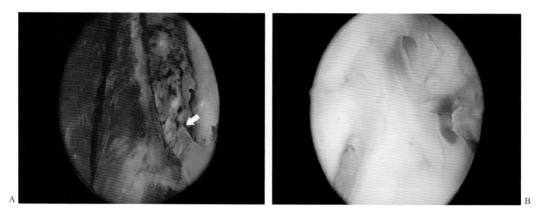

图14-2-2 · 铥激光前列腺切除术

A.膀胱镜下，铥激光（箭头）切开尿道黏膜；B.膀胱镜下，铥激光术中出血少

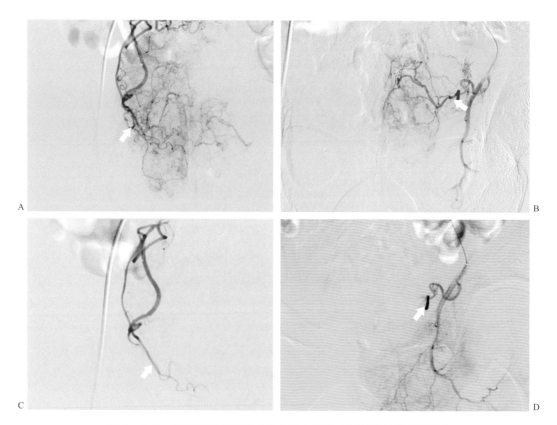

图14-2-3 · 前列腺动脉栓塞术（上海市第十人民医院韩世龙供图）

A. DSA：经右侧髂内动脉造影，可明确右侧前列腺动脉起始处（箭头）；B. DSA：经左侧髂内动脉造影，可明确左侧前列腺动脉起始处（箭头）；C、D. DSA：前列腺左、右侧动脉栓塞术后，前列腺区血供明显减少

　　与其他手术方案对比，其优势在于：侵入性降到最小、无需住院、术后康复时间短、出现严重并发症的风险低。因此，为年龄大、体质弱并且伴发其他高危因素而无法接受手术治疗的患者或其他不愿接受外科手术的患者提供了一种新的手术替代疗法。

PAE的临床安全性、有效性以及并发症已被一系列随机对照试验证实。

二、超声的作用

超声在这些微创BPH手术中的作用主要包括术前计划、术中监测（图14-2-1）和术后评估疗效。超声弹性和超声造影等新技术也能发挥一定的作用。

第十五章
超声在前列腺癌局部治疗中的应用

第一节 · 概 述

前列腺癌筛查的广泛应用，导致临床上更多早期的小前列腺癌被发现（仅占前列腺体积的 5% ~ 10%），主要是单一病灶或单侧病变。

局限性前列腺癌的主要治疗方式为根治性前列腺切除术和根治性放疗等。但对于早期低中危患者，根治性治疗可能存在过度治疗和高并发症风险。

前列腺癌的局部治疗（focal therapy，FT）主要针对肿瘤病灶及周边一定范围腺体，能减少对尿道、前列腺周围神经等正常组织的损伤，降低术后尿失禁、尿道狭窄和术后性功能障碍等并发症。同时因其微创、可重复等特点为前列腺癌患者提供了新的治疗途径和方法。

能否准确识别病灶区域，能否精准地到达病灶区域并进行操作，以及能否对操作的效果进行有效的评估，以上几点决定了前列腺癌局部治疗的疗效和预后。近年来，超声实时引导下的经会阴穿刺活检和多参数MRI融合影像技术的不断发展与改进，对前列腺癌灶的准确定位及对肿瘤的恶性程度评估已经变得越来越准确，这也为前列腺癌局部治疗提供了技术上的支持。

迄今为止，越来越多的方法被应用于前列腺癌的局部治疗，其中大多数局部治疗都是通过消融技术实现的：冷冻治疗、高强度聚焦超声（high intensity focused ultrasound，HIFU）、射频消融术（radiofrequency ablation，RFA）等，此外，还包括近距离放射疗法、不可逆电穿孔（irreversible electrorotation，IRE）等。

对于前列腺癌局部治疗的适应证，结合多个共识专家组讨论的结果，认为局限性的低、中危前列腺癌患者均可应用局部治疗。相较于根治性前列腺切除术和根治性放疗，局部治疗损伤少，其相关绝对禁忌证少。

第二节 · 前列腺癌射频消融

一、原理

射频消融（radiofrequency ablation，RFA）是在影像引导下将电极针插入组织内，射频发射器产生高频率转换的射频电流，使组织内的离子随电流正负极的转换而高速震荡，极性的生物大分子随之频繁改变极化方向，产生摩擦作用，进而将电能转化为热能（图15-2-1），使组织的温度升高。RFA局部温度可达90～120℃，细胞发生热凝固性坏死和变性，从而达到治疗的目的。

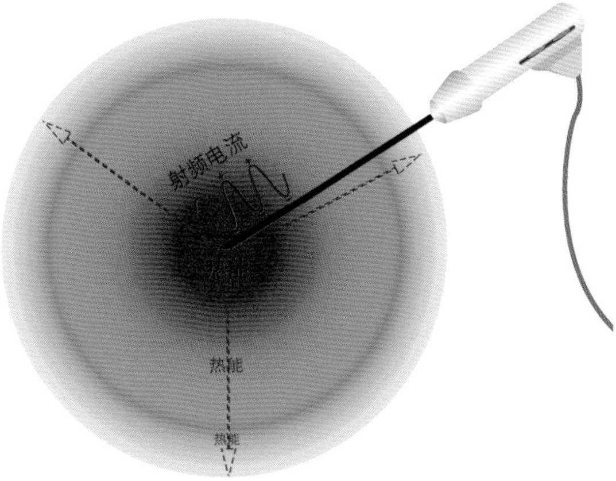

图15-2-1 · 射频消融电能转化为热能示意图

二、适应证

（1）全身脏器功能欠佳，不能耐受手术的局灶性前列腺癌。

（2）局灶性低危前列腺癌患者，不愿手术，也不愿主动监测的患者。

（3）前列腺癌转移灶或者根治术后复发不宜再次手术的患者，行姑息减瘤治疗。

（4）由于其他原因，常规治疗方法无法实施，积极寻求微创治疗的患者。

三、手术步骤

术前结合mpMRI和穿刺结果，定位前列腺癌病灶或转移灶（图15-2-2）；TRUS引导经会阴路径将针式电极（射频针）（图15-2-3A）置入前列腺靶病灶或转移灶处；选择合适功率开启消融仪和射频针水循环装置（图15-2-3B），术中持续TRUS检测消融灶变化情况，及时地调整射频针位置；术后即刻超声造影评估疗效。术前增强区域在消融后无增强，消融范围完全覆盖病灶视为完全消融（图15-2-2D）。

手术全程由导尿管循环灌注常温的生理盐水，保护尿道，以免尿道灼伤引起相关并发症。

四、术后评估

术后通过超声造影或MRI检查，评估消融范围；定期检测血清PSA评估治疗效果。

五、并发症

在穿刺和消融过程中有可能损伤的结构包括直肠、尿道、坐骨神经、骶丛神经及周围血管等，可能会引发以下并发症：出血，包括尿道出血、局部血肿；直肠损伤引起直肠瘘、

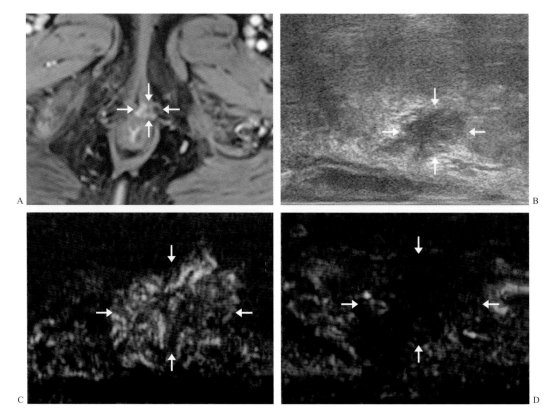

图 15-2-2 · 直肠前方前列腺癌转移灶射频消融

A. MRI DCE：直肠前方可见一高增强区（箭头）；B. 灰阶超声：直肠前方可见一低回声区（箭头），形态不规则，边界不清晰，穿刺病理证实前列腺癌转移灶；C. 超声造影：增强早期（26 s），直肠前方低回声区呈高增强（箭头）；D. 超声造影：增强晚期（92 s），消融术后，病灶呈无增强

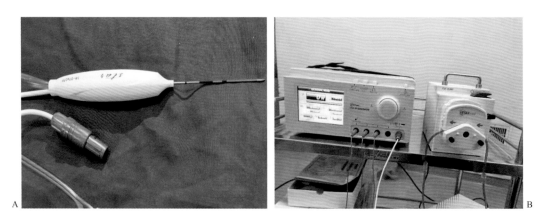

图 15-2-3 · RFA 消融设备

A. 射频电极针；B. 射频消融仪（左）和水循环装置（右）

直肠刺激征；尿路损伤引起尿瘘、尿路梗阻或尿路刺激征；神经损伤引起性功能障碍等。

六、临床价值

目前射频消融治疗前列腺癌的报道相对较少，仅有小样本的临床试验探讨了射频消融治疗前列腺癌的可行性和安全性。一项回顾性临床研究表明消融术后6个月内，除1例患者出现严重血尿外，无其他严重不良事件发生；消融术6个月后，重复活检，消融区的阴性活检率为70%，其远期临床疗效还需大样本的长期随访研究证实。

第三节 · 前列腺癌冷冻消融

一、原理

冷冻治疗主要是通过短时间内快速的降温及复温来破坏肿瘤细胞，从而达到治疗目的。

目前冷冻疗法普遍采用氩气和氦气循环使用，使得肿瘤组织反复冻融。氩气可将探针尖部温度迅速降至−150℃以下，而氦气复温至45℃。

冻融循环可造成肿瘤细胞外晶体形成，细胞外渗透压增加，造成细胞脱水；肿瘤细胞内电解质变化、pH下降，造成细胞内蛋白变性；细胞内结晶形成，导致细胞膜破坏；肿瘤血管的血栓形成及血管破坏可造成肿瘤缺血坏死，坏死组织造成的免疫反应也进一步造成肿瘤破坏（图15-3-1）。

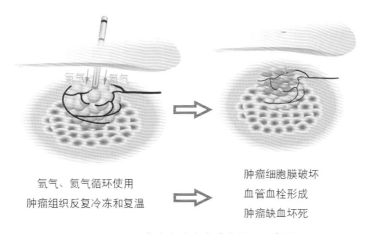

氩气、氦气循环使用
肿瘤组织反复冷冻和复温

肿瘤细胞膜破坏
血管血栓形成
肿瘤缺血坏死

图15-3-1 · 冷冻消融治疗肿瘤原理示意图

二、适应证

冷冻治疗可用于初始治疗时全前列腺治疗及局部治疗、补救性全前列腺治疗、局部重点治疗以及根治性治疗后局部复发的患者。

（1）初始治疗适应证：血清PSA ＜ 10 ng/mL；活检Gleason评分 ≤ 6分；临床分期T1c

或T2a，无远处转移。

（2）姑息治疗，用于已有全身转移的患者，以控制局部症状。

（3）补救性治疗，可尝试用于持续性或复发性局部病变，同时无隐匿性转移的患者。

三、手术步骤

（1）冷冻治疗前，开启冷冻消融仪（图15-3-2A），点击冷冻操作按钮，观察冷冻探针（图15-3-2B）能否快速形成冰球，针杆有无结冰情况。

（2）结合mpMRI、TRUS和穿刺病理等结果，定位前列腺癌病灶。

（3）TRUS引导下由会阴入路，将冷冻探针置入前列腺癌病灶部位（图15-3-3A）。

（4）按顺序启动冷冻探针，冷冻-复温循环2周期。

（5）术中采用TRUS实时观察，可见冷冻组织与非冷冻组织间存在一高回声的清晰界限，利用形成的消融"冰球"监测冷冻范围。持续观察，使消融灶完全覆盖前列腺癌病灶并避免冻伤周围脏器（图15-3-3B）。

（6）冷冻过程中，术中用38～42℃生理盐水经尿道保温装置持续循环尿道，防止尿道

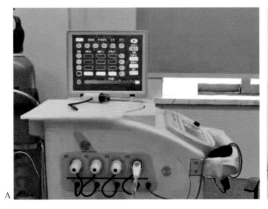
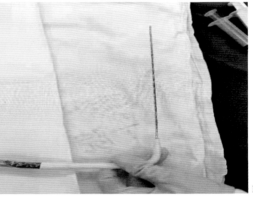

图15-3-2 · 冷冻消融仪（A）和消融探针（B）

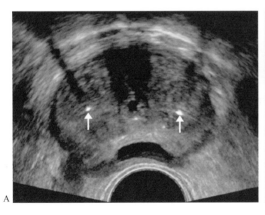
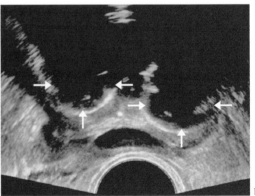

图15-3-3 · 前列腺癌冷冻消融术中监控（上海交通大学医学院附属新华医院朱云开供图）

A. 超声引导经会阴将消融探针（箭头）置入靶目标位置；B. 冷冻消融逐渐形成消融冰球（箭头）

产生冷冻损伤及术后尿道黏膜坏死脱落，并由温度探测器进行实时监测，这使得冷冻操作更为准确、安全、有效。

四、术后评估

术后通过超声造影或MRI检查，评估消融范围；定期检测血清PSA评估治疗效果。

五、并发症

冷冻疗法的主要不良反应为勃起障碍、尿失禁、尿道下垂、直肠疼痛出血和直肠尿道瘘形成等。

六、临床价值

2008年美国泌尿学会发布的《前列腺癌冷冻治疗最佳实践声明》对冷冻治疗前列腺癌的疗效、安全性和适应证进行了评价，对前列腺癌冷冻治疗效果给予了肯定。

国际冷冻治疗在线数据库公布了一组国际上大规模的前列腺癌冷冻治疗研究5年随访结果，该研究对2 558例接受前列腺冷冻治疗的患者进行了分析，低危组、中危组和高危组前列腺癌患者5年无生化进展生存率分别为89.2%、83.7%和80.2%，冷冻治疗前列腺癌疗效可与外科手术相媲美，并具有广泛的临床应用前景。

第四节 · 前列腺癌高强度聚焦超声消融

一、原理

高强度聚焦超声（high intensity focused ultrasound，HIFU）的工作原理是利用超声换能器将高能量超声波聚焦到人体内特定位置（图15-4-1），通过超声的机械效应、热效应和空化效应达到治疗肿瘤的目的。

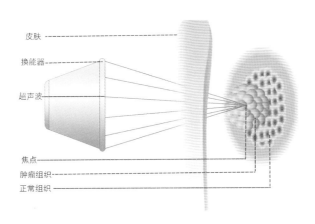

皮肤

换能器

超声波

焦点

肿瘤组织

正常组织

图15-4-1 · HIFU治疗肿瘤原理示意图

高温热效应可导致细胞发生蛋白质变性、细胞质和线粒体酶以及组蛋白复合体结构破坏，使靶区内组织发生凝固性坏死，并诱导边缘组织发生细胞凋亡。其次，超声波产生的空化效应也能杀伤细胞。HIFU还可以导致靶区内的小血管闭塞，引起组织缺血性坏死。此外，HIFU还能够促进热休克蛋白合成，刺激免疫系统促进免疫细胞的释放，起到肿瘤免疫治疗的作用。

二、适应证

HIFU目前主要适用于以下患者。

（1）T1~T2期、Nx~N0、M0的局灶性前列腺癌。

（2）不适合行前列腺癌根治术（如年龄＞70岁，预期寿命≤10年，同时合并有不适合手术的疾病）或者拒绝手术的患者。

（3）放疗失败后局部复发的前列腺癌患者。

三、手术步骤

前列腺HIFU是在全身麻醉或低位硬膜外麻醉下进行的，患者可以侧卧或仰卧。HIFU可在超声指引下经尿道入路施行，也可在MRI-US融合指引下经直肠路径施行。既可以作用于全腺体，也可应用于单侧腺体或局部病灶。术后通常需要在尿道或是耻骨上穿刺造瘘留置导尿管。

美国的Sonablate 500型HIFU系统配备直肠探头，具有成像和治疗功能。操作时患者躺在常规的手术台上即可。将探头置入直肠，先利用成像模式检查前列腺，确定治疗范围，设定治疗参数，制订治疗计划。

选择治疗模式，系统自动移动治疗探头，用高能量超声波对治疗区域进行脉冲式辐射治疗，每次HIFU脉冲聚焦范围约3 mm×3 mm×10 mm；术中实时显示前列腺治疗的断面图像，并与术前计划图像对比。

在治疗过程中连续测量直肠壁和前列腺之间的距离，避免损伤直肠壁。术后留置尿管，麻醉复苏后，患者可很快恢复日常活动。

四、术后评估

术后通过超声造影或MRI检查，评估消融范围；定期检测血清PSA评估治疗效果。

五、并发症

HIFU为非侵入性操作，出血、肿瘤转移风险低。主要不良反应包括：泌尿系梗阻，包括膀胱颈梗阻、尿潴留；勃起功能障碍；尿失禁；尿路刺激症状：尿频、尿急、尿痛；尿道狭窄；直肠疼痛或出血；直肠尿道瘘等。

与冷冻治疗相似，HIFU的缺点是难以实现前列腺的完全消融，特别是大于40 mL的腺体。目前缺乏长期的大样本的前瞻性比较数据，使得HIFU无法被认为是现有前列腺癌治疗方案的合理替代方案。

六、临床价值

HIFU治疗局灶性前列腺癌的5年和10年的无生化复发生存率分别可达81%和61%，而10年的肿瘤特异性生存率可达94% ~ 97%。

HIFU取得的肿瘤控制效果令人满意，手术损伤较小，并能较好地做到泌尿生殖功能保留，为前列腺癌的治疗带来了新的选择。

第五节 · 前列腺癌不可逆电穿孔

一、原理

不可逆电穿孔（irreversible electroporation，IRE）是指在目标区域置入电针，使目标区域组织接受高电压电场，造成不可逆的组织损毁。不同于其他局灶消融方式，它不是依靠热效应造成细胞死亡，而是通过针状电极发出一系列直流电脉冲，从而诱导细胞膜产生永久性高通透状态，损害细胞稳态而造成肿瘤细胞凋亡（图15-5-1）。

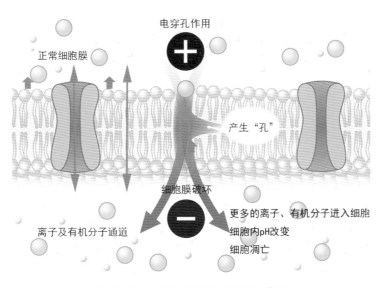

图 15-5-1 · IRE 细胞凋亡原理示意图

二、适应证

IRE作为前列腺癌的非热疗法已经在临床实践中使用了许多年。该技术是一种非热破坏细胞的技术，可在诱导细胞死亡的同时将有害的热效应降至最低。

相比于其他消融手段，IRE消融技术的优势是可应用于敏感结构附近，例如应用于邻近大血管、尿道等肿瘤治疗。IRE适应证包括所有局灶性前列腺癌、复发或转移灶。

三、手术步骤

为了避免高强度电脉冲引起的不良反应，需要注意：为预防严重的肌肉收缩，IRE治疗需要气管插管全麻及完全的肌肉松弛；电脉冲有导致心律失常的潜在风险，严重程度由消融部位与心脏的距离决定。因此，脉冲的节律需与心电节律同步。根据术前mpMRI和穿刺病理，明确前列腺癌病灶位置。患者全麻并肌肉完全松弛后，首先取截石位消毒铺巾，留置导尿管并排空尿液。

前列腺IRE可经会阴或经背部实施。经背部CT引导（图15-5-2）或经会阴TRUS引导置入两根19G电极。电极与邻近直肠的距离必须大于5 mm，电极之间的距离必须在15～20 mm。通过超声或CT明确电极位置后，设置电场强度开始治疗，CT引导下可多位点治疗。

为达到肿瘤的完全坏死并减少发热损伤，理想的电流范围是20～40 A。术后根据情况留置导尿3～5天。

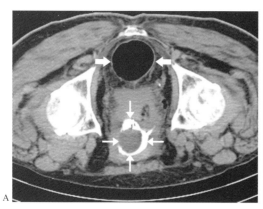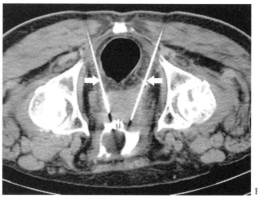

图15-5-2 · 前列腺癌IRE消融（上海交通大学医学院附属瑞金医院王忠敏教授供图）

A. 平扫CT：患者俯卧位，前列腺后方可见直肠内扩张器（细箭头），前方为经导尿管注入少量造影剂的膀胱（粗箭头）；B. 平扫CT：CT引导下经背部，避开直肠及膀胱，于前列腺内置入两个IRE电极（粗箭头）

四、术后评估

术后通过超声造影或MRI检查（图15-5-3），评估消融范围；定期检测血清PSA评估治疗效果。

五、并发症

IRE的手术风险和其他局部治疗方法之间没有根本区别，会出现血尿、压力性尿失禁和勃起功能障碍等相关风险。

六、临床价值

Massimo等报道了一项关于不可逆电穿孔治疗局灶性前列腺癌的前瞻性研究。16名患者

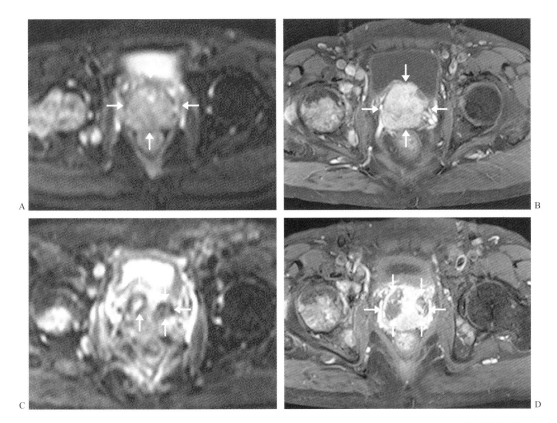

图15-5-3 · 前列腺癌IRE术前、术后MRI评估（上海交通大学医学院附属瑞金医院王忠敏教授供图）

患者PSA＞100 ng/mL（↑），穿刺证实为弥漫性前列腺癌，Gleason评分4+4=8。A. 术前MRI DWI：腺体呈大片状稍高信号，PI-RADS 5分；B. 术前MRI DCE：腺体明显强化；C. 术后2周MRI DWI：前列腺双侧叶局限性低信号；D. 术后2周MRI DCE：前列腺双侧叶内见无增强坏死区（箭头）

完成了所有的临床试验和12个月的随访。结果显示，所有患者均无漏尿，勃起功能正常率为69%，无严重不良反应。

相比于其他局部治疗方法，IRE对神经和血管损伤较小，同时，IRE相比前列腺癌根治手术可以更好地保护泌尿及生殖功能。

第六节 · 前列腺癌粒子植入治疗

一、原理

前列腺癌粒子植入治疗属于近距离放射治疗（brachytherapy），包括使用放射性粒子永久植入前列腺的低剂量近距离放射疗法和使用短暂引入的放射源的高剂量近距离放射疗法两种（表15-6-1）。两者治疗的原理主要是植入放射性粒子后，通过放射性粒子发出的γ射线的直接杀伤效应或通过产生自由基来破坏DNA双链结构。而DNA受损会让肿瘤细胞无法进行分裂，使肿瘤细胞失去增殖能力，从而达到治疗肿瘤的目的。

表15-6-1 · 前列腺近距离放射治疗技术的差异

低剂量近距离放射疗法	高剂量近距离放射疗法
永久性粒子植入	短暂性粒子植入
同位素：碘-125（^{125}I）（最常见），钯-103（^{103}Pd）或铯-131（^{131}Cs）	同位素：铱-192（^{192}IR）
几周或几个月的辐射剂量	几分钟的辐射剂量
数月的急性辐射并发症	数周的急性辐射并发症
患者和护理人员需要辐射防护	患者或护理人员无需辐射防护

二、适应证

永久性粒子植入对以下分组前列腺癌病例具有良好的疗效：

（1）cT1b-T2a N0、M0期；ISUP 1级且＜50%的活检阳性针数。

（2）ISUP 2级且＜33%的活检阳性针数的前列腺癌。

（3）初始PSA水平＜10 ng/mL。

三、手术步骤

^{125}I粒子植入术，术前均应常规进行前列腺 TRUS、CT或mpMRI检查，综合分析前列腺位置、大小及周围组织状况，制订治疗方案。

患者行静脉麻醉或蛛网膜下腔麻醉，取截石位，常规消毒、铺巾、插导尿管；经直肠置入超声探头，设置层厚为 5 mm，根据采集图像在计划系统上勾画前列腺、尿道、直肠的轮廓线，设计好粒子活度、处方剂量，自动生成植入针数和粒子的分布报告（图15-6-1）；根据计划系统在超声引导下经会阴植入粒子（图15-6-2）。

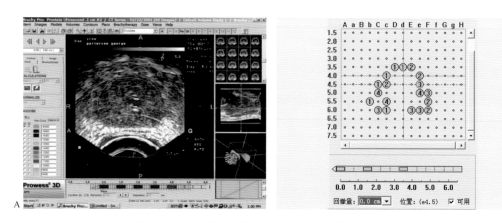

图15-6-1 · ^{125}I粒子植入术前超声检查及制订方案（苏州市立医院顾军主任供图）

A. 三维治疗计划系统：在计划系统上勾画前列腺、尿道、直肠的轮廓线，设计好粒子活度；B. 自动生成植入针和粒子的分布报告

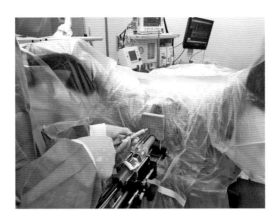

图 15-6-2 · ^{125}I 粒子植入术中：超声引导经会阴模板穿刺（苏州市立医院顾军主任供图）

四、术后评估

术后即刻、1 个月超声或 CT 复查确定 ^{125}I 粒子植入位置及数量。定期检测血 PSA 评估治疗效果。

五、并发症

近距离放射治疗最常见的是胃肠道和泌尿系统毒副作用，包括排尿困难、尿频、尿潴留、血尿、腹泻、直肠出血和直肠痉挛等。

六、临床价值

随着影像技术的发展，前列腺癌病灶定位准确性进一步提高，文献报道利用超声、MRI 等影像引导的粒子治疗前列腺癌 10 年无生化复发生存率可以达到 85%。

2021 版中国临床肿瘤学会《前列腺癌诊疗指南》中对于局限性极低危、低危及部分经过选择的中危前列腺癌患者，建议若无近期经尿道前列腺切除史且 IPSS 评分良好，可推荐行粒子植入治疗。

第十六章
前列腺超声新技术及人工智能

第一节 · 前列腺超声新技术

一、MRI、PSMA PET/CT等与TRUS的融合影像

（一）mpMRI与TRUS的融合影像

mpMRI是发现临床显著性前列腺癌并指导穿刺活检的最有价值的成像方式。mpMRI一方面能检测出具有临床意义的侵袭性肿瘤，另一方面能减少对体积较小的惰性前列腺癌的过度诊断。mpMRI不仅被用于前列腺癌的定位和分期，还被用于筛选适合主动监测（active surveillance，AS）的患者。

与血清PSA筛查和系统活检相比，mpMRI结合超声引导前列腺穿刺活检不但可以评估前列腺内不同病变的位置、大小和分期，最重要的是能够引导活检针到超声难以发现的异常区域。

（二）PSMA PET/CT与TRUS的融合影像

PSMA PET/CT具有良好的前列腺癌定位、定性和分期诊断效能。PSMA PET-TRUS融合靶向穿刺活检术能将患者在穿刺前采集的PSMA PET/CT图像与TRUS图像进行融合，术中以PSMA PET显示的可疑病灶为靶点进行穿刺。

二、超微血流成像

超微血流成像（superb microvascular imaging，SMI）是基于多普勒原理发展起来的一种高分辨率血流显像技术，一方面能够提取和消除杂波，另一方面保留了低速血流信号，能清晰显示病灶内部的低速血流（图16-1-1）。无需使用造影剂即可清晰、敏感地显示微血管低速血流信号。

文献报道，前列腺癌患者SMI参数和Gleason评分之间存在一定关系，SMI能够显示Gleason 8分和9分前列腺癌病灶中丰富的微血管，且微血管数量与Gleason评分呈正相关。SMI诊断前列腺癌的曲线下面积为0.804，敏感性及特异性分别为86.5%及70.0%。

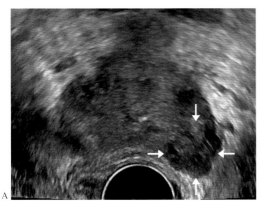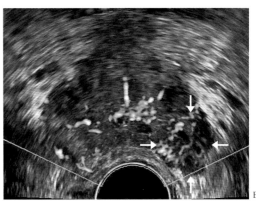

图 16-1-1 · 局灶性前列腺癌

患者男性，61 岁，因"体检血清 PSA 升高（15.3 ng/mL）"就诊。A. 灰阶超声（经直肠横断面）：前列腺体积增大，左侧叶体部外腺区见一个低回声区（箭头），大小 1.1 cm × 1.5 cm，边界不清晰，形态不规则，内部回声不均匀；B. SMI（经直肠横断面）：病灶（箭头）内血流信号丰富。

前列腺左叶病灶靶向穿刺病理：前列腺癌，Gleason 评分 4+4=8 分

有学者报道，SMI 血流丰富组的 Gleason 最高评分显著高于 SMI 血流稀疏组，因其定位的异常血流丰富区更能代表恶性病灶分化级别。相关文献比较了 TRUS 引导下前列腺穿刺活检、SMI 引导下穿刺活检以及弹性超声引导下穿刺活检对前列腺癌的敏感性，发现 SMI 和弹性成像引导下的穿刺活检可提高前列腺癌的检出率。

第二节 · 人工智能

一、概述

人工智能（artificial intelligence，AI）指的是机器（例如，计算机）独立复制人类认知的典型智力过程，用以响应其感知环境的行动，进而实现预定的目标。

二、AI的发展历史

AI 的雏形最早出现于 1955 年，在一次"学习机器人讨论会"上，著名的科学家艾伦·纽厄尔和奥利弗·塞弗里奇分别提出了下棋与计算机模式识别的研究。并在次年的达特茅斯会议上，提出了"人工智能"一词。

在此之后，机器学习理论由阿瑟·塞缪尔提出。随着计算力的增加，基于大数据的深度学习与增强学习成为可能，人工智能的发展迎来了自我学习的新时代。

三、典型AI学习算法

（一）无学习人工智能系统

最初的人工智能系统依赖于专家对医学知识的管理和稳健决策规则的制定。该类系统

成本高、不稳定，需要决策规则的显式表达式，并且需要人工编写更新。此外，不同专家不同知识片段之间的高阶交互编码很难实现。因此，该类系统很快被淘汰。

（二）机器学习

机器学习（machine learning，ML）可以解释复杂的交互，从中识别分析数据模式。ML包括监督学习、半监督学习及无监督学习，这些算法之间的区别取决于数据是否完全标记、部分标记或未标记。

目前AI应用落地最成功的领域是监督学习，该学习方法通过输入手动标记的数据集，开发出最优模型，可对数据进行分类及输出预测结局。模型的通用性则可以通过测试集来估计（图16-2-1A）。

无监督学习主要体现在聚类（图16-2-1B）。简单来说是将数据根据不同的特征在没有标签的情况下进行分类。无监督学习的典型方法有k-聚类及主成分分析等。

半监督学习可以理解为监督学习和无监督学习的混合使用，在实际应用中不多见。

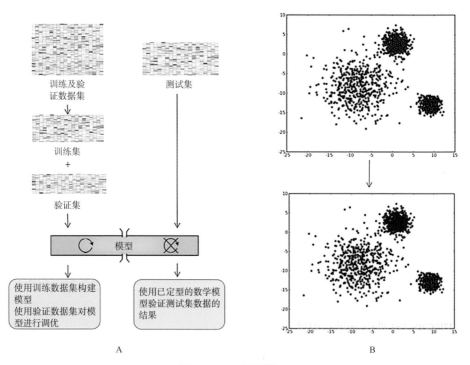

图 16-2-1 · 机器学习

A. 有监督学习流程：数据集通过手动标记分类，后分为训练集、验证集及测试集，开发最优模型；B. 无
监督学习（聚类）：数据未经过手动标记，由计算机自动分析其中各个数据的特征，随后进行分类

（三）深度学习

深度学习（deep learning，DL）通过海量数据或图像的训练不断学习和自我调整，可在无人为选择的介导下自主学习可视化数据的最佳特征（图16-2-2）。

DL是将原始数据提供给机器，由机器识别、层层传递（类似于人脑神经元传递和处理信息的模式），并自动输出结果。大多数DL算法基于人工神经网络（artificial neural

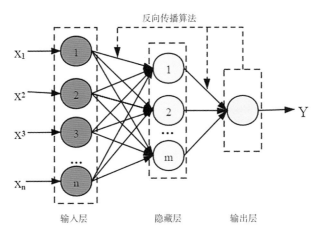

反向传播算法

输入层　　　　隐藏层　　　　输出层

图16-2-2 · **深度学习示意图**

network，ANN）实现，近年来在ANN理论的基础上提出的卷积神经网络（convolutional neural network，CNN）算法是DL领域的一个主要突破。

DL算法的实现过程被称为"黑匣子（black box）"，即其所识别提取的特征难以被解释和形象化，缺乏直观性和难以直接可视化，无法进行量化评估，医师也无法知晓它推导出结论的过程。这种算法的非透明化限制了其在临床的大规模应用。

四、前列腺超声AI

现阶段前列腺AI的研究方向主要集中在MRI领域。在MRI领域，AI已经基本可以达到有经验的放射科医生的水平，甚至可以预测术后病理结果及肿瘤的位置。

前列腺超声AI的研究早期主要集中在前列腺图像的分割和病灶的寻找等方面。在得到足够病例图像的训练后，AI可以自主地标记出前列腺边界和内外腺分界的位置，并且定位病灶的位置，精度可达毫米级别，可以更好地帮助操作者实施前列腺穿刺活检或进行前列腺病灶的局部治疗（图16-2-3）。

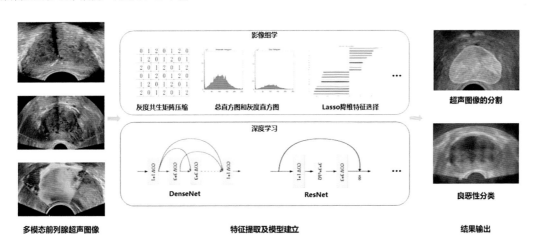

图16-2-3 · **前列腺超声AI流程图**

在疾病诊断方面，前列腺超声AI起步较晚。有研究把前列腺超声检查的结果和其他临床指标共同纳入AI模型中，来计算模型针对前列腺癌及临床显著性前列腺癌的诊断效能，诊断前列腺癌的曲线下面积为0.87，诊断临床显著性前列腺癌的曲线下面积为0.90。

随着计算机图像识别技术的发展，现阶段的研究重点主要在针对前列腺超声图像本身蕴含的信息以及多模态联合诊断的分析研究。已有研究表明，在机器学习影像组学AI算法的帮助下，可以很好地联合多种超声模态（例如灰阶、剪切波弹性成像和超声造影等）的图像信息，更准确地对前列腺癌及临床显著性前列腺癌进行诊断和预测。该方法针对前列腺癌和临床显著性前列腺癌的诊断曲线下面积分别为0.75和0.90，远远高于任意一个单独超声模态的诊断效能。目前由于算法及数据量要求较高，还没有研究使用深度学习模型来分析前列腺的超声图像从而预测前列腺癌。相信后续随着技术水平的不断提升，AI在前列腺超声领域的应用会越来越广泛，效果也会越来越好。

第十七章
前列腺毗邻相关脏器超声检查

第一节 · 精 囊

一、概述

精囊（seminal vesicle）位于前列腺后上方、膀胱底部与直肠壁之间，呈前后扁平的梭形结构，左右各一。

精囊是男性的内生殖器官。其末端排泄管与输精管汇合成射精管，在尿道前列腺部开口于尿道精阜。

二、正常精囊超声表现

精囊正常测值：长 4 ~ 5 cm，厚约 1.5 cm，囊壁厚约 1 mm。

正常精囊在灰阶超声上呈左右对称、大小相似的稍低于前列腺的低回声，精液黏稠时可见内部有细密光点或细薄光带（图 17-1-1，图 17-1-2）。

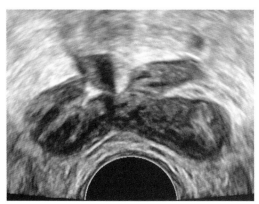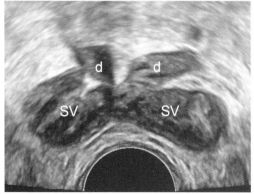

图 17-1-1 · 正常精囊（横断面）

灰阶超声（经直肠）：左右两个精囊呈正常的领结样外观。SV. 精囊；d. 输精管

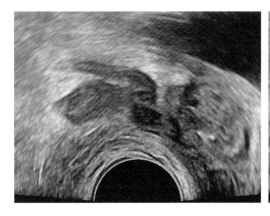
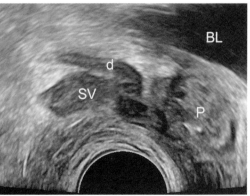

图 17-1-2 · 正常精囊（侧矢状面）

灰阶超声（经直肠）：侧向扫查时可见精囊、前列腺和部分充满尿液的膀胱。SV. 精囊；d. 输精管；P. 前列腺；BL. 膀胱

三、常见精囊疾病

（一）精囊囊肿

1. 概述　精囊囊肿可分为先天性和后天性两种。先天性精囊囊肿的形成与中肾管末端发育异常导致射精管先天性闭锁有关，以单发居多，体积可较大，可使精囊失去正常形态。后天性或继发性精囊囊肿多是因为炎症引起射精管或精囊憩室口狭窄、闭锁导致精液引流受阻，精囊内压上升而形成。

2. 普通超声表现　精囊区圆形或椭圆形无回声区，囊壁光滑，囊内可伴有点、絮状回声（图 17-1-3）。

3. 临床意义　精囊囊肿常于超声检查时发现，多无临床症状。囊肿体积较大或合并炎症时，患者可出现血尿、血精、射精疼痛及尿路刺激症状等。

出现精囊囊肿合并同侧或对侧肾、输尿管发育不全时应考虑存在 Zinner 综合征（Zinners syndrome）的可能（图 17-1-4）。

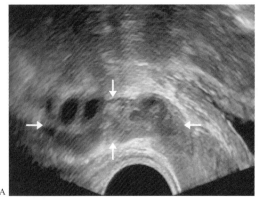
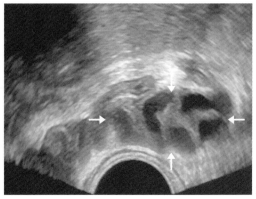

图 17-1-3 · 精囊囊肿

A、B. 灰阶超声（经直肠）：右侧精囊大小 4.2 cm×1.4 cm（箭头），左侧精囊大小 3.9 cm×1.6 cm（箭头）

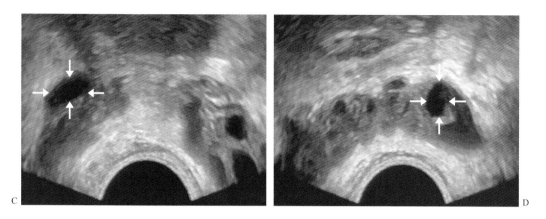

图 17-1-3（续）· 精囊囊肿

C. 灰阶超声（经直肠）：右侧精囊内见数个无回声区，较大者大小0.9 cm×0.4 cm（箭头）；D. 灰阶超声（经直肠）：左侧精囊内见数个无回声区，较大者大小0.8 cm×0.6 cm（箭头）

　　Zinner综合征是一种罕见的先天性精囊囊肿合并同侧或对侧肾、输尿管发育不全的泌尿生殖道畸形，发病年龄大多数在20～40岁。

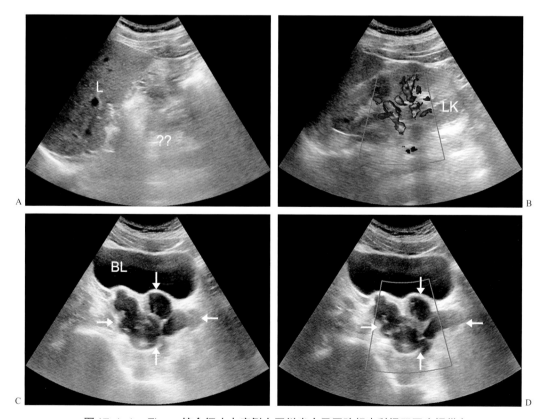

图 17-1-4 · Zinner综合征（本病例由四川省人民医院超声科梁羽医生提供）

患者男性，30岁，已婚未育，自述右肾缺如、右侧精索静脉曲张就诊。A. 灰阶超声（经腹部）：右肾区未见肾脏图像（？？），符合右肾缺如；B. CDFI（经腹部）：左肾大小和血流正常；C. 灰阶超声（经腹部）：右侧精囊腺呈多房囊状异常扩张；D. CDFI（经腹部）：右侧精囊内部未见明显血流信号。L. 肝脏；LK. 左肾；BL. 膀胱

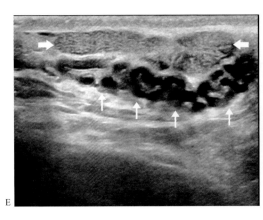
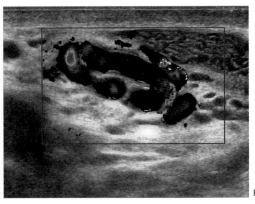

图17-1-4（续）· Zinner综合征（本病例由四川省人民医院超声科梁羽医生提供）

E. 灰阶超声（经腹部）：右侧附睾存在、精液淤积（粗箭头），右侧精索静脉迂曲扩张（细箭头）；F. CDFI（经腹部）：乏氏动作未见明显反流

　　临床上，患者常会因为精囊囊肿体积逐渐增大，压迫周围邻近的器官而引起尿路梗阻或膀胱的刺激症状，从而到医院就诊。临床表现为尿频、尿急、尿痛、血尿、排尿不尽、排尿困难等症状，少部分的患者可表现为下腹部坠胀不适、盆腔或会阴部疼痛不适，以及不育、血精及射精疼痛等。

　　治疗方式主要根据症状选择随访观察或手术治疗。

　　（二）精囊炎

　　1. 概述　　多继发于尿道炎或前列腺炎，少数由血行感染引起，可导致精囊挛缩，影响精子活力。

　　2. 普通超声表现

　　（1）精囊体积增大，内部回声减低（图17-1-5）。

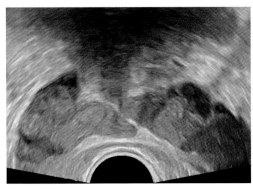
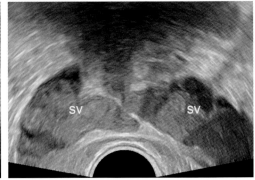

图17-1-5 · 精囊炎

灰阶超声（经直肠）：两侧精囊体积增大，回声减低。SV：精囊

　　（2）精囊弯曲，表面不光滑，囊壁僵硬、增厚。

　　（3）囊壁和腔内可见散在强回声。

　　3. 临床意义　　超声主要用于评估精囊大小，诊断精囊炎的价值有限，可用于精囊炎治疗前后疗效对比评估。

（三）精囊肿瘤

1. 概述　精囊肿瘤少见，多继发于前列腺癌、膀胱癌、直肠癌，或由盆腔内转移性肿瘤直接蔓延而来，也可由其他肿瘤如胃癌在盆腔内的转移播散所致。

2. 普通超声表现

（1）精囊体积增大，形态失常，边界不清（图17-1-6）。

（2）内壁条状强回声线中断或消失，出现边缘不规则、回声不均的低回声或混合回声肿块。

（3）CDFI：内部可见丰富血流信号。

（4）转移性精囊肿瘤与原发灶分界不清。

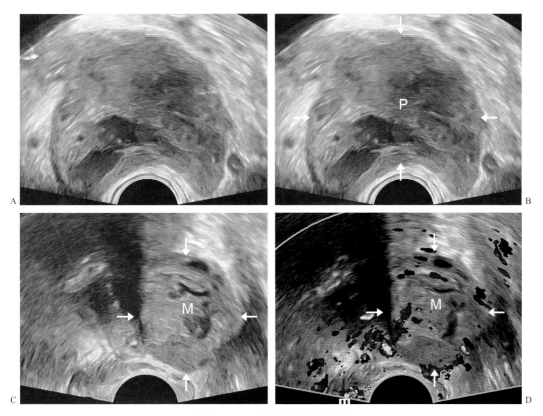

图17-1-6 · 前列腺癌侵犯精囊

患者男性，73岁，因"排尿困难半个月加重1周"入院。PSA：> 100 ng/mL（↑）；fPSA：30 ng/mL（↑）。前列腺穿刺组织病理：前列腺癌。左侧精囊区肿物穿刺组织病理：前列腺癌。A、B. 灰阶超声（经直肠）：前列腺体积不对称增大，内外腺分界不清晰，被膜不完整，内部回声不均匀；C. 灰阶超声（经直肠）：左侧精囊区见一个混合回声区（M），大小3.2 cm×3.4 cm，形态不规则，边界欠清晰，内部回声不均匀；D. CDFI（经直肠）：病灶（M）内部见稍丰富血流信号。P：前列腺

3. 临床意义　精囊肿瘤多为继发性肿瘤，若超声发现精囊区占位，需进一步仔细扫查周围组织器官是否存在原发肿瘤。

（四）先天性精囊缺如

1. 概述　先天性精囊缺如不会单独出现，常合并输精管缺如或输精管异位开口。患者多因不育就诊，少数在体检时偶然发现。

2. 普通超声表现　精囊区未见明显精囊回声（图17-1-7）。

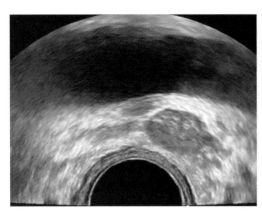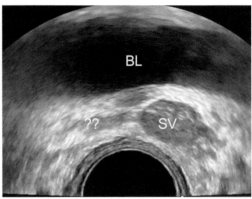

图17-1-7 · 右侧精囊缺如

患者男性，27岁，因"无精子症"就诊。灰阶超声（经直肠）：左侧精囊可显示（大小约2.2 cm×0.5 cm），右侧精囊未显示（？？）。SV. 精囊；BL. 膀胱

3. 临床意义　超声是诊断先天性精囊缺如的首选检查手段。当单侧或双侧精囊未显示时，应进一步排查是否存在泌尿生殖系统的其他异常。

第二节 · 输 精 管

一、概述

输精管（ductus deferens）全长约500 mm，管腔细小，管壁厚而坚韧，肌层比较发达。输精管起自附睾尾部，止于射精管壶腹。可分为睾丸部、精索部、腹股沟部及盆部。睾丸部自附睾尾部沿睾丸后缘及附睾内侧上升，向上走行出阴囊，到腹股沟浅环，通过腹股沟管进入盆腔，在前列腺底部上方形成输精管壶腹。

二、正常输精管超声表现

灰阶超声输精管呈条索样低回声，管腔细小约1 mm（图17-2-1）。

三、常见输精管疾病

（一）先天性输精管缺如

1. 概述　先天性输精管缺如（congenital absence of the vas deferens，CAVD）是梗阻性无精子症及男性不育的一个重要病因。多为双侧或单侧完全缺如，部分缺如者少见。输精

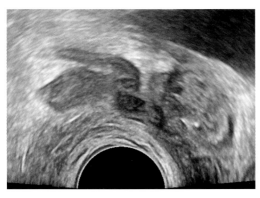
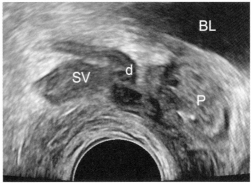

图 17-2-1 · 输精管壶腹部（盆腔段）

灰阶超声（经直肠）：右侧精囊的斜冠状面显示盆腔段输精管的壶腹部分（d）。SV. 精囊；d. 输精管壶腹部；P. 前列腺；BL. 膀胱

管缺如往往伴有精囊及部分附睾缺如，睾丸一般无异常。

2. 普通超声表现

（1）输精管走行区未见明显输精管回声。

（2）可伴有同侧精囊缺如或发育不良。

3. 临床意义　超声是诊断输精管缺如的首选检查方式，可以明确缺如部位。输精管缺如可伴有精囊及部分附睾缺如。

（二）输精管肿瘤

输精管肿瘤罕见，多与附睾肿瘤同时发生，或由附睾肿瘤蔓延浸润产生。良性肿瘤包括乳头状囊腺瘤、浆液性乳头状囊腺瘤、平滑肌瘤、纤维瘤等，恶性肿瘤有横纹肌肉瘤、平滑肌肉瘤、纤维肉瘤、淋巴瘤、恶性畸胎瘤等。

第三节 · 射 精 管

一、概述

射精管（ejaculatory duct）由输精管壶腹末端在前列腺后上方与精囊排泄管汇合而成，斜行穿过前列腺实质，开口于尿道前列腺部后壁精阜的黏膜上，左右成对。射精管长 15 ～ 20 mm，开口处直径仅有 0.3 mm，末端仅 0.5 mm。

二、正常射精管超声表现

灰阶超声矢状断面扫查前列腺内可见射精管呈线状低回声，直径小于 1 mm，自精囊远端延续自精阜，无扩张者不易观察（图 17-3-1）。

三、常见射精管疾病

（一）射精管囊肿

1. 概述　射精管囊肿（ejaculatory duct cyst，EDC）是由于精路梗阻，射精管扩张、膨

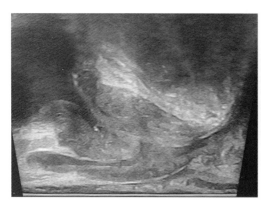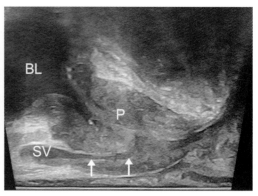

图 17-3-1 · 正常射精管

灰阶超声（经直肠矢状断面）：射精管呈线状低回声（箭头），位于尿道后方、精囊至尿道精阜之间。BL. 膀胱；P. 前列腺；SV. 精囊

大引起的，囊肿与精囊、输精管和后尿道相通。可继发不育、血精症、射精量减少、射精痛、直肠区不适、尿潴留，以及在精阜水平对射精管和尿道造成压迫而引起精囊充血等较严重的并发症。

2. 普通超声表现

（1）前列腺内射精管走行区或开口处见无回声区，位于尿道中线旁。

（2）伴有钙化时内部可见强回声，伴声影。

3. 临床意义　超声易于检测前列腺内囊性结构，但鉴别苗勒管囊肿和射精管囊肿有一定的难度。

（二）射精管梗阻

1. 概述　射精管梗阻（ejaculatory duct obstruction，EDO）属精道远睾端梗阻，其部分或完全性梗阻引起的不育症占男性不育的7% ～ 14%。

2. 普通超声表现　超声可见射精管扩张，直径＞2.3 mm；精阜内或射精管可见强回声的钙化或结石；射精管梗阻间接超声表现为精囊增厚，精囊厚径＞1.5 cm；可见近精阜中线或偏离中线处囊肿。

3. 临床意义　超声能直接评估射精管梗阻的部位，是梗阻性无精症的临床首选检查方法。超声作为一种辅助引导方式也可用于精囊镜检查。

第四节 · 尿　道

一、概述

男性尿道（male urethra）起自膀胱颈部的尿道内口，止于阴茎海绵体头的尿道外口。通常分为三部：海绵体部（阴茎部＋球部）、膜部和前列腺部。尿道海绵体部为前尿道，膜部与前列腺部为后尿道。成年男性尿道长度160 ～ 220 mm，内径5 ～ 7 mm。

男性尿道在行程中粗细不一，呈S形走向，有三个狭窄和两个弯曲。三个狭窄分别位于尿道内口、膜部和尿道外口，以尿道外口为最窄。两个生理弯曲是凸向下方的耻骨下弯和凸向上前方的耻骨前弯。

二、正常尿道超声表现

（1）检查途径：经体表、经直肠及经会阴扫查。

（2）检查时相：将常规的尿道超声检测定义为静止相，部分疾病的超声检测要求在尿道液体充盈时进行，称为即时动态检测。相对而言，动态检测的价值大于静止相检测。

（3）根据尿道充盈方式的不同，动态检测又可以分为自主排尿充盈超声检测和被动尿道灌注充盈超声检测。

（4）检查部位：前尿道的检查更多通过经体表途径，或向尿道内注入20～30 mL等渗水充盈尿道管腔，探头在会阴部尿道表面检查；检查后尿道时，可将探头置于直肠内，即可显示出相应的尿道图像，或通过多种途径共同评估（图17-4-1）。

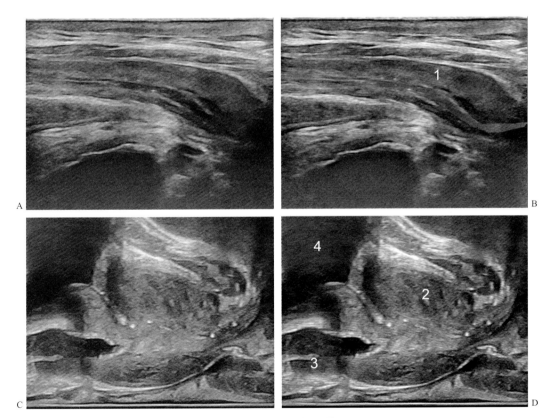

图17-4-1 · 正常尿道

A、B.灰阶超声（经体表）：尿道海绵体部，可见线状高回声尿道（蓝色描记）和低回声的阴茎海绵体；C、D.灰阶超声（经直肠）：尿道前列腺部+尿道膜部，可见线状高回声尿道前列腺部和尿道膜部（蓝色标记）。1.阴茎海绵体；2.前列腺；3.精囊；4.膀胱

三、常见尿道疾病

（一）尿道结石

1. 概述　尿道结石常继发于肾结石或膀胱结石，极少数原发于狭窄尿道或尿道憩室。尿道结石易停留在生理狭窄处，多见于后尿道。

2. 普通超声表现

（1）尿道内见强回声，后伴声影（图17-4-2）。

（2）在排尿动态检测时，尿道完全梗阻者可见尿液流至强回声处，液性暗区不再流动；不完全梗阻者可见尿液流至强回声处，液性暗区变细。

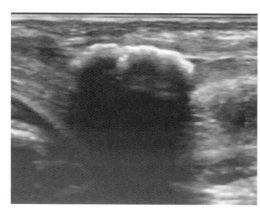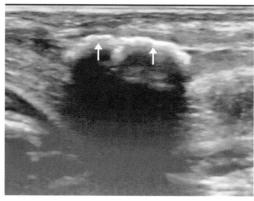

图 17-4-2 · 前尿道结石

患者男性，64岁，因"前列腺炎，尿道结石"就诊。CT提示阴茎内尿道结石可能。灰阶超声（经体表）：阴茎内尿道走行区见一个强回声区（箭头），长径18 mm，后伴声影

3. 临床意义　超声对尿道结石诊断准确率高，适用于临床急诊，可为临床诊疗提供可靠依据。

（二）尿道狭窄

1. 概述　尿道狭窄分为先天性和后天性。先天性狭窄多见于尿道管腔先天性缩窄、尿道瓣膜、精阜肥大、尿道外口狭窄等。后天性狭窄多见于炎症性感染和尿道外伤。患者常有排尿困难等症状，严重时可引起输尿管反流，造成肾积水乃至肾衰竭。

尿道狭窄可并发尿道瘘，如尿道直肠瘘、尿道体表瘘等。

2. 普通超声表现

（1）尿道内径减小，壁毛糙增厚（图17-4-3）。

（2）尿道周围组织回声增高。

（3）狭窄近端尿道不同程度扩张。

（4）尿道腔内可见瓣膜样高回声。

（5）并发假性尿道时，尿道旁可见管道样无回声，与尿道平行。

3. 临床意义　超声可以准确显示尿道狭窄的位置和累及长度，同时可以显示与狭窄相

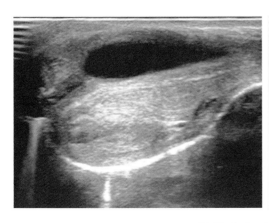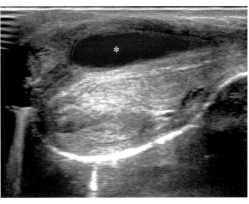

图 17-4-3 · 尿道外口狭窄

灰阶超声（经体表）：排尿期检查，尿道外口（黄色描记）扩张受限，内径 1.4 mm，余尿道海绵体部（蓝色描记）正常开放，内充满无回声尿液（＊），最宽处内径 0.8 cm

关的其他尿道疾病，如：尿道结石、尿道憩室和假性尿道。

（三）尿道损伤

1. 概述　尿道损伤按其发生原因可分为闭合性损伤和开放性损伤。

闭合性损伤最常见于暴力损伤，如：会阴部骑跨伤、骨盆骨折；开放性损伤多见于锐器切割或贯穿伤。

尿道损伤临床表现主要有疼痛、排尿困难、尿道溢血、会阴血肿、尿液外渗、尿潴留，晚期并发症有尿道狭窄、假道、瘘管、性功能障碍、不育以及肾功能减退。

2. 普通超声表现

（1）尿道连续性中断。

（2）周边软组织增厚、回声紊乱不均匀（图 17-4-4）。

3. 临床意义　静止期结合动态期观察，超声可以准确显示损伤尿道的部位并评估严重

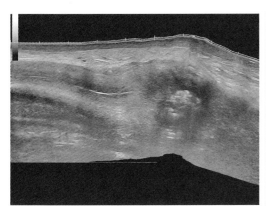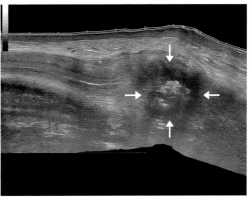

图 17-4-4 · 尿道损伤（阴茎部，闭合性损伤——暴力损伤）

患者男性，63 岁，电动车车祸骑跨伤后持续性排尿困难，尿道口出血。灰阶超声（经体表）：阴茎部中段尿道连续性尚可（蓝色线条），尿道海绵体球部处连续性中断，伴周边软组织增厚，回声紊乱不均匀（箭头）

程度。患者如果有骨盆骨折或骑跨伤等相应的外伤史，出现尿道口溢血、不能自主排尿等情况时，则应高度考虑尿道损伤的可能。

（四）尿道肿瘤

1. 概述　多见于50岁以上中年人，女性多于男性。

尿道良性肿瘤常见的有息肉、乳头状瘤、平滑肌瘤、纤维瘤、血管瘤、尖疣等。

尿道恶性肿瘤常见的是尿道癌，少见的有黑色素瘤、尿道肉瘤和副神经节瘤等。

尿道癌临床上少见，特别是男性尤为罕见。病变最常见于尿道球部及膜部，其次是阴茎部，前列腺部少见。病理类型最常见的是鳞癌，其次为尿路上皮癌，少见腺癌或未分化癌。

尿道癌主要临床表现为梗阻症状（尿线细、分叉、呈滴沥状，甚至引起尿潴留）或尿道肿块，约1/3患者可触及腹股沟淋巴结肿大。继发性尿道癌常见于膀胱癌、前列腺癌、直肠癌及阴茎癌等的尿道转移，偶有远处脏器的恶性肿瘤转移。

2. 普通超声表现　后尿道肿瘤多为实质性低回声或等回声（图17-4-5），可被挤入膀胱，易被误诊为膀胱肿瘤；前尿道肿瘤多位于球部，通常有蒂，活动度较大；部分病变可

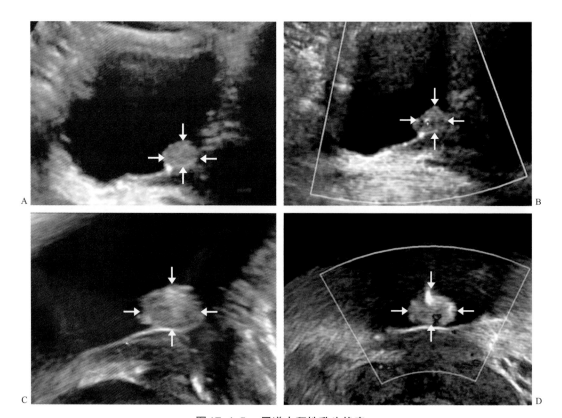

图 17-4-5 · 尿道内翻性乳头状瘤

患者男性，57岁，因"无痛性血尿1周"就诊。A. 灰阶超声（经腹部）：膀胱三角区见一稍低回声区（箭头），大小1.2 cm×0.9 cm，边界清晰，形态欠规则，表面光滑，内部回声欠均匀，凸向膀胱，基底宽；B. CDFI（经腹部）：病灶（箭头）内见少量血流信号；C. 灰阶超声（经直肠）：结节（箭头）紧贴尿道内口，基底较宽，该处膀胱壁光滑连续；D. CDFI（经直肠）：病灶（箭头）内见少量血流信号

突破尿道壁，侵及周边邻近组织。

3.临床意义 超声可清晰显示尿道肿瘤基底部和周围情况，动态期检查有助于鉴别肿瘤来源。

第五节 · 膀 胱

一、概述

膀胱位置、形态和大小因其充盈状态而异，正常成人的膀胱容量为300～500 mL。膀胱空虚时呈三棱锥体状，分为尖、体、底、颈四个部分。膀胱壁由黏膜层、黏膜下层、肌层、浆膜层构成，外覆薄层疏松结缔组织。膀胱底内面位于左、右输尿管口和尿道内口之间的三角形区域，缺少黏膜下层组织，膀胱黏膜与肌层紧密连接，称为膀胱三角。

二、正常膀胱超声表现

（一）正常膀胱灰阶超声及彩色多普勒超声表现

膀胱充盈良好情况下，膀胱壁光滑，厚薄均匀，厚2～3 mm；呈高—低—高回声光带，由黏膜层（含黏膜下层）、肌层和浆膜层组成；膀胱内为无回声液性暗区（图17-5-1）。

膀胱三角区、膀胱后壁两侧区可见输尿管开口处喷尿现象，尿液自后方斜向对侧前方，有断续光点移动。

CDFI：输尿管口喷尿时显示尿流呈红色或橘红色信号。

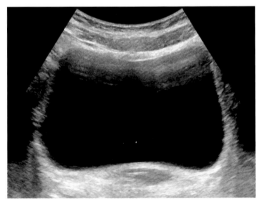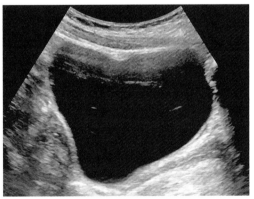

图17-5-1 · 正常膀胱灰阶超声表现

灰阶超声（横断面、纵断面）：膀胱充盈好，膀胱壁光滑

（二）膀胱容量测定

膀胱容量是指膀胱充盈到急需排尿时所容纳的尿量，需在排尿前测量，正常约400 mL。

膀胱残余尿为排尿后存留在膀胱内的容量，应在排尿后立即测量，正常情况下少于10 mL。

常用公式为：$V=0.5d_1d_2d_3$（V代表容量，d_1、d_2、d_3分别代表膀胱左右径、上下径和前后径）（图17-5-2）。

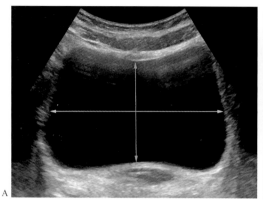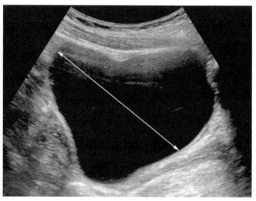

图17-5-2 · 膀胱容量测量

A. 灰阶超声：最大横断面左右径d_1（黄线所示），上下径d_2（绿线所示）；B. 灰阶超声：最大纵断面前后径d_3（白线所示）

三、膀胱常见疾病

（一）膀胱炎

1. 概述　膀胱炎是临床上常见的泌尿系统疾病。根据病程的长短可分为：急性膀胱炎和慢性膀胱炎。急性膀胱炎常伴有典型的尿频、尿急、尿痛等膀胱刺激症状。腺性膀胱炎是慢性膀胱炎的一种特殊类型。膀胱黏膜在慢性炎症的刺激下，移行上皮增生，形成实性的上皮细胞巢，其内可伴腺性化生，形成腺样结构。

2. 普通超声表现

（1）急性膀胱炎：膀胱壁回声正常或减低，可表现为轻度水肿增厚，但层次清晰；膀胱容量减少，可减少至100 mL以下；膀胱内见均匀的"云雾状"低回声，有漂浮感，甚至出现上部无回声、下部低回声的分层现象，出现分层平面。

（2）慢性膀胱炎：早期可无明显变化。后期膀胱壁增厚，表面欠光滑，呈"小梁状"改变。腺性膀胱炎多见于膀胱三角区，可分为三种类型。

1）结节型：膀胱壁表现为局限性增厚，呈结节状突起，基底较宽，结节内部回声均匀，部分较大结节内见小囊状改变（图17-5-3A）。

2）乳头型：病灶呈息肉状或乳头状增生，突入膀胱腔内，基底较窄，周围膀胱壁回声正常。

3）弥漫增厚型：膀胱壁呈弥漫性增厚，黏膜不平，壁回声强弱不均，并伴有膀胱容量减少（图17-5-4）。

CDFI示病灶内见细点状或短条状血流信号，病灶体积较小时内部无明显血流信号（图17-5-3B）。

3. 超声造影表现　慢性膀胱炎时，膀胱壁的局部增厚和隆起部分增强程度与膀胱壁其

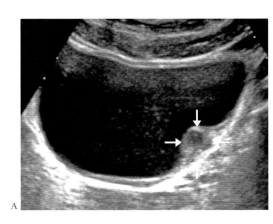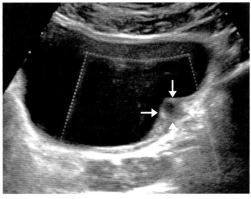

图 17-5-3 · 腺性膀胱炎（结节型）

患者男性，46岁，因"膀胱镜提示膀胱占位4天"入院。A. 灰阶超声：膀胱左侧壁见一低回声区（箭头），大小2.0 cm×
1.1 cm，形态欠规则，结节基底部与膀胱壁黏膜层分界欠清，局部膀胱壁增厚；B. CDFI：病灶（箭头）内部未见
明显血流信号

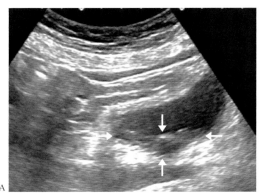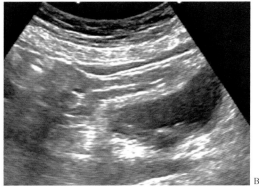

图 17-5-4 · 腺性膀胱炎（弥漫增厚型）

患者男性，68岁，因"尿频、尿急5年余"入院。A. 灰阶超声：膀胱容量减小，膀胱后壁局限性增厚，回声不均
（箭头）；B. 灰阶超声：测量膀胱壁厚度，最厚处约0.7 cm（箭头）

他部分近似，增强早期及增强晚期均呈等增强。

　　腺性膀胱炎病变增强早期呈等增强或高增强，增强晚期病变内造影剂廓清时间可近似
于或早于周围膀胱壁，表现为等增强或低增强（图17-5-5）。

　　4. 临床意义　急性膀胱炎常伴有典型的尿路刺激症状，结合灰阶超声征象可进行诊断。
超声诊断腺性膀胱炎缺乏特异性，确诊依然依靠经尿道膀胱镜检查和组织活检。

　　（二）膀胱结石

　　1. 概述　膀胱结石分为原发性和继发性。原发性膀胱结石好发于儿童，与营养不良和
低蛋白质饮食有关。继发性膀胱结石常见于下尿路梗阻（如良性前列腺增生）、膀胱憩室、
膀胱感染、异物、上尿路结石排入膀胱等。

　　膀胱结石的典型症状为排尿突然中断，伴排尿困难和膀胱刺激症状，改变排尿姿势后
可继续排尿。部分患者可伴有血尿。

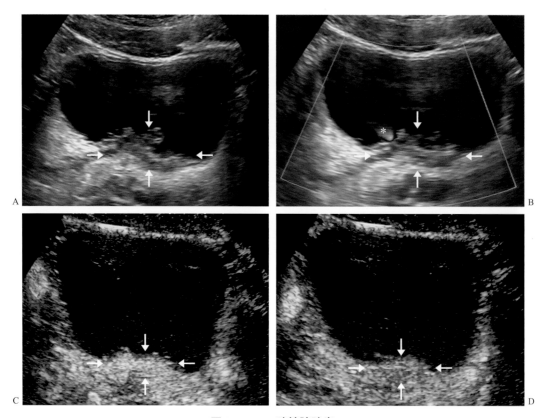

图 17-5-5 · 腺性膀胱炎

患者男性，43岁，因"体检发现膀胱占位1周"入院。A. 灰阶超声：膀胱三角区见一个低回声区（箭头），范围 3.8 cm×1.5 cm，边界不清晰，形态不规则；B. CDFI：病灶（箭头）内未见明显血流信号，周边见输尿管喷尿现象（星号）；C. 超声造影：增强早期（21 s）病灶（箭头）呈均匀高增强，基底部与膀胱壁分界不清；D. 超声造影：增强晚期（69 s）病灶（箭头）呈均匀等增强

2. 超声表现 膀胱内见点状、弧形、团块状强回声，可单发或多发，后方伴声影，随体位改变而移动。个别结石由于嵌入膀胱黏膜内而无移动性（图17-5-6，图17-5-7）。

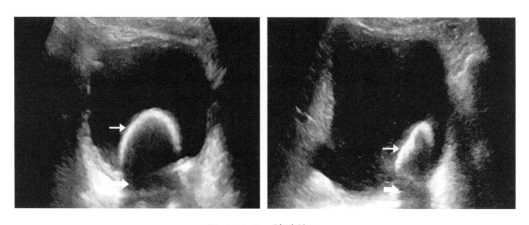

图17-5-6 · 膀胱结石

灰阶超声（横断面、纵断面）：膀胱内强回声团块（箭头），后方伴声影（粗箭头）

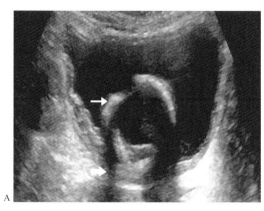
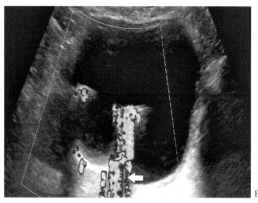

图 17-5-7 · 膀胱结石

A. 灰阶超声：膀胱内见数个强回声团块（箭头），后方伴声影（粗箭头）；B. CDFI：强回声团块（箭头）后方可见特征性的快闪伪像（粗箭头）

3. 临床意义 对于3 mm以上的结石，超声检查几乎都能显示，确诊率高。

（三）膀胱憩室

1. 概述 膀胱憩室分为先天性和继发性两类。前者是由于先天发育异常所致，相对少见；后者是由于膀胱肌层菲薄伴有机械性梗阻，使膀胱内压力升高所致，相对多见。

先天性憩室有排空功能，继发性憩室无排空功能，尿液易潴留。膀胱憩室好发于膀胱侧壁、三角区上部及输尿管开口附近。

2. 超声表现 膀胱壁外周见向外突出的囊状无回声结构，囊壁光滑，常为单发，也可多发（图17-5-8A）；憩室腔大小随排尿前后膀胱容量变化而变化；憩室与膀胱间可见通道，即憩室口（图17-5-8B）；憩室内可合并结石或肿瘤（图17-5-9），表现为相应的声像图征象。

3. 临床意义 超声检查容易发现膀胱憩室。当出现憩室壁粗糙及内部合并异常实质回

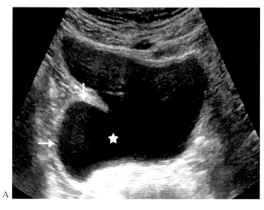
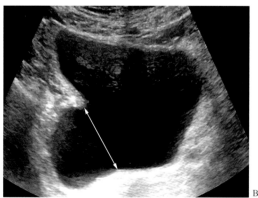

图 17-5-8 · 膀胱憩室

A. 灰阶超声：膀胱右侧壁的右侧见类圆形无回声区（箭头），可见一通道与膀胱相通（五角星）；B. 灰阶超声：测量憩室口长度：3.1 cm（箭头）

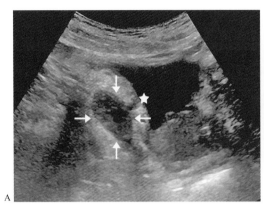
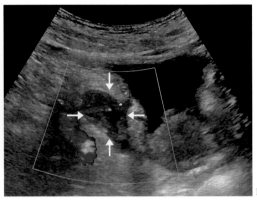

图 17-5-9 · 膀胱憩室合并膀胱癌

A. 灰阶超声：膀胱右侧壁右侧见一椭圆形无回声区（箭头），可见一通道与膀胱相通（五角星），囊壁弥漫性不均匀增厚；B. CDFI：病灶（箭头）内部见点线状血流信号。术后病理证实为膀胱憩室合并膀胱癌

声，应警惕合并肿瘤可能。

（四）膀胱异物及凝血块

1. 概述　膀胱异物种类多样，多为患者本人造成。膀胱凝血块是指各种原因导致膀胱内出血形成的实性团块，多见于急慢性炎症、结石、肿瘤及外伤，临床表现主要为血尿伴有膀胱刺激征。

2. 超声表现　膀胱异物回声、形态表现各有不同：金属异物呈强回声，后方伴有声影或彗星尾征；管状异物长轴断面呈条状强回声，横断面则呈空心圆形（图 17-5-10）。合并感染可伴有膀胱炎等超声征象。

膀胱凝血块表现为絮状或团块状的中、低回声，随体位移动或不移动；CDFI显示团块内部及周边均无血流信号。

3. 临床意义　超声检查高度敏感，确诊率高，对于X线诊断有限的异物更有价值。

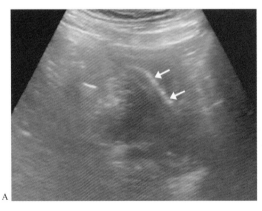
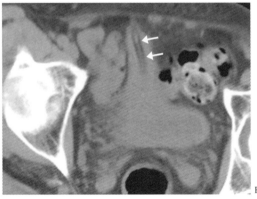

图 17-5-10 · 膀胱异物

A. 灰阶超声：膀胱内见管状高回声区（箭头）；B. CT平扫：膀胱内见低密度管状影（箭头）

（五）膀胱平滑肌瘤

1. 概述　膀胱平滑肌瘤为最常见的间叶组织来源的膀胱良性肿瘤，约占膀胱肿瘤的0.5%，女性多见。可分为黏膜下型、壁间型和浆膜下型。一般为单发、广基底，呈膨胀性生长。

临床表现与肿瘤位置、大小有关。膀胱平滑肌瘤可表现为排尿梗阻、膀胱刺激症状和血尿，以黏膜下型多见；壁间型肿瘤常出现肉眼血尿；部分患者可无症状，多为浆膜下型。肿瘤位于膀胱颈部时，其临床症状出现较早，多表现为尿路梗阻和膀胱刺激症状。

2. 超声表现　灰阶超声表现为膀胱壁上类圆形低回声肿块，形态规则，肿块与黏膜层、浆膜层分界清楚，黏膜层和浆膜层完整（图17-5-11A）。

CDFI显示肿块多无明显血流信号，少数肿块基底部可见少许血流信号（图17-5-11B）。

超声造影肿块增强早期及增强晚期多呈等增强（图17-5-11C～D）。

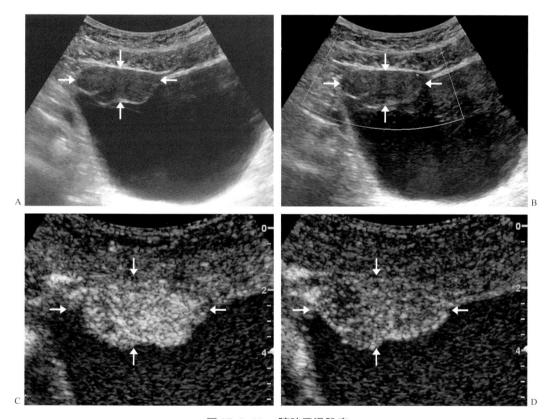

图17-5-11 · 膀胱平滑肌瘤

患者男性，34岁，因"体检发现膀胱占位2周"入院。A. 灰阶超声：膀胱前壁见一类圆形低回声区（箭头），大小4.1 cm×2.1 cm，形态规则，与膀胱壁分界清楚；B. CDFI：病灶（箭头）内见点状血流信号；C. 超声造影：增强早期（22 s）病灶（箭头）呈快速不均匀高增强，与膀胱壁分界清晰；D. 超声造影：增强晚期（71 s）病灶（箭头）呈不均匀等增强

3. 临床意义　超声能够明确病变位置，必要时可行经阴道或经直肠超声，能更清晰显示细微特征，从而提高诊断准确率。

（六）膀胱内翻性乳头状瘤

1. 概述　膀胱内翻性乳头状瘤是以内翻性生长为特征的尿路上皮良性肿瘤，好发于膀胱三角区及膀胱颈部。膀胱内翻性乳头状瘤少见、发病原因不明，高危型人类乳头状瘤病毒（HPV）感染可能是其发病原因之一。

2. 超声表现　膀胱壁上高回声或略高回声带蒂乳头状肿块，形态规则或不规则，肿块边缘可见锯齿状强回声，内部呈不均质低回声或无回声，后方回声衰减不明显（图17-5-12A，图17-5-13A）。

CDFI显示病灶内部多以乏血流信号为主（图17-5-12B，图17-5-13B）。

3. 临床意义　超声容易诊断膀胱隆起性病变，膀胱内翻性乳头状瘤和膀胱尿路上皮癌在超声图像上有一定相似之处，但前者往往有细蒂，窄基底，有时可探及病灶飘动。

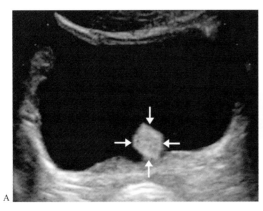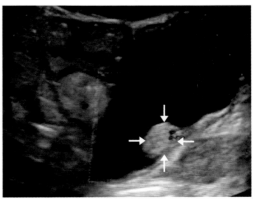

图17-5-12 · 膀胱内翻性乳头状瘤（病例1）

患者男性，61岁，因"超声检查提示膀胱占位1天"入院。A. 灰阶超声（横断面）：膀胱左侧三角区见一等回声结节（箭头），大小1.6 cm×1.2 cm，边界清晰，形态规则，内部回声欠均匀，基底窄，向膀胱腔内凸出；B. CDFI（纵断面）：病灶（箭头）基底部见星点状血流信号

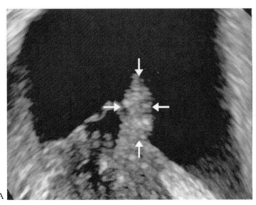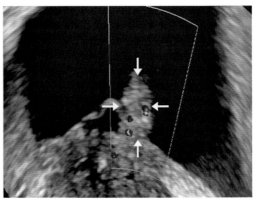

图17-5-13 · 膀胱内翻性乳头状瘤（病例2）

患者男性，68岁，因"超声检查提示膀胱占位1天"入院。A. 灰阶超声（经直肠）：膀胱左侧三角区见一等回声区（箭头），大小1.0 cm×0.9 cm，形态规则，窄基底，向膀胱腔内凸出，内部回声不均匀，周边见点状强回声；B. CDFI（经直肠）：病灶（箭头）基底部见星点状血流信号

（七）膀胱副神经节瘤

1. 概述　膀胱副神经节瘤是一种罕见的神经内分泌肿瘤，起源于膀胱壁交感神经的嗜铬组织，约占所有膀胱肿瘤的0.06%。典型症状为排尿时头痛、头晕以及血压升高，约1/3的患者无特异性临床症状。

2. 超声表现　膀胱副神经节瘤灰阶超声主要表现为边界清晰的低回声病灶，但肿瘤可与正常的膀胱壁成交错状生长，病变可发生坏死囊性变。

CDFI检查示病灶内多见丰富血流信号。

另可根据排尿时头痛、头晕以及血压升高等典型症状与其他病变进行鉴别（图17-5-14）。

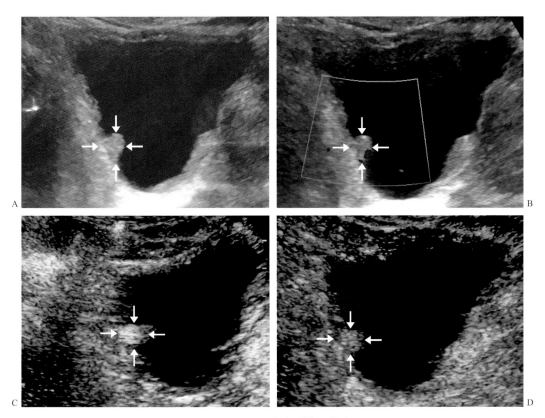

图17-5-14·膀胱副神经节瘤

患者男性，75岁，因"CT提示膀胱占位3个月余"入院。既往高血压病史30余年，最高血压210/100 mmHg。A.灰阶超声：膀胱右侧壁见一等回声区（箭头），大小1.0 cm×0.8 cm，形态欠规则，与膀胱壁分界欠清楚，向膀胱腔内凸出；B.CDFI：病灶（箭头）内见点状血流信号；C.超声造影：增强早期（22 s）病灶（箭头）呈快速均匀高增强，与膀胱壁分界清晰；D.超声造影：增强晚期（97 s）病灶（箭头）呈均匀稍高增强

3. 临床意义　灰阶超声容易发现病变，彩色多普勒提示病灶内血流信号丰富，另可结合排尿时头痛、头晕及血压升高等症状诊断。

（八）膀胱恶性肿瘤

1. 概述　95%以上膀胱恶性肿瘤为上皮性肿瘤，其中移行上皮癌占90%以上，鳞癌和腺癌各占2%～3%。另有1%～5%为非上皮性肿瘤，其中多数为肉瘤，可发生于任何年

龄，但多数为儿童。

目前普遍采用世界卫生组织（WHO）分级法，同时使用以下两种分级标准（表17-5-1）。

表17-5-1 · 膀胱癌WHO分级

WHO分级（1973）	WHO分级（2004）
乳头状瘤	乳头状瘤
尿路上皮癌 I 级，分化良好	乳头状低度恶性倾向的尿路上皮肿瘤
尿路上皮癌 II 级，中度分化	低级别乳头状尿路上皮癌
尿路上皮癌 III 级，分化不良	高级别乳头状尿路上皮癌

膀胱恶性肿瘤分为原位癌、乳头状癌及浸润性癌。原位癌局限在黏膜内，无乳头亦无浸润基底膜现象。移行细胞癌多为乳头状，高级别者常有浸润。鳞癌和腺癌为浸润性癌。不同生长方式可单独或同时存在。浸润深度是肿瘤临床（T）和病理（P）分期的依据。根据癌浸润膀胱壁的深度（乳头状瘤除外），多采用TNM分期标准（表17-5-2）。临床上习惯将 Tis、T_a 和 T_1 期肿瘤称为表浅性膀胱癌，即非肌层浸润性膀胱癌，而 T_2 以上则称为肌层浸润性膀胱癌（图17-5-15）。

表17-5-2 · 膀胱癌TNM分期（2002）

T（原发肿瘤）	
T_x	原发肿瘤无法评估
T_0	无原发肿瘤的证据
T_a	非浸润性乳头状癌
T_{is}	原位癌（"扁平癌"）
T_1	肿瘤侵入上皮下结缔组织
T_2	肿瘤侵犯肌层
T_{2a}	肿瘤侵犯浅肌层
T_{2b}	肿瘤侵犯深肌层
T_3	肿瘤侵犯膀胱周围组织
T_{3a}	显微镜下发现肿瘤侵犯膀胱周围组织
T_{3b}	肉眼可见肿瘤侵犯膀胱周围组织

续 表

T_4	肿瘤侵犯以下任一器官或组织，如前列腺、精囊、子宫、阴道、盆壁和腹壁
T_{4a}	肿瘤侵犯前列腺、子宫或阴道
T_{4b}	肿瘤侵犯盆壁或腹壁
N（区域淋巴结）	
N_x	区域淋巴结无法评估
N_0	无区域淋巴结转移
N_1	单个淋巴结转移，最大径≤2 cm
N_2	单个淋巴结转移，最大径大于2 cm但小于5 cm，或多个淋巴结转移，最大径<5 cm
N_3	淋巴结转移，最大径>5 cm
M（远处转移）	
M_x	远处转移无法评估
M_0	无远处转移
M_1	远处转移

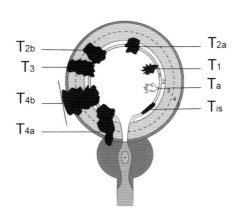

图17-5-15·膀胱肿瘤分期
1. 黏膜层；2. 黏膜下层；3. 浅肌层；4. 深肌层；5. 浆膜层

血尿是膀胱癌最常见和最早出现的症状。晚期常因肿瘤坏死、溃疡或并发感染出现尿频、尿急、尿痛等膀胱刺激症状。三角区及膀胱颈部肿瘤可造成膀胱出口梗阻，引起患者排尿困难，甚至尿潴留。

当广泛浸润盆腔或转移时，可出现腰骶部疼痛；当阻塞输尿管开口时，可致肾积水、肾功能不全；晚期也可出现下肢水肿、贫血、体重下降、衰弱等症状。

膀胱镜检查是临床常用的重要检查手段，可以直接观察肿瘤所在部位、大小、数目、形态、基底部有蒂或广基，初步估计基底部浸润程度等，同时对异常部位可做活检来明确诊断。

2.常规超声表现

（1）膀胱壁多呈局限性增厚，表现为呈结节状、息肉样或菜花状实性肿物，凸入膀胱腔内，表面不光滑；浸润型肿瘤表现为膀胱壁弥漫性增厚。肿物以低回声或中低回声者居多，仅少数息肉样或菜花样病变表现为高回声。

（2）息肉样病变早期基底窄，可在膀胱腔内飘动，膀胱壁回声基本正常（多未侵及肌层）；弥漫型膀胱壁肿物基底部增宽而固定，局部膀胱壁增厚，层次不清，连续性中断。严重者几乎累及整个膀胱，使整个膀胱壁增厚，膀胱腔缩小。

（3）CDFI：小的肿瘤基底部即可检出彩色血流信号；较大肿瘤常见树状分支和弥漫分布的高速低阻型动脉血流信号。

（4）膀胱肿瘤的声像图分期

1）非浸润性（T_{is}、T_a、T_1）：肿瘤基底部局限于黏膜层或黏膜下固有层；声像图表现为肿瘤基底窄，可见纤细的瘤蒂；膀胱黏膜光滑，各层次连续性好（图17-5-16）。

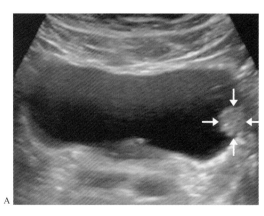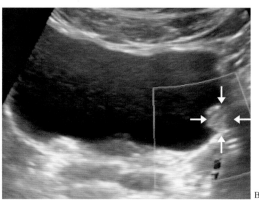

图17-5-16 · 膀胱尿路上皮癌

患者男性，63岁，因"体检超声提示膀胱占位1天"入院。既往吸烟史40年，约15支/天。A.灰阶超声：膀胱左侧壁见一个等回声区（箭头），大小1.1 cm × 1.0 cm，边界清晰，形态欠规则，基底较宽，与膀胱壁分界不清晰；B.CDFI：肿块（箭头）内部未见明显血流信号。术后病理证实：(膀胱左侧壁）高级别乳头状尿路上皮癌/T_a

2）浸润性（T_2、T_3）：肿瘤侵犯至膀胱浅深肌层及更深组织；声像图表现为肿瘤基底部宽大，肿瘤周围膀胱壁不规则增厚，黏膜回声紊乱并有中断现象。

3）侵犯膀胱壁外及远处转移（T_4）：肿瘤浸润至膀胱以外，累及周围组织及远处脏器；超声表现为膀胱壁浆膜层的强回声带中断，病变与周围组织或脏器不易区分（图17-5-17）。

3.超声造影表现

（1）高级别膀胱癌常常表现为"富血供"显著增强模式：肿瘤增强时间早于周围膀胱壁，肿瘤增强达峰程度显著高于周围膀胱壁，增强消退时间近似于或迟于膀胱壁。

（2）低级别膀胱癌常表现为"少血供"轻度增强模式：肿瘤增强时间早于或等于周围膀

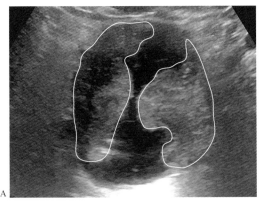
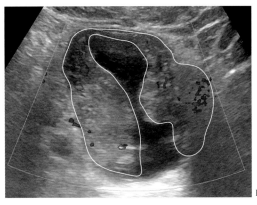

图17-5-17 · 膀胱尿路上皮癌

患者男性，49岁，因"发现间歇性全程肉眼血尿1个月余"入院。既往吸烟史10年，约10支/天。A. 灰阶超声：膀胱内见两个等回声区（实线），大小分别为6.1 cm×2.7 cm、3.4 cm×2.5 cm，边界不清晰，形态不规则，膀胱壁弥漫性增厚，膀胱壁各层间分界不清晰，膀胱肿物与膀胱周围结构分界不清；B. CDFI：病灶（实线）内部见丰富血流信号。术后病理证实：（膀胱）高级别浸润性尿路上皮癌/T_3（侵犯膀胱周围组织）

胱壁，肿瘤增强程度轻度高于或等于周围膀胱壁，增强消退时间近似于周围膀胱壁。

（3）非浸润性膀胱癌（T_{is}～T_1期）表现为肿瘤区增强时间明显早于膀胱基底部低回声肌层，增强强度也高于基底部肌层及周边膀胱壁肌层组织，增强消退时间近似于周边正常膀胱壁（图17-5-18）。

（4）浸润性膀胱癌（T_2～T_4期）表现为肿瘤组织和基底部肌层均显著增强，T_3期肿瘤基底部浆膜层尚完整，T_4期肿瘤突破浆膜层，浆膜层连续性中断，被增强的肿瘤组织替代。增强强度高于基底部肌层及周边膀胱壁肌层组织，增强消退时间晚于或近似于周边正常膀胱壁。

4. 临床意义　多数膀胱癌超声表现为向腔内生长的息肉状或乳头状肿块，CDFI检查内

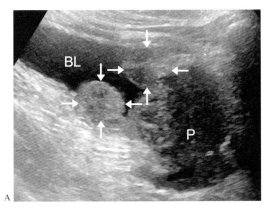
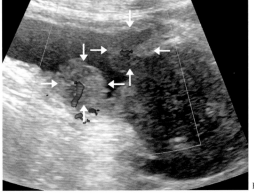

图17-5-18 · 膀胱尿路上皮癌

患者男性，73岁，因"体检发现镜下血尿4个月余，出现肉眼血尿3天"入院。既往吸烟史，具体不详。A. 灰阶超声：膀胱内见两个等回声肿物（箭头），大小分别为2.3 cm×1.8 cm、1.6 cm×1.3 cm；边界尚清晰，形态不规则，宽基部较宽，局部膀胱壁增厚；B. CDFI：病灶（箭头）基底部见血流信号

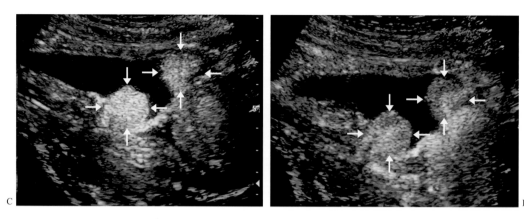

图17-5-18（续）·**膀胱尿路上皮癌**

C. 超声造影：增强早期（19 s）膀胱内病灶呈快速均匀高增强，邻近的膀胱壁各层结构分界不清晰（箭头）；
D. 超声造影：增强晚期（69 s）病灶内造影剂逐渐廓清，呈不均匀稍高增强（箭头）。术后病理证实：膀胱高级别浸润性尿路上皮癌/T$_2$

部有较丰富血供，超声造影检查增强早期表现为高增强，结合临床症状及实验室检查易于诊断。CT或MRI检查还可显示肿瘤范围和有否转移，有助于肿瘤分期和临床治疗方案的选择。

对于直径大于5 mm的膀胱肿瘤，超声检出率高达90%以上，并能了解膀胱壁大致受累情况。少数浸润性生长的膀胱癌与膀胱炎鉴别困难，此时膀胱镜检查及活检可明确诊断。

第六节 · 睾 丸

一、概述

正常男性有两个睾丸，分别位于阴囊左右侧。睾丸呈卵圆形，成人睾丸长3.5 ～ 4.5 cm，宽2 ～ 3 cm，厚2 ～ 3 cm，每侧睾丸重10 ～ 15 g。

睾丸表面有一层纤维膜，称为白膜。睾丸后缘白膜增厚，凹入睾丸内形成睾丸纵隔，将睾丸分隔成很多小室，即睾丸小叶。每个睾丸小叶里含有2 ～ 4条曲细精管，移行为直精小管进入睾丸纵隔交织成睾丸网，由此再合并成15 ～ 20条睾丸输出小管，经睾丸后缘的上部进入附睾，精子由此通道进入附睾并发育成熟。

二、正常睾丸超声表现

正常睾丸位于阴囊鞘膜腔内，周边包绕有少量无回声，睾丸实质为等回声，睾丸纵隔呈带状高回声（图17-6-1）。CDFI示睾丸内血流呈条索状或星点状分布。

三、睾丸常见疾病

（一）睾丸微石症

1. 概述 睾丸微石症常偶然发现。在1.5% ～ 5%的男性中可以检出，而在不育症者中

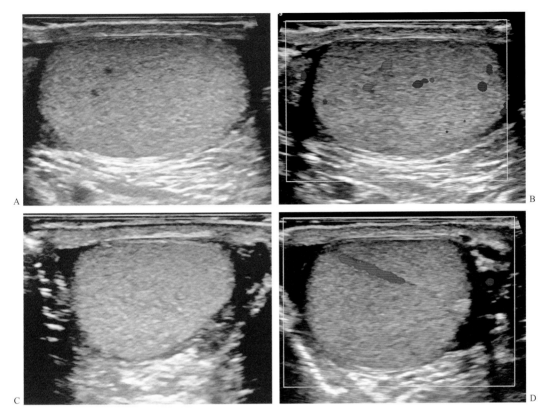

图 17-6-1 · 左侧正常睾丸

A. 灰阶超声（纵断面）：睾丸实质回声中等、分布均匀；B. CDFI（纵断面）：睾丸内见星点状血流信号；C. 灰阶超声（横断面）：睾丸体积正常，内部回声均匀；D. CDFI（横断面）：睾丸内见条状血流信号（穿纵隔动脉）

的检出率可高达20%。睾丸微石症是无症状、非进行性的疾病。

2. 超声表现 睾丸微石症被定义为超声单幅灰阶超声图像上出现5个或5个以上的点状强回声，直径小于3 mm，后方无声影。强回声灶可在睾丸内呈均匀分布或以周边区为主（图17-6-2）。多双侧同时发生，也可单侧发生或累及附睾。

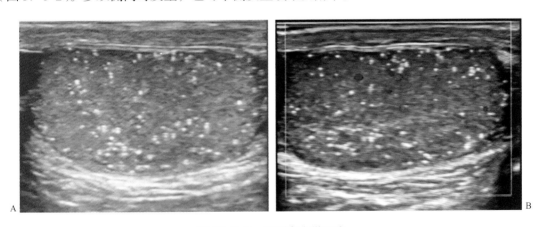

图 17-6-2 · 左侧睾丸微石症

A. 灰阶超声：左侧睾丸实质内见弥漫分布、散在的点状强回声；B. CDFI：左侧睾丸内见点状血流信号

3. 临床意义　超声可准确诊断睾丸微石症。对具有睾丸生殖细胞肿瘤危险因素（如：隐睾、生殖细胞肿瘤家族史等）的睾丸微石症患者，建议超声定期复查。

（二）睾丸网扩张

1. 概述　睾丸网扩张即睾丸纵隔内的小管扩张，是由于附睾输出管的部分和完全阻塞所致。通常双侧同时发生，常伴有附睾精液囊肿。多发生于55岁以上的男性。

2. 超声表现　超声图像上可见睾丸纵隔增大，睾丸纵隔表现为多发小的囊性或迂曲管状无回声结构，CDFI内部无血流信号（图17-6-3）。

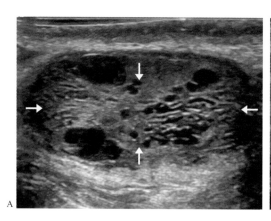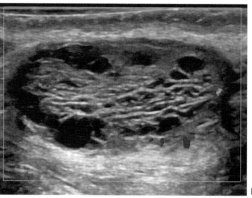

图17-6-3 · 睾丸网扩张

A. 灰阶超声：右侧睾丸内见多发管状无回声区（箭头）；B. CDFI：无回声区内未见明显血流信号

3. 临床意义　超声可区分睾丸网扩张和睾丸内其他囊性病变。睾丸网扩张是一个良性病变，没有特别的临床意义，无需治疗。

（三）睾丸扭转

1. 概述　睾丸扭转可能与先天发育异常有关，此外在剧烈活动、睾丸合并病变、气候变化（特别是寒冷季节、昼夜温差大）、阴囊外伤后都容易诱发。睾丸扭转往往是自发的，扭转后常出现剧烈难忍的睾丸疼痛，阴囊也会逐渐肿胀。睾丸扭转依据扭转部位不同分为鞘膜内、鞘膜外两型，除围生期（胎儿、新生儿）发生的扭转为鞘膜外型，其余年龄组发生的扭转皆为鞘膜内型。鞘膜内型睾丸扭转常为睾丸鞘膜、系膜的异常，例如鞘膜宽大、睾丸附睾间的系带过长，以11～18岁的男性青少年常见。

临床上按扭转发生时间可分为急性期（6 h内）和亚急性期。按扭转程度可分为完全性和不完全性。

2. 超声表现　急性期睾丸可轻度肿大，内部回声减低或正常，CDFI患侧睾丸血流信号明显减少或消失。亚急性期睾丸内出现细网状、小蜂窝状坏死或弥漫性回声增高，CDFI示患侧睾丸内无血流信号。

超声造影检查时，完全性扭转患侧睾丸内无造影剂进入，呈无增强（图17-6-4）；不完全性扭转患侧睾丸造影剂进入缓慢，呈低增强。

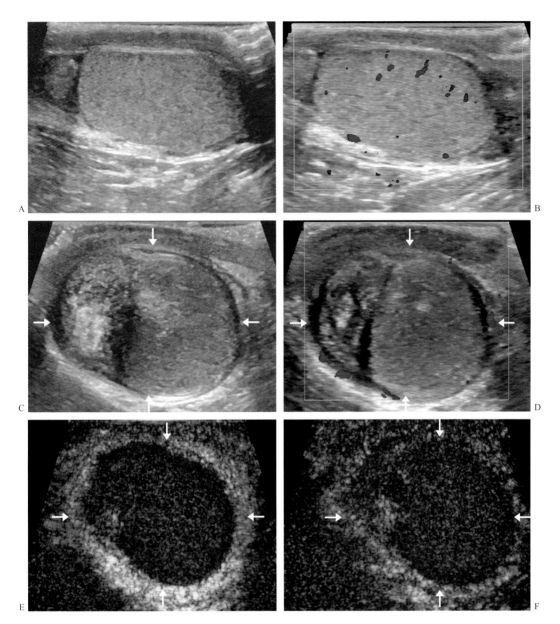

图 17-6-4 · 左侧睾丸扭转

患者男性，45岁，因"左侧睾丸疼痛1个月余"入院。血清学检查：阴性。体格检查：左侧睾丸触痛。A. 灰阶超声：右侧睾丸回声中等，分布均匀；B. CDFI：右侧睾丸血流呈星点状分布；C. 灰阶超声：左侧睾丸体积增大，回声减低，内部回声不均匀；D. CDFI：左侧睾丸内未见血流信号；E、F. 超声造影：增强早期（27 s）及增强晚期（122 s）左侧睾丸全程呈无增强。手术后病理证实为睾丸组织出血性梗死

3. 临床意义　超声检查能及时提示睾丸扭转，超声造影检查可以作为确诊检查手段。同时超声可用于睾丸扭转治疗后疗效评估。

（四）隐睾

1. 概述　隐睾是指男婴出生后，一侧或者双侧的睾丸未能按照正常的发育过程下降到阴囊内的一种病理状态，又称为睾丸下降不全。隐睾发病率在新生儿中约为4%，早产儿中

约30%，患儿1岁内睾丸有自行下降至阴囊内的可能，但6个月后，继续下降的机会明显减少。隐睾单侧多见，右侧发生率高于左侧。

2. 超声表现 一侧或双侧阴囊空虚，阴囊内未见明显睾丸回声。同侧或双侧腹股沟管或腹腔内可见睾丸样回声（图17-6-5）；隐睾往往体积较小，CDFI内部血流信号稀少；部分隐睾可合并恶变（图17-6-6）。

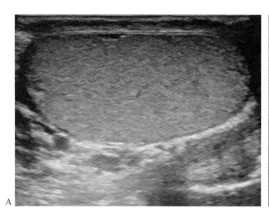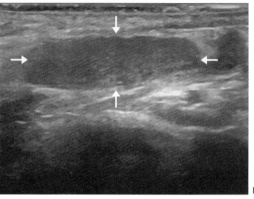

图 17-6-5 · 左侧隐睾

A. 灰阶超声：右侧正常睾丸位于阴囊内，体积正常；B. 灰阶超声：左侧睾丸位于腹股沟区，体积偏小

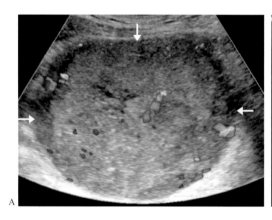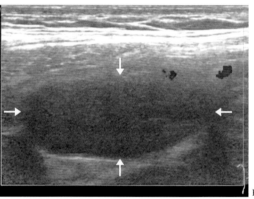

图 17-6-6 · 左侧隐睾，右隐睾继发睾丸精原细胞瘤

患者男性，34岁，双侧阴囊空虚多年。A. 彩色多普勒超声：右侧阴囊空虚，右侧腹膜后见实性肿物，内部血流丰富（箭头）。术后病理证实为睾丸精原细胞瘤；B. 彩色多普勒超声：左侧睾丸（箭头）位于腹股沟区，体积偏小，内血流信号稀疏

3. 临床意义 超声是诊断隐睾的首选影像学检查方法，具有简便无辐射等优势。超声可以明确隐睾位置。

（五）睾丸附件

1. 概述 睾丸附件是苗勒管上端退化的残留物，位于睾丸的上方，呈卵圆形或带蒂的卵圆形小体，常附着于睾丸白膜上。睾丸附件发生率高，可达87%左右。正常睾丸附件大小1.6～4.3 mm。睾丸附件可以发生扭转造成阴囊肿痛，且常难以与睾丸扭转相鉴别。

2.超声表现　睾丸附件通常位于睾丸上极，可有多种形态，内部呈均匀等回声，少数呈低回声、无回声或伴有强回声（图17-6-7）。CDFI在附件内一般无血流信号显示。

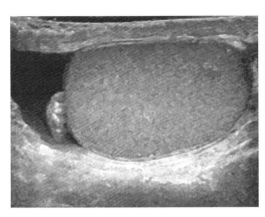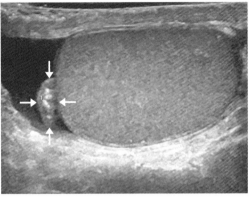

图17-6-7 · 右侧睾丸附件伴钙化

灰阶超声：右侧睾丸上极见一椭圆形等回声区（箭头），与睾丸相连，内见数枚强回声

3.临床意义　睾丸附件常在体检中被超声探及，超声可用于睾丸附件扭转与睾丸扭转鉴别。

（六）睾丸鞘膜积液

1.概述　鞘膜积液根据鞘状突闭合位置不同，可形成4种类型的鞘膜积液：睾丸鞘膜积液（图17-6-8）、精索鞘膜积液（图17-6-9）、睾丸精索鞘膜积液（图17-6-10）和交通性鞘膜积液。其中睾丸鞘膜积液是最常见的，临床表现为阴囊无痛性肿大，大量积液时睾丸附睾触诊不清。可见于任何年龄段，可为原发性和继发性，原发性的致病原因不明，继发性睾丸鞘膜积液可由炎症、外伤、肿瘤等引起。

2.超声表现　睾丸、附睾位于鞘膜腔一侧，周围被无回声区包绕，阴囊体积可增大，当合并炎症或出血时，积液透声差，有时可于积液内探及分隔。

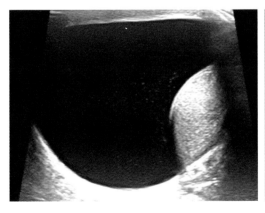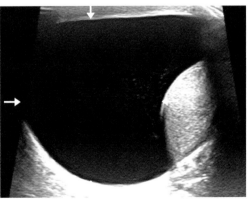

图17-6-8 · 右侧睾丸鞘膜积液

灰阶超声：右侧睾丸位于阴囊鞘膜腔下部，周围被无回声包绕，内透声尚可（箭头）

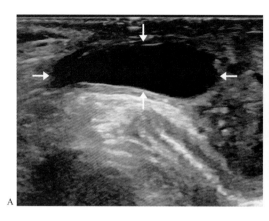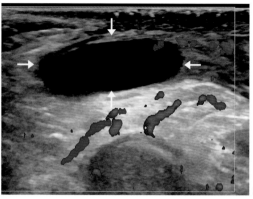

图 17-6-9 · 右侧精索鞘膜积液

A. 灰阶超声：右侧腹股沟区见椭圆形无回声区（箭头），与腹腔及睾丸鞘膜腔均不相通；B. CDFI：无回声区内未见明显血流信号

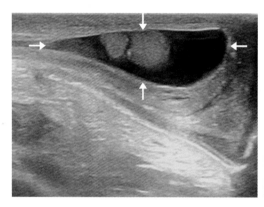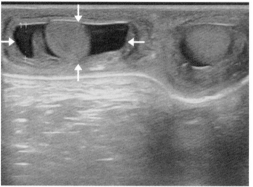

图 17-6-10 · 右侧睾丸精索鞘膜积液

灰阶超声：右侧腹股沟区及睾丸周围见无回声区，内透声尚可，与腹腔不相通

3. 临床意义　超声可明确诊断睾丸鞘膜积液，准确评估积液量，对是否合并炎症或出血有一定诊断价值。

（七）睾丸囊肿

1. 概述　常发生于睾丸头，囊肿内可含有大量精子，临床表现多有阴囊坠胀，无特殊不适。其发病原因可能系输精管阻塞而导致精液积聚。

2. 超声表现　典型的睾丸囊肿表现为圆形或椭圆形的无回声区（图17-6-11），后方回声增强，可有侧方声影。囊肿较小时，睾丸外形一般无变化。

3. 临床意义　睾丸囊肿较少见，超声可明确诊断睾丸囊肿，与睾丸实性肿瘤易鉴别。

（八）睾丸化脓性炎

1. 概述　成人睾丸化脓性炎常继发于泌尿系感染，可有高热、阴囊肿痛，常伴有附睾及阴囊结缔组织炎症。

2. 超声表现　患侧阴囊肿大，睾丸回声减低不均匀（图17-6-12），CDFI内见较丰富血流信号。脓肿形成时可出现无回声区，可累及附睾及皮肤。

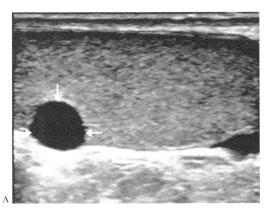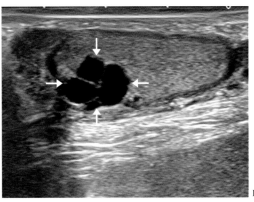

图 17-6-11 · 睾丸囊肿

A. 灰阶超声：右侧睾丸内见无回声区（箭头），边界清晰，形态规则，内透声尚可；B. 灰阶超声：右侧睾丸内见无回声区（箭头），边界清晰，形态规则，内透声尚可，内见分隔

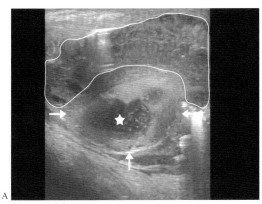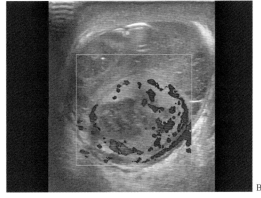

图 17-6-12 · 右侧睾丸化脓性炎

A. 灰阶超声：右侧睾丸（箭头）萎缩，内可见数个低及混合回声区（星号），边界清晰，形态欠规则，内回声不均，右侧阴囊内见弱回声区，包绕睾丸周围（白色线）；B. CDFI：睾丸内血流信号丰富

3. 临床意义　灰阶超声诊断急性睾丸炎不敏感，应使用彩色多普勒检查血流情况，急性睾丸炎时，血流信号增多。严重化脓性睾丸炎合并脓肿时，中央部位血流信号可减少。

（九）睾丸肿瘤

睾丸肿瘤比较少见，占男性肿瘤的1%～2%，95%为恶性。睾丸肿瘤有三个年龄段发病高峰，第一个高峰为婴幼儿期，以卵黄囊瘤多见；第二个高峰为20～40岁，主要为睾丸原发肿瘤如精原细胞瘤；第三个高峰为71～90岁，以淋巴瘤和转移瘤为主。

睾丸肿瘤临床症状主要为睾丸肿大，伴阴囊坠胀感或疼痛，透光实验均为阴性，实验室检查甲胎蛋白（AFP）、人绒毛膜促性腺激素（HCG）、白细胞等可帮助诊断。其他血生化及肿瘤标志物测定（如LDH、FSH、LH等）也可提供帮助。

睾丸肿瘤分为原发性和继发性两类。绝大多数为原发性，分为生殖细胞肿瘤和非生殖细胞肿瘤两大类。生殖细胞肿瘤中精原细胞瘤最为常见，生长速度较缓慢，预后一般较好；

非精原细胞瘤如胚胎癌、畸胎癌、绒毛膜上皮癌等比较少见，但恶性程度高，较早出现淋巴和血行转移，预后较差。

1. 生殖细胞肿瘤——精原细胞瘤

（1）概述：生殖细胞肿瘤占睾丸肿瘤90%～95%，包括精原细胞瘤和非精原细胞瘤，又以精原细胞瘤最为常见，占睾丸肿瘤35%～50%。精原细胞瘤发病年龄多为30～49岁，多单侧发病，右侧略多于左侧。在隐睾人群中的发生率明显高于正常人群，达20～40倍。精原细胞瘤一般分三型：外生型、内生型和弥漫型。

精原细胞瘤为低度恶性肿瘤，发展缓慢，大多数患者（75%）诊断时肿瘤细胞仅局限于睾丸白膜内。如发生转移，多以淋巴途径转移，累及腹膜后淋巴结。如发现同时存在隐睾和腹膜后异常肿大淋巴结，应考虑有无精原细胞瘤，特别是弥漫型精原细胞瘤存在的可能。

（2）超声表现：肿瘤多形态不规则或分叶状，内部以均匀低回声多见，肿瘤较大者内部回声逐渐变得不均匀。病灶内可见点状或粗大强回声，液化少见。弥漫型往往不能显示正常睾丸回声。少数病例以淋巴结转移为唯一征象。CDFI：病灶内部血流一般增多，走行扭曲，动脉性血流多见（图17-6-13）。

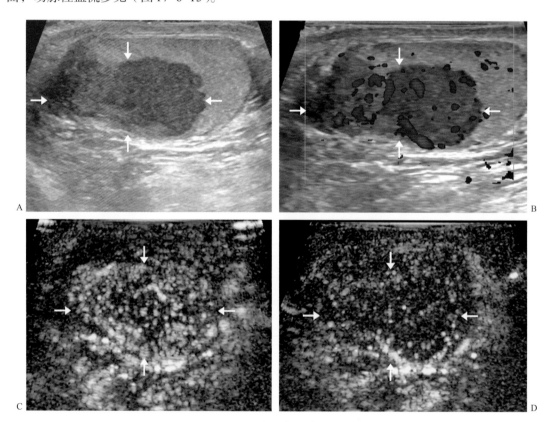

图17-6-13 · 右侧睾丸精原细胞瘤

患者男性，41岁，因"发现睾丸肿物1周"入院，血清学检查：睾酮7.5 nmol/L（↓）、垂体泌乳素1 433 mIU/L（↑），体格检查：右侧睾丸触痛。A. 灰阶超声：右侧睾丸内见一低回声区（箭头），大小3.4 cm×1.8 cm，边界清晰，形态不规则，内部回声欠均匀；B. CDFI：病灶内见丰富血流信号；C. 超声造影：增强早期（30 s）病灶（箭头）呈高增强；D. 超声造影：增强晚期（86 s）病灶（箭头）呈等增强

2. 生殖细胞肿瘤——非精原细胞瘤　睾丸非精原细胞瘤性生殖细胞肿瘤（nonseminomatous germ cell tumors，NSGCTs）和睾丸精原细胞瘤一样，都是源自成熟或正在成熟的睾丸生殖上皮的生殖细胞肿瘤。NSGCTs主要包括5种类型：混合性生殖细胞肿瘤、胚胎性癌、畸胎瘤、卵黄囊瘤、绒毛膜癌。不同于精原细胞瘤，NSGCTs对辐射不敏感。

（1）混合性生殖细胞肿瘤

1）概述：60%的NSGCTs由至少两种以上不同的细胞类型组成，称之为混合性生殖细胞肿瘤，最为常见；而单纯的胚胎性癌、畸胎瘤、卵黄囊瘤、绒毛膜癌则罕见，多发生于儿童。混合性生殖细胞肿瘤最常见的组成成分为胚胎性癌，约87%的混合性生殖细胞肿瘤内可发现胚胎性癌。混合性生殖细胞肿瘤内部也可存在精原细胞瘤，但后者不影响整体的治疗和预后。和精原细胞瘤相比，NSGCTs更常出现在年轻患者，高峰发病年龄在15～30岁，而10岁前和50岁后则很少出现。它们相比精原细胞瘤，更具有侵袭性，常累及白膜，导致患侧睾丸发生形态变化。约60%的NSGCTs发生转移。

2）超声表现：NSGCTs的超声表现取决于其内部各细胞成分的相对比例，及其不同的病理组织学特征，因此相比精原细胞瘤，更多表现为形态不规则、回声不均匀的病灶，伴有散在点状的高或低回声，以及掺杂着不同程度的囊实性、囊性成分（图17-6-14）。

（2）胚胎性癌

1）概述：胚胎性癌是由类似于早期胚胎细胞的原始未分化细胞组成，几乎没有分化，见于大多数的混合性生殖细胞肿瘤，单纯的胚胎性癌是很少见的，仅占所有睾丸生殖细胞肿瘤的2%～3%。和其他NSGCTs一样，胚胎性癌也更常见于年轻患者，高峰发病年龄在15～30岁。侵袭性强，易出现腹膜后淋巴结转移或远处转移。

2）超声表现：多表现为实性等或低回声，形态不规则，包膜不完整，纯胚胎性癌在超声上可以是隐匿的，在儿童身上，可仅见肿大的睾丸，未显示实际的胚胎性癌病灶（图17-6-15）。

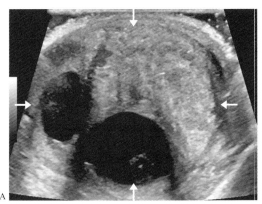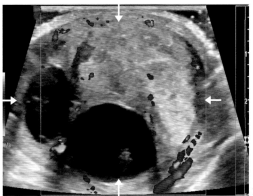

图17-6-14·睾丸混合性生殖细胞肿瘤

患者男性，68岁，6个月前无明显诱因出现左侧阴囊肿大，未予治疗，后阴囊进行性增大。血清学检查：睾酮9.3 nmol/L（↓）。体格检查：左侧睾丸肿大，无触痛。A. 灰阶超声：左侧睾丸体积增大，内见一混合回声区（箭头），大小5.0 cm×4.5 cm，边界清晰，形态规则，内部回声不均匀，内见数个无回声区；B. CDFI：病灶内部及周边见少量血流信号

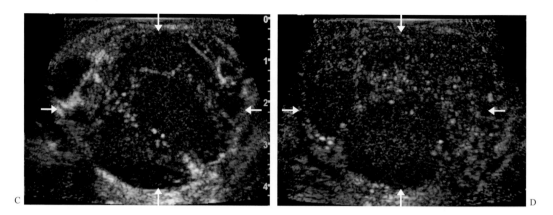

图 17-6-14（续）· 睾丸混合性生殖细胞肿瘤

C. 超声造影：增强早期（29 s）病灶（箭头）呈不均匀等增强；D. 超声造影：增强晚期（171 s）病灶（箭头）呈不均匀等增强。手术后病理证实为左侧睾丸混合性生殖细胞肿瘤（90%恶性畸胎瘤+10%精原细胞瘤）

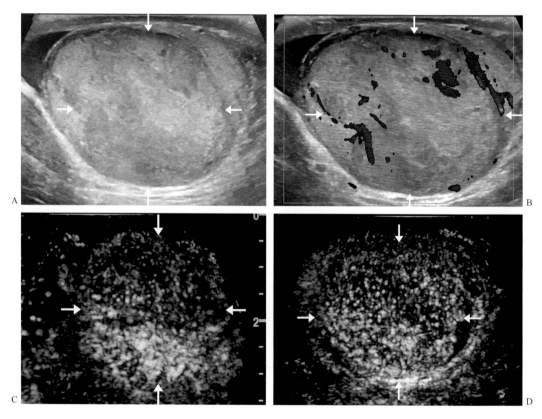

图 17-6-15 · 睾丸胚胎性癌

患者男性，34岁，"发现左侧睾丸肿大10天"入院。血清学检查：AFP 17 μg/L（↑），乳酸脱氢酶280 U/L（↑）。体格检查：左侧睾丸肿大，阴囊稍觉坠胀牵拉感，未觉疼痛。A. 灰阶超声：左侧睾丸体积增大，其内见一等回声区（箭头），大小4.0 cm×3.7 cm，边界清晰，形态欠规则，内部回声欠均匀；B. CDFI：病灶内见较丰富血流信号；C. 超声造影：增强早期（29 s）病灶（箭头）呈不均匀高增强；D. 超声造影：增强晚期（76 s）病灶（箭头）呈不均匀高增强。手术后病理证实为胚胎性癌为主，>97%，小灶考虑合并畸胎瘤，部分区域明显出血变性

（3）卵黄囊瘤

1）概述：又称为内胚窦瘤，它是2岁以下婴幼儿最常见的睾丸生殖细胞肿瘤，同时也是最常见的儿童睾丸肿瘤，约占80%。单纯的卵黄囊瘤在成人罕见，更多是作为混合性生殖细胞肿瘤的成分之一，约44%的混合性生殖细胞肿瘤中可发现卵黄囊瘤成分。成人混合性生殖细胞肿瘤中的卵黄囊瘤成分往往分化较差，预后甚至比胚胎性癌或畸胎癌差。超过90%的婴儿卵黄囊瘤，肿瘤标志物甲胎蛋白（AFP）升高，同样含有卵黄囊瘤成分的混合性生殖细胞肿瘤也常出现AFP升高，这点有助于与其他肿瘤鉴别。

2）超声表现：① 弥漫型：睾丸弥漫性肿大，回声与正常睾丸回声相似，血供较健侧丰富。② 局限型：病灶呈圆形或卵圆形，边界清楚，可见声晕。典型者内部见多个不规则的小片状无回声区，其径线常＜1.0 cm。CDFI检查肿瘤内部可见丰富血流信号（图17-6-16）。

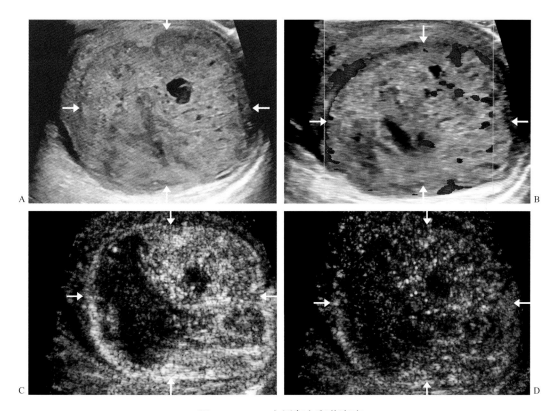

图17-6-16·左侧睾丸卵黄囊瘤

患者男性，24岁，因"左侧阴囊肿痛1个月余"入院。血清学检查：AFP 820 ng/mL（↑）。体格检查：左侧睾丸肿大，触痛（＋）。A. 灰阶超声：左侧睾丸体积增大，内见一囊实混合性肿物（箭头），大小5.1 cm×3.9 cm，边界清晰，形态规则，内回声不均匀，可见多个小的片状无回声区；B. CDFI：病灶内部及周边见较丰富血流信号；C. 超声造影：增强早期（25 s）病灶（箭头）呈不均匀高增强，局部呈无增强；D. 超声造影：增强晚期（122 s）病灶（箭头）呈不均匀高增强，局部呈无增强

（4）畸胎瘤

1）概述：畸胎瘤占所有原发性睾丸肿瘤的5%～10%，有两个高峰发病年龄，一个是婴幼儿期，另一个则在21～30岁期间。

在婴幼儿中，畸胎瘤是第二常见的婴幼儿期睾丸肿瘤，仅次于卵黄囊瘤。这个时期出现的畸胎瘤，即使在病理组织学上不成熟，一般也都是良性的。在青春期后发现的睾丸畸胎瘤则大多是恶性的，并且约20%可发生转移。单纯的畸胎瘤在成人少见，更多也是作为混合性生殖细胞肿瘤的成分之一出现，约50%的混合性生殖细胞肿瘤中可发现畸胎瘤成分。

2）超声表现：患侧睾丸局限性肿大，睾丸畸胎瘤常表现为圆形或卵圆形、边界清楚、回声不均匀的结节。内部回声混杂不均，含有不同程度的囊性和实性成分；囊性区较大，形状不规则，数量少，常单个。结节内部常可见致密的点或片状强回声，后伴声影，这与睾丸畸胎瘤内部经常出现的钙化、软骨、未成熟骨、纤维化及非钙化性瘢痕形成有关。典型者呈"洋葱皮样"或"蛋壳样"改变（图17-6-17）。

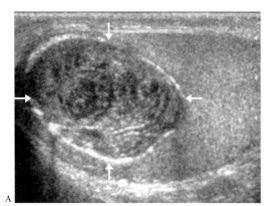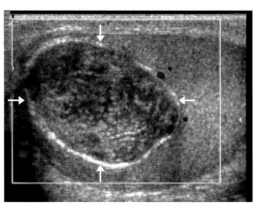

图17-6-17 · 成熟型畸胎瘤

患者男性，27岁，"发现睾丸肿物1个月余"入院。A. 灰阶超声：右侧睾丸体积稍增大，内见一实性肿物，形态规则，周边见环状强回声，内部回声不均，低回声为主，见条带样回声，呈"洋葱皮样"改变（箭头）；B. CDFI：病灶（箭头）内未见明显血流信号

3. 非生殖细胞肿瘤　少见，来源于纤维组织、平滑肌、血管和淋巴组织等睾丸间质细胞。包括淋巴瘤、转移瘤、腺样腺瘤、血管瘤、纤维瘤、平滑肌瘤、胚胎横纹肌肉瘤等。

（1）淋巴瘤

1）概述：是60岁以上男性较常见恶性肿瘤，38%患者双侧发生（非同时发生者多于同时发生者），临床表现为睾丸无痛性肿物，肿块边界模糊，呈浸润生长。1%的淋巴瘤侵犯睾丸，多为非霍奇金淋巴瘤。

2）超声表现：灰阶超声上病灶多表现为内部回声均匀，无钙化及液化；呈浸润性生长，边界不清，常侵犯附睾和精索。CDFI病灶内部血流丰富（图17-6-18）。

（2）间质细胞瘤

1）概述：睾丸Leydig细胞瘤又称睾丸间质细胞瘤，属于性索/性腺间质肿瘤中的一种，它起源于睾丸间质细胞即Leydig细胞，较为少见，占睾丸肿瘤的1%～3%。其中约3%的病例双侧发病，恶变可能性占10%～20%，尤其是年龄较大的患者。可分为间质细胞瘤和恶性间质细胞瘤。常见的临床表现为无痛性睾丸肿大或触及无痛性肿块，30%成人患者可有男

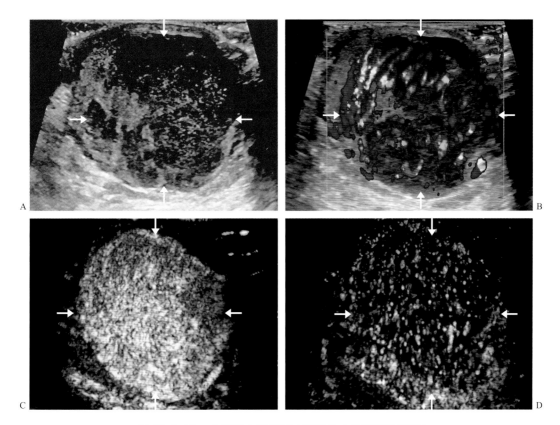

图 17-6-18 · 右侧睾丸淋巴瘤（弥漫性大 B 细胞淋巴瘤）

患者男性，69 岁，因 "发现右侧睾丸肿物 1 周" 入院。体格检查：右侧睾丸增大，质硬。A. 灰阶超声：右侧睾丸体积增大，内见低回声区（箭头），大小 5.2 cm×3.8 cm，边界不清，形态不规则，内部回声尚均匀；B. CDFI：病灶内部见丰富血流信号；C. 超声造影：增强早期（26 s）病灶（箭头）呈高增强；D. 超声造影：增强晚期（115 s）病灶（箭头）呈稍高增强

性乳腺发育。成人患者的血清和尿中的雌激素常升高。

2）超声表现：肿瘤常单发，呈实性，类圆形，边界清楚，体积小，低回声多见，内部回声均匀。恶性间质细胞瘤体积较大，往往超过 5 cm，肿瘤多具有浸润性，表现为血管淋巴管浸润或睾丸外浸润。CDFI 肿瘤内部常见丰富的动、静脉血流信号。超声造影多表现为增强早期均匀高增强，消退缓慢（图 17-6-19）。

（3）海绵状血管瘤

1）概述：发生于生殖系统的血管瘤较为少见，其中海绵状血管瘤更为罕见。与其他部位血管瘤临床表现类似，质软，无压痛。

2）超声表现：肿块较小时，边界清晰，形态规则，内部回声均匀。肿块较大时内部回声不均匀，可见多个不规则液性无回声区，其边缘可见斑点状强回声，后方可见声影。CDFI 可在病灶内检测出星点状血流信号（图 17-6-20）。

（4）睾丸转移瘤

1）概述：非常少见，常有原发病灶病史，最常见的原发部位是肺和前列腺。转移性睾丸肿瘤患者年龄常较大。

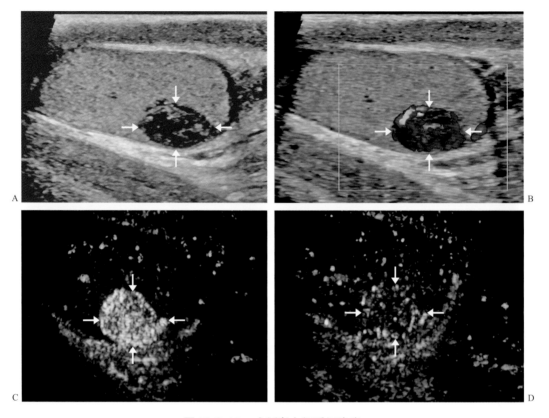

图17-6-19 · 左侧睾丸间质细胞瘤

患者男性，65岁，因"左侧睾丸疼痛4个月余"入院。A. 灰阶超声：左侧睾丸大小正常，内见一低回声区（箭头），大小1.3 cm×1.0 cm，边界清晰，形态规则，内部回声欠均匀；B. CDFI：病灶内见较丰富血流信号；C. 超声造影：增强早期（29 s）病灶（箭头）呈均匀高增强，增强早于周围睾丸实质；D. 超声造影：增强晚期（180 s）病灶（箭头）呈均匀高增强

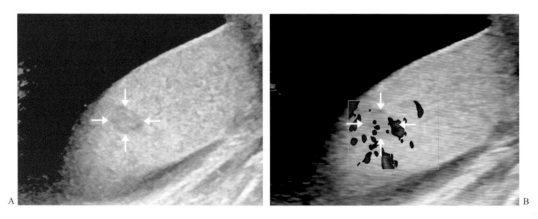

图17-6-20 · 睾丸海绵状血管瘤

患者男性，39岁，因"发现睾丸占位半年余"入院。A. 灰阶超声：右侧阴囊内睾丸周围可见片状无回声区，睾丸、附睾附着于鞘膜腔一侧，周围被无回声区包绕，睾丸大小正常，内见一低回声区（箭头），大小1.1 cm×1.0 cm，边界清晰，形态规则，内部回声均匀；B. CDFI：病灶（箭头）内部见丰富血流信号

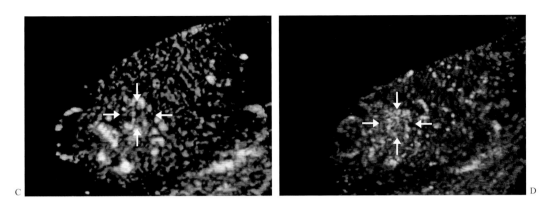

图17-6-20（续）· 睾丸海绵状血管瘤

C. 超声造影：增强早期（27 s）病灶（箭头）呈高增强；D. 超声造影：增强晚期（91 s）病灶（箭头）呈稍高增强

2）超声表现：睾丸形态不规则，边界不清晰。病灶一般多发、双侧，形态不规则，内部回声不均，等-低回声多见。CDFI检查内部血供丰富（图17-6-21）。

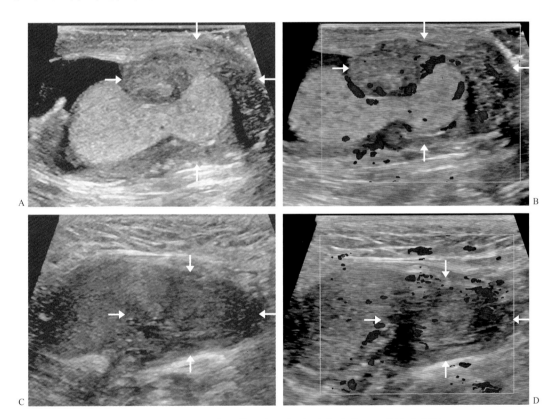

图17-6-21 · 双侧睾丸转移瘤，中-低分化腺癌，肠道转移来源

患者男性，69岁，"发现睾丸肿物1个月余"入院，1年前右半结肠腺癌病史。A. 灰阶超声：右侧睾丸位于腹股沟区，睾丸中下部、阴囊内可见低回声区（箭头），范围3.6 cm×1.9 cm，边界不清晰，形态不规则，与睾丸附睾分界不清晰；B. CDFI：病灶（箭头）内可见丰富血流信号；C. 灰阶超声：左侧睾丸中下部、阴囊内可见低回声区（箭头），范围约3.3 cm×2.6 cm，边界不清晰，形态不规则，与睾丸附睾分界不清；D. CDFI：病灶（箭头）内可见丰富血流信号

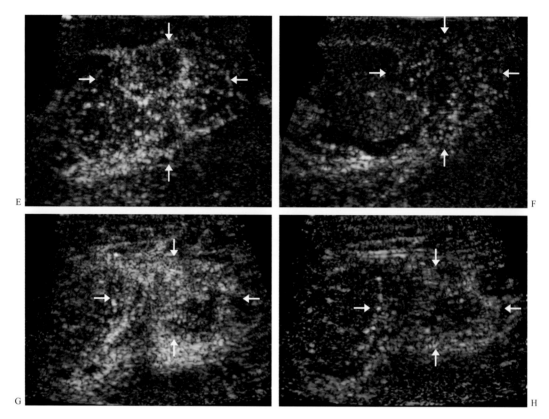

图 17-6-21（续）· 双侧睾丸转移瘤，中-低分化腺癌，肠道转移来源

E. 超声造影：增强早期（29 s）右侧阴囊内病灶（箭头）呈高增强；F. 超声造影：增强晚期（111 s）右侧阴囊内病灶（箭头）呈高增强；G. 超声造影：增强早期（30 s）左侧阴囊内病灶（箭头）呈高增强；H. 超声造影：增强晚期（120 s）左侧阴囊内病灶（箭头）呈高增强

4. 鉴别诊断　见表 17-6-1。

表 17-6-1 · 三种常见睾丸肿瘤鉴别诊断

肿瘤类型	年　龄	血清 AFP 值	超　声　表　现
卵黄囊瘤	多见于小儿，尤其小于 2 岁者	阳性	弥漫型：睾丸弥漫型肿大，回声与正常睾丸回声相似，血供较健侧丰富 局限型：病灶呈圆形或卵圆形，边界清楚，可见声晕。典型者内部见多个不规则的小片状无回声区，其径线常 < 1.0 cm。CDFI 检查肿瘤内部可见丰富血供
畸胎瘤	多见于 < 12 岁患儿	阴性	患侧睾丸局限性肿大，常表现为圆形或卵圆形、边界清楚、回声不均匀。内部回声混杂不均，可见钙化或囊性区，典型者呈"洋葱皮样"或"蛋壳样"改变
精原细胞瘤	多见于成年男性	阴性	弥漫型：不能显示正常睾丸回声 局限型：肿瘤多形态不规则或分叶状，以均匀低回声多见，病灶内可见点状钙化灶或粗大钙化，液化少见

5. 临床意义　除睾丸肿瘤外，还有鞘膜积液、睾丸炎、睾丸血肿、斜疝等疾病。超声可鉴别肿块是否来自睾丸。对一部分病例能作出肿瘤分类，有利于治疗方案的选择。超声能够检测肿瘤对邻近组织的浸润、腹膜后淋巴结的转移、转移淋巴结的大小、部位、锁骨上淋巴结和肝脏等远处转移，但对肺、骨等处的转移病灶，应结合其他影像学检查。

第七节 · 附　睾

一、概述

附睾紧贴于睾丸的上端和后缘，共分为头、体、尾三个部分。附睾头部由 10 ～ 15 个来自睾丸网的输出小管组成，形成一个单独的附睾输精管，长度可达 600 cm。附睾输精管从附睾头部向体部、尾部延伸。附睾体部位于睾丸后外侧缘，附睾尾部通过网状组织松散地与睾丸的下极相连。附睾输精管在附睾尾部折返向头侧延伸，在附睾头部水平进入精索。

二、正常附睾超声表现

正常附睾灰阶超声通常表现为等回声或回声水平稍高于睾丸（图 17-7-1）；纵断面上附睾头膨大，体部较细，尾部较大。横断面上附睾头呈椭圆形，体部呈扁圆形或三角形，尾部多为扁圆形。

附睾头紧贴于睾丸上极，厚 0.5 ～ 0.8 cm，为等回声，与睾丸实质回声水平相近。体部厚 0.3 ～ 0.4 cm，部分贴附或游离于睾丸后外侧下行。附睾尾部游离或紧贴于睾丸的下极，厚 0.4 ～ 0.8 cm，体、尾部为弱回声，较头部回声低。

CDFI 检查正常附睾内部血流信号不丰富。

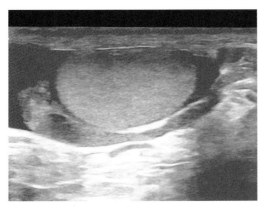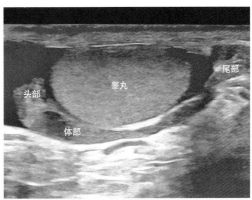

图 17-7-1 · 正常附睾灰阶超声

正常附睾回声与睾丸实质回声基本一致

三、常见附睾疾病

（一）附睾缺如

1. 概述　先天性附睾完全缺如非常罕见。附睾缺如者临床上无特异性症状，常在手术中偶然发现。附睾缺如往往合并有输精管缺如，是造成男性不育症的原因之一。

2. 超声表现　超声检查时无附睾头、体、尾等结构显示，常伴有双侧输精管阴囊段及末段不显示（图17-7-2）。

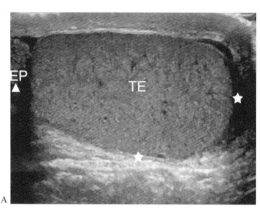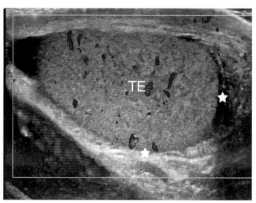

图 17-7-2 · 附睾体尾部缺如

A. 灰阶超声：右侧附睾头部显示（三角形），附睾体部及尾部未见显示（五角星）；B. CDFI：右侧附睾体部及尾部未见显示（五角星）。EP：附睾；TE：睾丸

3. 临床意义　通过超声检查可直接判断上述结构是否缺如。

（二）附睾淤积症

1. 概述　附睾淤积症是输精管结扎术后一种常见的并发症。输精管结扎后，精子在附睾管内淤积，附睾管扩张、破裂，精子外渗，间质内发生无菌性炎症，附睾甚至睾丸结构与功能受损，导致附睾淤积症的发生。

附睾淤积症原因之二为输精管阻塞，包括输精管缺如、附睾畸形、附睾炎症、附睾肿瘤等。

绝大多数患者无明显临床症状，或偶尔出现阴囊部不适或下坠感，重者可引起不育。

2. 超声表现　由于精液淤积导致附睾管扩张，附睾体积增大，附睾实质内见细密点状回声，呈细网格状改变。若合并炎症，则附睾肿大明显，回声不均，与周边组织分界不清，内部血流增多（图17-7-3，图17-7-4）。部分患者可伴有输精管扩张。CDFI检查内部血流一般无明显改变。

3. 鉴别诊断

（1）附睾结核：病程缓慢，疼痛不明显。病变侧附睾体积增大，附睾头、体、尾常同时累及，呈不均匀低回声结节，内部多见强回声，部分伴声影。

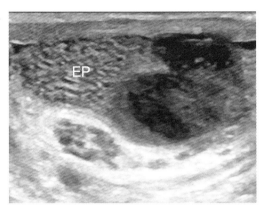
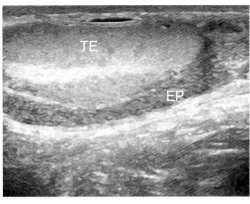

图 17-7-3 · 附睾淤积症

灰阶超声：左侧附睾体积增大，附睾实质内见细密点状回声，呈细网格状改变。EP：附睾；TE：睾丸

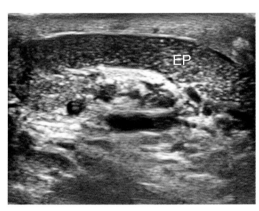
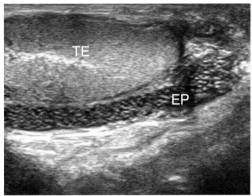

图 17-7-4 · 附睾淤积症

灰阶超声：右侧附睾体积增大，附睾实质内见细密点状回声，呈细网格状改变。EP：附睾；TE：睾丸

（2）附睾炎：疼痛较明显，常有急性或反复发作史。附睾肿大，形态不规则，以附睾尾部肿大多见。内部回声不均匀，局部呈结节状，结节内部常无钙化。CDFI检查常见病变侧附睾血流增多。

4. 临床意义　附睾淤积症在超声图像上的特征性表现对此病的诊断与鉴别诊断具有较高的临床价值。超声检查具有价廉、无创、诊断率高、操作简单又可多次反复对照等优点，可以作为附睾淤积症首选诊断方法，并可作为输精管吻合术后再通与否的影像检查方法。

（三）附睾囊肿

1. 概述　好发年龄为20～40岁，约5%的正常男性患有附睾囊肿，好发部位依次为头部、尾部或全附睾，单侧多见。

多数患者无明显症状，少数患者有轻度睾丸疼痛或阴囊坠胀不适。

附睾囊肿分为附睾单纯性囊肿与附睾精液囊肿两类，附睾单纯性囊肿较精液囊肿少见。附睾单纯性囊肿的囊液清亮，穿刺抽吸液体化验未见精细胞；而附睾精液囊肿的囊液因含大量精子和淋巴细胞等沉积物而呈乳白色，穿刺抽吸物镜检可见精细胞。

2. 超声表现　常位于附睾头或附睾头旁，呈圆形无回声区，边界清晰，后方回声增强，内透声好或内见沉积于后壁的细小点状回声，前者多见于单纯性囊肿（图17-7-5），后者多见于精液囊肿（图17-7-6）。

超声造影表现为病变内部增强早期及增强晚期均呈无增强。

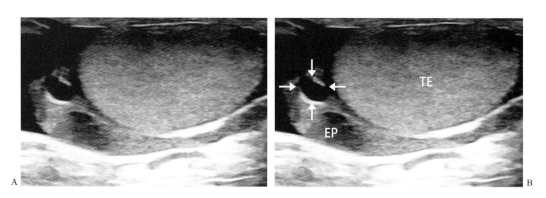

图 17-7-5 · 附睾单纯性囊肿

灰阶超声：左侧附睾头部见一无回声区（箭头），形态规则，边界清晰，内部透声可，后方回声增强。EP：附睾；TE：睾丸

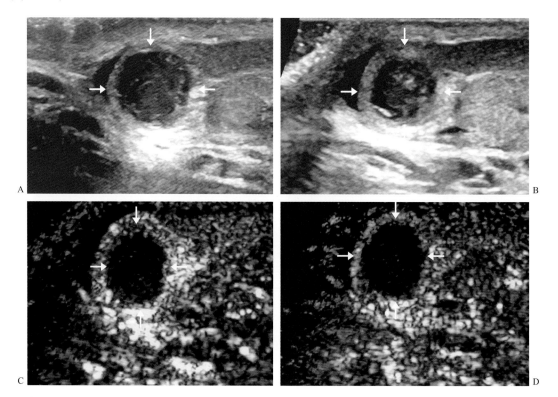

图 17-7-6 · 附睾精液囊肿

A、B. 灰阶超声：左侧附睾头部见一混合回声区（箭头），形态规则，边界清晰，内部回声不均匀；C. D.超声造影：增强早期（30 s）及增强晚期（80 s）病灶（箭头）内部始终呈无增强

3. 临床意义　超声检查能清晰显示附睾囊肿的大小、部位、内部回声及其血流情况，因此可作为附睾囊肿的首选影像检查方法，为临床诊疗提供准确依据，也可方便随访观察。

（四）急性附睾炎

1. 概述　急性附睾炎临床常见，可发生于任何年龄阶段，中青年多见，常继发于前列腺炎、尿道感染以及精囊炎。主要病因包括细菌、病毒和寄生虫感染，多认为与尿液逆流进入输精管导致感染有关，也可通过血行和淋巴途径感染。

附睾炎通常是以附睾尾部开始蔓延到体部和头部。病程在1小时至1个月以内为急性附睾炎；病程在1个月以上则为慢性附睾炎。

急性附睾炎主要表现为患侧阴囊肿胀、阴囊皮肤发红、发热，同时伴有严重的疼痛，并可沿精索、下腹部以及会阴部放射。慢性附睾炎多为急性期未完全治愈转变而来。

2. 超声表现　病变侧附睾有不同程度的体积增大，多以尾部增大明显，肿大处多呈结节状改变；也可表现为附睾弥漫性增大。病变内部回声不均匀。

合并睾丸鞘膜积液者可见阴囊内无回声区，有时无回声区内见细点或不规则分隔带状回声。

CDFI检查患侧附睾内见较丰富的血流信号，呈较密集片状、条状及粗点状血流信号，血流速度增快。

继发睾丸炎时，睾丸肿大，CDFI检查内部血流信号增多（图17-7-7）。

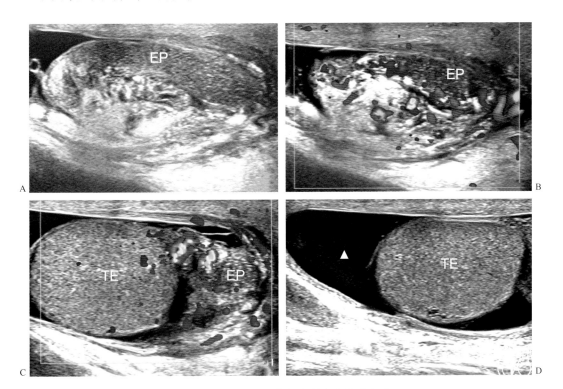

图17-7-7 · 急性附睾炎合并睾丸鞘膜积液

A. 灰阶超声：右侧附睾体积弥漫性增大，内部回声不均匀；B、C. CDFI：附睾内部血流信号丰富；D. 灰阶超声：睾丸周围见无回声区包绕（三角形）。EP：附睾；TE：睾丸

3. 临床意义   超声能清晰显示附睾炎病灶的部位、形态、大小及与邻近组织的关系，有很高的应用价值。早期明确诊断附睾炎并及时治疗对其预后有重要意义。

（五）附睾结核

1. 概述   附睾结核多见于20 ～ 40岁青壮年，占泌尿生殖系统结核的20%，是男性生殖系统结核感染中最易受累的部位。常伴有前列腺结核或精囊结核。

附睾结核是由于结核杆菌侵入附睾导致，大多数通过下行感染，从原发感染部位（如肺结核、骨关节结核等）通过血液播散至肾，继发于肾结核，或者直接通过血行播散至附睾而引起附睾结核。

附睾结核一般发展缓慢，附睾逐渐肿大，无明显疼痛，肿大的附睾可与阴囊粘连形成脓肿，若脓肿继发感染，则可出现局部红肿热痛，脓肿破溃流出黏液及干酪样坏死物后，形成窦道。

附睾结核的压痛多不明显，严重者附睾、睾丸分界不清，输精管增粗，呈串珠状，偶见少量鞘膜积液。

附睾结核的主要后遗症是附睾管和近端输精管不全或完全梗阻，可表现为少精或无精，进而不育。

2. 超声表现   附睾弥漫性肿大，内回声可不均匀，CDFI检查血流信号较正常对侧增多。

附睾内可见单发或多发的结节，单发结节呈均匀低回声或呈混合回声，边界不清，出现干酪样坏死时表现为不规则透声较差的无回声，结节内常可见到点状及颗粒样强回声，可累及阴囊皮肤，破溃形成瘘道。多发结节可呈串珠样排列。CDFI检查结节周边血流信号轻度增多。

超声造影表现多样，可表现为不均匀增强型、环状增强型、均匀增强型及无增强型（图17-7-8）。

3. 临床意义   附睾是泌尿生殖系统结核的好发部位之一，也可以是首发部位。附睾结核预后不良，可引起不育，早期正确诊断对患者的及时治疗及预后很重要。超声检查能够作为临床筛查附睾结核的首选检查方法，以及随访观察抗结核治疗疗效的重要手段。

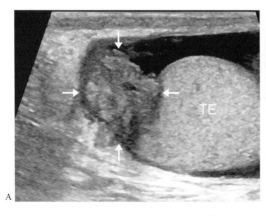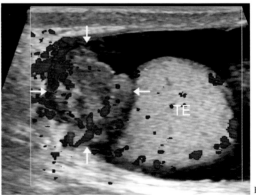

图17-7-8 · 附睾结核

A. 灰阶超声：左侧附睾头内见一低回声区（箭头），形态欠规则，边界欠清晰，内部回声不均匀；B. CDFI：病灶（箭头）内部见较丰富血流信号

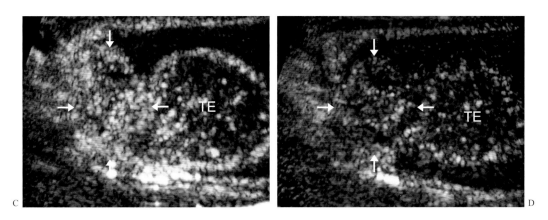

图 17-7-8（续）·附睾结核

C. 超声造影：增强早期（21 s）病灶呈不均匀高增强（箭头）；D. 超声造影：增强晚期（60 s）病灶呈不均匀低增强（箭头）。TE：睾丸

（六）附睾腺瘤样瘤

1. 概述　附睾腺瘤样瘤是起源于间皮细胞的良性肿瘤，为附睾最常见的肿瘤；同时，它也是睾丸附属区第二常见的肿瘤（30%），仅次于脂肪瘤。发病年龄多在 20～40 岁。

附睾腺瘤样瘤好发于附睾尾，其次为附睾头，一般体积不大（平均 2 cm），常单发，往往生长缓慢。临床常以发现阴囊内无痛性包块就诊。

2. 超声表现　多单侧发生，少数双侧发生。附睾尾部多见。

超声多表现为附睾内局灶性实性占位，多呈圆形或椭圆形，一般形态规则，边界清晰，无明显包膜。内部可呈中等、低或高回声。

CDFI 检查结节内可见血流信号，或无明显血流信号。

超声造影检查病灶与同侧正常睾丸组织同步增强或早于正常睾丸组织增强，增强早期多表现为高增强、均匀性增强或不均匀性增强，病灶内造影剂廓清缓慢（图 17-7-9）。

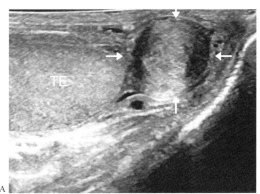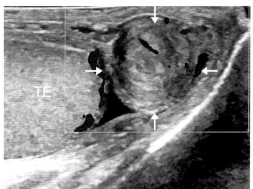

图 17-7-9·附睾腺瘤样瘤

A. 灰阶超声：左侧附睾尾部内见一等回声区（箭头），形态尚规则，边界清晰，内部回声欠均匀；B. CDFI：病灶（箭头）内部见少量血流信号

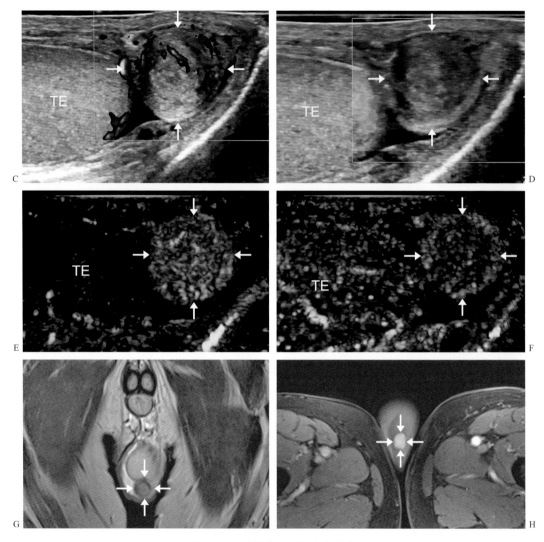

图 17-7-9（续）· 附睾腺瘤样瘤

C.能量多普勒超声：病灶（箭头）内部见少量血流信号；D. 应变弹性超声：病灶（箭头）较周围正常睾丸组织硬；E. 超声造影：增强早期（30 s）病灶呈均匀高增强（箭头）；F. 超声造影：增强晚期（62 s）病灶呈不均匀低增强（箭头）；G. MRI T2WI（冠状面）：病灶（箭头）呈边界清晰、形态规则的低信号（箭头）；H. MRI DCE（横断面）：病灶（箭头）呈明显强化。TE：睾丸

3. 临床意义　由于缺乏特征性的临床表现，附睾腺瘤样瘤的临床诊断较困难，易与慢性附睾炎或附睾结核等疾病混淆。

第八节·精　索

一、概述

精索是位于腹股沟管深环和睾丸上端的一对柔软的圆索状结构，长 11 ～ 15 cm，直径约0.5 cm，其内主要结构包括输精管、睾丸动脉、蔓状静脉丛、输精管动、静脉、神经、淋巴管和鞘韧带等。

精索由内向外被三层被膜包裹，分别为：① 精索内筋膜；② 提睾肌和提睾肌筋膜；③ 精索外筋膜。

在腹股沟管内，精索内的主要解剖结构是：输精管位于下方，输精管静脉及蔓状静脉丛位于前方，动脉在所有静脉的中间偏上方。蔓状静脉丛由10 ～ 12条静脉组成，最终汇成睾丸静脉。

二、正常精索超声表现

通常于阴囊根部探查。精索一般呈相对低回声，短轴呈圆形或椭圆形，长轴呈束状。精索前后径范围为0.5 ～ 0.8 cm，可显示长度范围为2.2 ～ 4.0 cm。CDFI检查内部可见血流信号（图17-8-1）。

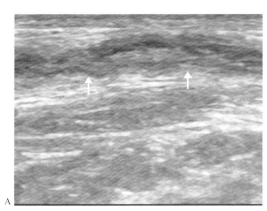
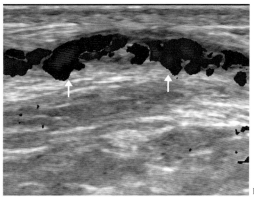

图17-8-1 · 正常精索

A. 灰阶超声：右侧腹股沟区见束状低回声结构（箭头）；B. CDFI：右侧腹股沟区精索走行区可见血流信号

三、常见精索疾病

（一）精索静脉曲张

1. 概述　精索静脉曲张指精索内蔓状静脉丛的异常扩张、伸长和迂曲。精索静脉曲张通常见于左侧，占77% ～ 92%，双侧约为10%，单纯发生于右侧的少见（1%）。

精索静脉曲张患者可出现患侧阴囊部持续性或间歇性的坠胀感、隐痛和钝痛，站立及行走时明显，平卧休息后减轻。多数患者在体检时发现阴囊内无痛性蚯蚓状团块，或因不育就诊时发现。

2. 超声表现　精索增粗至1.2 ～ 1.5 cm，内可见扭曲状、蜂窝状管道结构，其管壁薄，内径2 ～ 4 mm。CDFI检查可见血管增多，血流信号丰富。频谱多普勒检查可见静脉性血流频谱，乏氏试验见有血液反流（图17-8-2）。根据超声表现可以将精索静脉曲张分成四个等级（表17-8-1）。

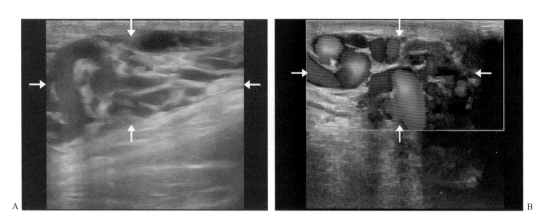

图 17-8-2 · 精索静脉曲张

A. 灰阶超声：右侧腹股沟精索走行区（箭头）增粗，内可见蜂窝状结构；B. CDFI：增粗扩张的精索静脉内乏氏试验时可见丰富血流信号

表 17-8-1 · **精索静脉曲张超声分级**

精索静脉超声分型	精索静脉内径
亚临床精索静脉曲张	1.8～2.1 mm，反流持续时间 1～2 s
Ⅰ度精索静脉曲张	2.2～2.7 mm，反流持续时间 2～4 s
Ⅱ度精索静脉曲张	2.8～3.1 mm，反流持续时间 4～6 s
Ⅲ度精索静脉曲张	3.1 mm 以上，反流持续时间＞6 s

3. 临床意义　超声能够明确诊断精索静脉曲张，同时能对曲张程度进行分级，对临床选择治疗方案有较可靠的指导作用。

（二）精索炎

1. 概述　精索炎主要由后尿道感染引起，病原体常为普通细菌或结核杆菌，多伴有附睾、睾丸炎等疾病。

起病较急，局部疼痛较为明显，并可沿精索放射至腹股沟部，甚至可达耻骨上或下腹部。主要体征：局部皮肤红肿，精索呈纺锤形或条索状增粗，触痛明显。如有脓肿形成可有波动感。

2. 超声表现　在睾丸后上方至腹股沟部见精索增粗至 1.2～2.0 cm，呈强弱相间不均质的实质回声。CDFI 检查可见精索内血流信号丰富，以动脉血流为多，血流速度增快（图17-8-3）。通常合并附睾炎。

3. 临床意义　精索炎的诊断以临床症状为主，超声可用于精索炎治疗后疗效评估。

（三）精索鞘膜积液

参见"睾丸鞘膜积液"章节。

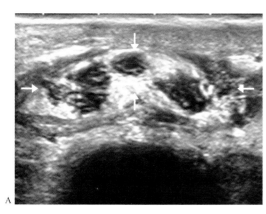
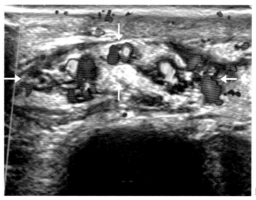

图 17-8-3 · 精索炎

A. 灰阶超声：右侧腹股沟区精索（箭头）增粗，回声增高，内部回声不均匀；B. CDFI：精索内血流信号丰富

（四）精索肿瘤

1. 概述　精索肿瘤罕见。良性精索肿瘤占70%，常见的有脂肪瘤、纤维瘤和平滑肌瘤，血管瘤少见。良性肿瘤多呈球形或分叶形，质软有弹性，易于扪及。精索恶性肿瘤可发生于任何年龄，多见于40～50岁，多发生于阴囊内精索末端，肿块质地坚硬，表面不平，边界不清，生长迅速，可侵犯内环及阴囊，常有腹股沟淋巴结转移。

2. 超声表现　精索区域可见瘤体样实性回声，病变内部可无或伴血流，无血管反流信号，大多数不合并附睾炎。

通常良性肿瘤（纤维瘤、脂肪瘤等）形态规则，边界清晰；而恶性肿瘤（精索平滑肌肉瘤、神经内分泌瘤等）形态不规则，边界不清晰（图17-8-4）。

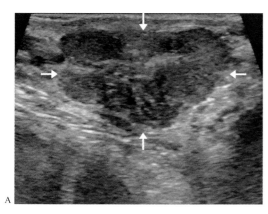
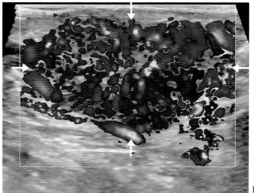

图 17-8-4 · 精索神经内分泌肿瘤（g2）

A. 灰阶超声：右侧腹股沟精索走行区见一个大小为3.8 cm×1.7 cm的低回声区（箭头），形态不规则，边界欠清晰，内部回声不均匀；B. CDFI：病灶（箭头）内见丰富血流信号

3. 临床意义　精索肿瘤较少见，常需与腹股沟疝相鉴别。超声可明确肿瘤是否来自精索，对部分病例良恶性的鉴别有一定价值。

参考文献

［1］陈征，邵春奎，高新.Gleason评分研究进展及评估前列腺癌预后的重要性［J］.中华腔镜泌尿外科杂志（电子版），2016，10（6）：1-5.

［2］符仕宝，肖劲逐，何书明，等.经尿道前列腺剜除电切术治疗大体积良性前列腺增生的临床疗效和安全性观察［J］.中国医学前沿杂志（电子版），2018，10（8）：115-118.

［3］贺大林.前列腺癌贺大林2016观点［M］.北京：科学技术文献出版社，2017.

［4］蒋智铭.前列腺诊断病理学［M］.上海：上海科技教育出版社，2008.

［5］柯丽明，陈志奎，何以牧，等.腺性膀胱炎的超声分型与误诊漏诊分析［J］.中国超声医学杂志，2014，30（12）：1114-1116.

［6］李淑清，李学松，董永良，等.附睾肿物的超声诊断与鉴别诊断［J］.中华男科学杂志，2006，12（2）：164-166，170.

［7］刘辰，刘特立，谢卿，等.^{68}Ga-PSMA PET/CT显像在前列腺重复穿刺前对良恶性病变的预判价值［J］.中华泌尿外科杂志，2021，42（9）：712-716.

［8］刘敏，汤庆，廖海星，等.经直肠超声测量前列腺尿道角、前列腺体积及残余尿评估膀胱出口梗阻的价值比较［J］.中华医学超声杂志（电子版），2014，11（11）：22-25.

［9］田姣，李转，杨丹，等.^{18}F-FDG/PET-CT在前列腺癌中的应用价值研究［J］.中国CT和MRI杂志，2021，19（8）：117-119，125.

［10］吴军，蓝晓锋，姜凡.超微血流成像技术在前列腺癌精准靶向穿刺活检中的应用［J］.肿瘤防治研究，2019，46（9）：815-818.

［11］张景良，秦卫军.^{68}Ga-前列腺特异性膜抗原PET/CT在前列腺癌诊断中的研究进展［J］.中华泌尿外科杂志，2018，39（10）：797-800.

［12］张静，周翔，王冬梅，等.囊泡状结构并非腺性膀胱炎的特征性超声表现［J］.中华医学超声杂志（电子版），2014（6）：514-515.

［13］张林启，覃艺芳，李伟，等.常规SPECT/CT断层融合显像诊断高危前列腺癌患者骨转移［J］.中国医学影像技术，2017，33（02）：260-264.

［14］中华医学会泌尿外科学分会，中国前列腺癌联盟.前列腺穿刺中国专家共识［J］.中华泌尿外科杂志，2016，37（4）：241-244.

［15］Aigner F, Pallwein L, Mitterberger M, et al. Contrast-enhanced ultrasonography using cadence-contrast pulse sequencing technology for targeted biopsy of the prostate［J］. BJU Int, 2009, 103(4): 458-463.

［16］ Ansmann L, Winter N, Ernstmann N, et al. Health-related quality of life in active surveillance and radical prostatectomy for low-risk prostate cancer: a prospective observational study (HAROW — Hormonal therapy, active surveillance, radiation, operation, watchful waiting) ［J］. BJU Int, 2018, 122(3): 401−410.

［17］ Ash D, Flynn A, Battermann J, et al. ESTRO/EAU/EORTC recommendations on permanent seed implantation for localized prostate cancer ［J］. Radiother Oncol, 2000, 57(3): 315−321.

［18］ Ashley R A, Inman B A, Routh J C, et al. Reassessing the diagnostic yield of saturation biopsy of the prostate ［J］. Eur Urol, 2008, 53(5): 976−981.

［19］ Barr R G, Cosgrove D, Brock M, et al. WFUMB guidelines and recommendations on the clinical use of ultrasound elastography: Part 5. Prostate ［J］. Ultrasound Med Biol, 2017, 43(1): 27−48.

［20］ Barrett T, Rajesh A, Rosenkrantz A B, et al. PI-RADS version 2.1: one small step for prostate MRI ［J］. Clin Radiol, 2019, 74(11): 841−852.

［21］ Bazinet A, Zorn K C, Taussky D, et al. Favorable preservation of erectile function after prostate brachytherapy for localized prostate cancer ［J］. Brachytherapy, 2020, 19(2): 222−227.

［22］ Bertolotto M, Derchi L E, Secil M, et al. Grayscale and color Doppler features of testicular lymphoma ［J］. J Ultrasound Med, 2015, 34(6): 1139−1145.

［23］ Bilhim T, Pisco J, Rio T H, et al. Unilateral versus bilateral prostatic arterial embolization for lower urinary tract symptoms in patients with prostate enlargement ［J］. Cardiovasc Intervent Radiol, 2013, 36(2): 403−411.

［24］ Borghesi M, Ahmed H, Nam R, et al. Complications after systematic, random, and image-guided prostate biopsy ［J］. Eur Urol, 2017, 71(3): 353−365.

［25］ Bostwick D G, Iczkowski K A, Amin M B, et al. Malignant lymphoma involving the prostate: report of 62 cases ［J］. Cancer, 1998, 83(4): 732−738.

［26］ Bray F, Ferlay J, Soerjomataram I, et al. Global cancer statistics 2018: GLOBOCAN estimates of incidence and mortality worldwide for 36 cancers in 185 countries ［J］. CA Cancer J Clin, 2018, 68(6): 394−424.

［27］ Brock M, von Bodman C, Sommerer F, et al. Comparison of real-time elastography with grey-scale ultrasonography for detection of organ-confined prostate cancer and extra capsular extension: a prospective analysis using whole mount sections after radical prostatectomy ［J］. BJU Int, 2011, 108(8 Pt 2): E217−E222.

［28］ Carignan A, Roussy J F, Lapointe V, et al. Increasing risk of infectious complications after transrectal ultrasound-guided prostate biopsies: time to reassess antimicrobial prophylaxis? ［J］. Eur Urol, 2012, 62(3): 453−459.

［29］ Catalona W J, Partin A W, Sanda M G, et al. A multicenter study of［−2］pro-prostate specific antigen combined with prostate specific antigen and free prostate specific antigen for prostate cancer detection in the 2.0 to 10.0 ng/ml prostate specific antigen range ［J］. J Urol, 2011, 185(5): 1650−1655.

［30］ Choudhry M, Pellino G, Simillis C, et al. Prostatic abscesses. A case report and review of the literature on current treatment approaches ［J］. Cent European J Urol, 2017, 70(1): 118−122.

［31］ Cooperberg M R, Broering J M, Kantoff P W, et al. Contemporary trends in low risk prostate cancer: risk assessment and treatment ［J］. J Urol, 2007, 178 (3 Pt 2): S14−S19.

［32］ Correas J M, Tissier A M, Khairoune A, et al. Prostate cancer: diagnostic performance of real-time shear-wave elastography ［J］. Radiology, 2015, 275(1): 280−289.

［33］ De la Calle C, Patil D, Wei J T, et al. Multicenter Evaluation of the Prostate Health Index to Detect Aggressive Prostate Cancer in Biopsy Naive Men ［J］. J Urol, 2015, 194(1): 65−72.

［34］ Eklund M, Jaderling F, Discacciati A, et al. MRI-targeted or standard biopsy in prostate cancer screening

［J］. N Engl J Med, 2021, 385(10): 908−920.

［35］ Epstein J I, Allsbrook W J, Amin M B, et al. The 2005 International Society of Urological Pathology (ISUP) Consensus Conference on gleason grading of prostatic carcinoma ［J］. Am J Surg Pathol, 2005, 29(9): 1228−1242.

［36］ Epstein J I, Zelefsky M J, Sjoberg D D, et al. A contemporary prostate cancer grading system: A validated alternative to the gleason score ［J］. Eur Urol, 2016, 69(3): 428−435.

［37］ Fabiani A, Filosa A, Maurelli V, et al. Diagnostic and therapeutic utility of transrectal ultrasound in urological office prostatic abscess management: a short report from a single urologic center ［J］. Arch Ital Urol Androl, 2014, 86(4): 344−348.

［38］ Filella X, Foj L, Auge J M, et al. Clinical utility of %p2PSA and prostate health index in the detection of prostate cancer ［J］. Clin Chem Lab Med, 2014, 52(9): 1347−1355.

［39］ Foo K T, Lee L S. Re: Intravesical prostatic protrusion (IPP) and uroflowmetry in the management of benign prostatic enlargement (BPE) ［J］. Int J Urol, 2010, 17(6): 589.

［40］ Ganzer R, Fritsche H M, Brandtner A, et al. Fourteen-year oncological and functional outcomes of high-intensity focused ultrasound in localized prostate cancer ［J］. BJU Int, 2013, 112(3): 322−329.

［41］ Gokhale S, Kochhar K. Epididymal appearance in congenital absence of vas deferens ［J］. J Ultrasound Med, 2021, 40(6): 1085−1090.

［42］ Gosselaar C, Kranse R, Roobol M J, et al. The interobserver variability of digital rectal examination in a large randomized trial for the screening of prostate cancer ［J］. Prostate, 2008, 68(9): 985−993.

［43］ Gosselaar C, Roobol M J, Roemeling S, et al. The role of the digital rectal examination in subsequent screening visits in the European randomized study of screening for prostate cancer (ERSPC), Rotterdam ［J］. Eur Urol, 2008, 54(3): 581−588.

［44］ Gratzke C, Bachmann A, Descazeaud A, et al. EAU guidelines on the assessment of non-neurogenic male lower urinary tract symptoms including benign prostatic obstruction ［J］. Eur Urol, 2015, 67(6): 1099−1109.

［45］ Gu F L, Xia T L, Kong X T. Preliminary study of the frequency of benign prostatic hyperplasia and prostatic cancer in China ［J］. Urology, 1994, 44(5): 688−691.

［46］ Ha U S, Kim M E, Kim C S, et al. Acute bacterial prostatitis in Korea: clinical outcome, including symptoms, management, microbiology and course of disease ［J］. Int J Antimicrob Agents, 2008, 31 Suppl 1: S96−S101.

［47］ Hayes J H, Barry M J. Screening for prostate cancer with the prostate-specific antigen test: a review of current evidence ［J］. JAMA, 2014, 311(11): 1143−1149.

［48］ Ilic D, Neuberger M M, Djulbegovic M, et al. Screening for prostate cancer ［J］. Cochrane Database Syst Rev, 2013(1): D4720.

［49］ Jemal A, Center M M, Desantis C, et al. Global patterns of cancer incidence and mortality rates and trends ［J］. Cancer Epidemiol Biomarkers Prev, 2010, 19(8): 1893−1907.

［50］ Jeon S W, Park Y K, Chang S G. Dystrophic calcification and stone formation on the entire bladder neck after potassium-titanyl phosphate laser vaporization for the prostate: a case report ［J］. J Korean Med Sci, 2009, 24(4): 741−743.

［51］ Kato H, Hayama M, Furuya S, et al. Anatomical and histological studies of so-called Mullerian duct cyst ［J］. Int J Urol, 2005, 12(5): 465−468.

［52］ Khater N, Sakr G. Bladder leiomyoma: Presentation, evaluation and treatment ［J］. Arab J Urol, 2013, 11(1): 54−61.

［53］ Kirkali Z, Canda A E. Superficial urothelial cancer in the prostatic urethra［J］. Scientific World Journal, 2006, 6: 2603−2610.

［54］ Konig K, Scheipers U, Pesavento A, et al. Initial experiences with real-time elastography guided biopsies of the prostate［J］. J Urol, 2005, 174(1): 115−117.

［55］ Kuntz R M, Lehrich K, Ahyai S A. Holmium laser enucleation of the prostate versus open prostatectomy for prostates greater than 100 grams: 5-year follow-up results of a randomised clinical trial［J］. Eur Urol, 2008, 53(1): 160−166.

［56］ Kuroda H, Abe T, Kakisaka K, et al. Visualizing the hepatic vascular architecture using superb microvascular imaging in patients with hepatitis C virus: A novel technique［J］. World J Gastroenterol, 2016, 22(26): 6057−6064.

［57］ Lee S H, Shen M M. Cell types of origin for prostate cancer［J］. Curr Opin Cell Biol, 2015, 37: 35−41.

［58］ Loriot Y, Massard C, Fizazi K. Recent developments in treatments targeting castration-resistant prostate cancer bone metastases［J］. Ann Oncol, 2012, 23(5): 1085−1094.

［59］ Mitterberger M J, Aigner F, Horninger W, et al. Comparative efficiency of contrast-enhanced colour Doppler ultrasound targeted versus systematic biopsy for prostate cancer detection［J］. Eur Radiol, 2010, 20(12): 2791−2796.

［60］ Miyagawa T, Tsutsumi M, Matsumura T, et al. Real-time elastography for the diagnosis of prostate cancer: evaluation of elastographic moving images［J］. Jpn J Clin Oncol, 2009, 39(6): 394−398.

［61］ Moch H, Cubilla A L, Humphrey P A, et al. The 2016 WHO classification of tumours of the urinary system and male genital organs-part a: renal, penile, and testicular tumours［J］. Eur Urol, 2016, 70(1): 93−105.

［62］ Montironi R, Cheng L, Scarpelli M, et al. Pathology and genetics: tumours of the urinary system and male genital system: clinical implications of the 4th edition of the WHO classification and beyond［J］. Eur Urol, 2016, 70(1): 120−123.

［63］ Mottet N, van den Bergh R, Briers E, et al. EAU-EANM-ESTRO-ESUR-SIOG guidelines on prostate cancer-2020 update. Part 1: screening, diagnosis, and local treatment with curative intent［J］. Eur Urol, 2021, 79(2): 243−262.

［64］ Mouraviev V, Mayes J M, Polascik T J. Pathologic basis of focal therapy for early-stage prostate cancer［J］. Nat Rev Urol, 2009, 6(4): 205−215.

［65］ Nassif A E, Tâmbara Filho R, Paula R X, et al. Epidemiologic profile and prognostic factors in clinically localized prostate adenocarcinoma submitted to surgical treatment［J］. Rev Col Bras Cir, 2009, 36(4): 327−331.

［66］ Onur R, Littrup P J, Pontes J E, et al. Contemporary impact of transrectal ultrasound lesions for prostate cancer detection［J］. J Urol, 2004, 172(2): 512−514.

［67］ Padhani A R, Weinreb J, Rosenkrantz A B, et al. Prostate imaging-reporting and data system steering committee: PI-RADS v2 status update and future directions［J］. Eur Urol, 2019, 75(3): 385−396.

［68］ Pallwein L, Mitterberger M, Struve P, et al. Comparison of sonoelastography guided biopsy with systematic biopsy: impact on prostate cancer detection［J］. Eur Radiol, 2007, 17(9): 2278−2285.

［69］ Pallwein L, Mitterberger M, Struve P, et al. Real-time elastography for detecting prostate cancer: preliminary experience［J］. BJU Int, 2007, 100(1): 42−46.

［70］ Polascik T J, Mayes J M, Sun L, et al. Pathologic stage T2a and T2b prostate cancer in the recent prostate-specific antigen era: implications for unilateral ablative therapy［J］. Prostate, 2008, 68(13): 1380−1386.

［71］ Ramsay C R, Adewuyi T E, Gray J, et al. Ablative therapy for people with localised prostate cancer: a systematic review and economic evaluation［J］. Health Technol Assess, 2015, 19(49): 1−490.

［72］ Russo G I, Kurbatov D, Sansalone S, et al. Prostatic arterial embolization vs open prostatectomy: A 1-Year matched-pair analysis of functional outcomes and morbidities ［J］. Urology, 2015, 86(2): 343–348.

［73］ Russo G, Mischi M, Scheepens W, et al. Angiogenesis in prostate cancer: onset, progression and imaging ［J］. BJU Int, 2012, 110(11 Pt C): E794–E808.

［74］ Saftoiu A, Gilja O H, Sidhu P S, et al. The EFSUMB guidelines and recommendations for the clinical practice of elastography in non-hepatic applications: Update 2018 ［J］. Ultraschall Med, 2019, 40(4): 425–453.

［75］ Salomon G, Kollerman J, Thederan I, et al. Evaluation of prostate cancer detection with ultrasound real-time elastography: a comparison with step section pathological analysis after radical prostatectomy ［J］. Eur Urol, 2008, 54(6): 1354–1362.

［76］ Sano F, Terao H, Kawahara T, et al. Contrast-enhanced ultrasonography of the prostate: various imaging findings that indicate prostate cancer ［J］. BJU Int, 2011, 107(9): 1404–1410.

［77］ Sarris A, Dimopoulos M, Pugh W, et al. Primary lymphoma of the prostate: good outcome with doxorubicin-based combination chemotherapy ［J］. J Urol, 1995, 153(6): 1852–1854.

［78］ Schoots I G, Roobol M J, Nieboer D, et al. Magnetic resonance imaging-targeted biopsy may enhance the diagnostic accuracy of significant prostate cancer detection compared to standard transrectal ultrasound-guided biopsy: a systematic review and meta-analysis ［J］. Eur Urol, 2015, 68(3): 438–450.

［79］ Shen F, Shinohara K, Kumar D, et al. Three-dimensional sonography with needle tracking: role in diagnosis and treatment of prostate cancer ［J］. J Ultrasound Med, 2008, 27(6): 895–905.

［80］ Shen T T, Xue J L. Impact of a novel ultrasound microvascular imaging and elastography on prostate cancer classification ［J］. Transl Androl Urol, 2019, 8(6): 696–702.

［81］ Shigeno K, Igawa M, Shiina H, et al. The role of colour Doppler ultrasonography in detecting prostate cancer ［J］. BJU Int, 2000, 86(3): 229–233.

［82］ Sidhu P S, Cantisani V, Dietrich C F, et al. The EFSUMB guidelines and recommendations for the Clinical practice of contrast-enhanced ultrasound (CEUS) in non-hepatic applications: Update 2017 (long version) ［J］. Ultraschall Med, 2018, 39(2): e2–e44.

［83］ Singh A K. Editorial comment on: contrast-enhanced ultrasound and prostate cancer; a multicentre European research coordination project ［J］. Eur Urol, 2008, 54(5): 993.

［84］ Smeenge M, Barentsz J, Cosgrove D, et al. Role of transrectal ultrasonography (TRUS) in focal therapy of prostate cancer: report from a Consensus Panel ［J］. BJU Int, 2012, 110(7): 942–948.

［85］ Soric T, Selimovic M, Bakovic L, et al. Clinical and biochemical influence of prostatic stones ［J］. Urol Int, 2017, 98(4): 449–455.

［86］ Sumura M, Shigeno K, Hyuga T, et al. Initial evaluation of prostate cancer with real-time elastography based on step-section pathologic analysis after radical prostatectomy: a preliminary study ［J］. Int J Urol, 2007, 14(9): 811–816.

［87］ Turkbey B, Rosenkrantz A B, Haider M A, et al. Prostate imaging reporting and data system version 2.1: 2019 update of prostate imaging reporting and data system version 2 ［J］. Eur Urol, 2019, 76(3): 340–351.

［88］ Ukimura O, Gill I S. Imaging-assisted endoscopic surgery: Cleveland clinic experience ［J］. J Endourol, 2008, 22(4): 803–810.

［89］ Ukimura O, Iwata T, Ushijima S, et al. Possible contribution of prostatic anterior fibromuscular stroma to age-related urinary disturbance in reference to pressure-flow study ［J］. Ultrasound Med Biol, 2004, 30(5): 575–581.

［90］ Venderink W, Bomers J G, Overduin C G, et al. Multiparametric magnetic resonance imaging for the detection of clinically significant prostate cancer: What urologists need to know. Part 3: targeted biopsy ［J］. Eur Urol, 2020, 77(4): 481−490.

［91］ Wang D, Huang H, Law Y M, et al. Relationships between prostatic volume and intravesical prostatic protrusion on transabdominal ultrasound and benign prostatic obstruction in patients with lower urinary tract symptoms ［J］. Ann Acad Med Singap, 2015, 44(2): 60−65.

［92］ Wang H J, Pui M H, Guo Y, et al. Diffusion-weighted MRI in bladder carcinoma: the differentiation between tumor recurrence and benign changes after resection ［J］. Abdom Imaging, 2014, 39(1): 135−141.

［93］ Wang W, Guo Y, Zhang D, et al. The prevalence of benign prostatic hyperplasia in mainland China: evidence from epidemiological surveys ［J］. Sci Rep, 2015, 5: 13546.

［94］ Ward J F, Jones J S. Focal cryotherapy for localized prostate cancer: a report from the national Cryo On-Line Database (COLD) Registry ［J］. BJU Int, 2012, 109(11): 1648−1654.

［95］ Wegelin O, van Melick H, Hooft L, et al. Comparing three different techniques for magnetic resonance imaging-targeted prostate biopsies: A systematic review of in-bore versus magnetic resonance imaging-transrectal ultrasound fusion versus cognitive registration. is there a preferred technique? ［J］. Eur Urol, 2017, 71(4): 517−531.

［96］ Weinreb J C, Barentsz J O, Choyke P L, et al. PI-RADS prostate imaging-reporting and data system: 2015, version 2 ［J］. Eur Urol, 2016, 69(1): 16−40.

附 录

附录一 · 前列腺普通超声及超声造影报告

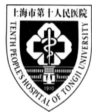

同济大学医学院超声医学研究所
**ULTRASOUND RESEARCH AND
EDUCATION INSTITUTE, SCHOOL OF
MEDICINE, TONGJI UNIVERSITY**

同济大学附属第十人民医院
**TENTH PEOPLE'S HOSPITAL OF
TONGJI UNIVERSITY**

超声检查报告单

姓名：	性别：	年龄：	门诊号/住院号：
科别：	病床：	图像等级：	送检日期：
检查项目：		临床诊断：	
仪器型号：		探头频率：	检查途径：

普通超声描述：
前列腺底部、体部、尖部、被膜均已观察。
前列腺外腺横径42 mm，前后径27 mm，上下径33 mm，体积：19 mL。
前列腺内腺横径33 mm，前后径21 mm，上下径21 mm，体积：7 mL。
前列腺形态饱满，被膜完整，内部回声欠均匀。前列腺内外腺分界清晰，内外腺之间见数个点状强回声。CDFI：前列腺内部血流信号未见明显异常。
前列腺左侧体部外腺5～6点钟处见一个低回声区，大小19 mm×10 mm，形态规则，边界清晰，内部回声均匀，未见明显包膜；周围前列腺被膜完整、形态正常。CDFI：病灶内部见少量血流信号。

超声造影描述：
第一次经外周静脉团注超声造影剂SonoVue 2.4 mL，观察病灶所在前列腺横断面。前列腺内腺14 s开始显影，21 s达高峰，28 s开始消退；前列腺外腺20 s开始显影，31 s达高峰，39 s开始消退。外腺增强强度始终低于内腺，左右对比，未见明显异常灌注区。
增强早期：前列腺左侧体部外腺结节16 s开始增强，增强早于周围前列腺外腺，23 s达高峰，呈均匀高增强，增强强度与内腺增强强度相仿。
增强晚期：病灶27 s开始消退，呈均匀等增强，增强强度低于内腺增强强度。
第二次经外周静脉团注超声造影剂SonoVue 2.4 mL，观察病灶所在前列腺矢状断面。病灶增强早期呈快速均匀高增强，增强晚期呈均匀等增强。

超声提示：
前列腺左侧体部外腺实性占位，前列腺癌可能，建议超声引导下穿刺活检。
前列腺增大伴钙化。

检查日期：	记录者：	报告医师：

注：本报告仅供临床医师参考。

附录二·前列腺穿刺活检报告

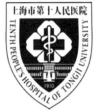

同济大学医学院超声医学研究所
ULTRASOUND RESEARCH AND
EDUCATION INSTITUTE, SCHOOL OF
MEDICINE, TONGJI UNIVERSITY

同济大学附属第十人民医院
TENTH PEOPLE'S HOSPITAL OF
TONGJI UNIVERSITY

超声号：

姓名：　　　　　　性别：　　　　　　年龄：　　　　　　门诊号/住院号：
科别：　　　　　　病床：　　　　　　图像等级：　　　　　送检日期：
检查项目：　　　　　　　　　　　　临床诊断：
仪器型号：　　　　　　　　　　　　探头频率：·　　　　　检查途径：

生化指标：PSA：＿＿＿ng/mL，fPSA：＿＿＿ng/mL。
mpMRI：PI—RADS评分＿＿＿＿＿，病灶部位＿＿＿＿＿。
直肠指检：前列腺质地＿＿＿＿＿，触及/未触及肿块，大小＿＿＿＿＿、质地＿＿＿＿＿、活动度＿＿＿＿＿，指套有/无血渍。

超声描述：
经直肠测量：前列腺大小：左右径＿＿＿cm，前后径＿＿＿cm，上下径＿＿＿cm，Vo1：＿＿＿mL；内腺大小：左右径＿＿＿cm，前后径＿＿＿cm，上下径＿＿＿cm，Vol：＿＿＿mL。
手术过程：
常规消毒铺巾下行TRUS引导下经会阴前列腺穿刺术。患者取截石位，2%利多卡因10 mL，局麻，麻醉方式：前列腺双侧尖部神经丛阻滞。
用18G活检针及自动活检枪。经会阴系统穿刺，共12针（布针示意图）。
第1针：右尿道旁1，获得长＿＿＿mm肉色组织。
第2针：右尿道旁2，获得长＿＿＿mm肉色组织。
第3针：右偏外侧1，获得长＿＿＿mm肉色组织。
第4针：右偏外侧2，获得长＿＿＿mm肉色组织。
第5针：右最外侧1，获得长＿＿＿mm肉色组织。
第6针：右最外侧2，获得长＿＿＿mm肉色组织。
第7针：左尿道旁1，获得长＿＿＿mm肉色组织。
第8针：左尿道旁2，获得长＿＿＿mm肉色组织。
第9针：左偏外侧1，获得长＿＿＿mm肉色组织。
第10针：左偏外侧2，获得长＿＿＿mm肉色组织。
第11针：左最外侧1，获得长＿＿＿mm肉色组织。
第12针：左最外侧2，获得长＿＿＿mm肉色组织。
TRUS—mpMRI融合影像引导穿刺，共4针（红色靶标位置）
第13针：靶点1～1，获得长＿＿＿mm肉色组织。
第14针：靶点1～2，获得长＿＿＿mm肉色组织。
第15针：靶点1～3，获得长＿＿＿mm肉色组织。
第16针：靶点1～4，获得长＿＿＿mm肉色组织。
术后VAS评分3分，出血约2 mL。
术后经直肠观察前列腺，前列腺大小及形态与术前比较无明显改变，体表及直肠壁无明显出血点。给予厚纱布加压包扎会阴穿刺点，患者无明显不适主诉，安返病房。

布针示意图

注意事项：
1. 端坐会阴部压迫30分钟。
2. 保持创口干燥、清洁24小时。
3. 术后1周内禁用阿司匹林、丹参等抗凝、抗血小板、活血等药物。
4. 术后若有血尿等情况，随诊。

超声提示：
超声引导下前列腺穿刺活检术
术后注意抗炎、止血

检查日期：　　　　　记录者：　　　　　报告医师：

注：本报告仅供临床医师参考。

附录三·前列腺癌 TNM 分期

一、TNM 分期（附图1）

前列腺癌 TNM 分期（2017 American Joint Committee on Cancer，AJCC第八版）

适用于：前列腺腺癌和鳞状细胞癌

Clinical T——原发肿瘤

（1）cTx：原发肿瘤无法评价；

（2）cT0：无原发肿瘤证据；

（3）cT1：临床表现不明显，影像学上不易发现的肿瘤；

1）cT1a：组织学检查偶然发现的肿瘤，占切除前列腺组织的5%以内；

2）cT1b：组织学检查偶然发现的肿瘤，占切除前列腺组织的5%以上；

3）cT1c：组织学活检证实的不易发现的一侧或两侧的肿瘤；

（4）cT2：肿瘤可见，局限于前列腺内；

1）cT2a：肿瘤累及前列腺一叶的1/2以内；

2）cT2b：肿瘤累及范围大于前列腺一叶的1/2，但仅累及前列腺一叶；

3）cT2c：肿瘤累及前列腺两叶；

（5）cT3：肿瘤侵犯前列腺外，但无粘连或者浸润邻近结构；

1）cT3a：前列腺外侵犯（单侧或者双侧）；

2）cT3b：肿瘤侵及精囊；

（6）cT4：肿瘤侵犯精囊以外邻近组织（包括：膀胱、外括约肌、直肠、肛提肌、骨盆壁等）或与之紧密固定。

Pathological T——原发肿瘤

（1）pT2：肿瘤局限于前列腺；

（2）pT3：肿瘤前列腺外侵犯；

1）pT3a：前列腺外侵犯（单侧或者双侧）或者镜下见膀胱颈浸润；

2）pT3b：肿瘤侵及精囊；

（3）pT4：肿瘤侵犯精囊以外的邻近组织（包括：膀胱、外括约肌、直肠、肛提肌、骨盆壁等）或与之紧密固定。

N——区域淋巴结

（1）Nx：区域淋巴结无法评估；

（2）N0：无区域淋巴结转移；

（3）N1：区域淋巴结转移。

M——远处转移

（1）M0：无远处转移；

（2）M1：有远处转移；

1）M1a：非区域淋巴结转移；

2）M1b：骨转移；

3）M1c：其他部位转移，伴或不伴骨转移。

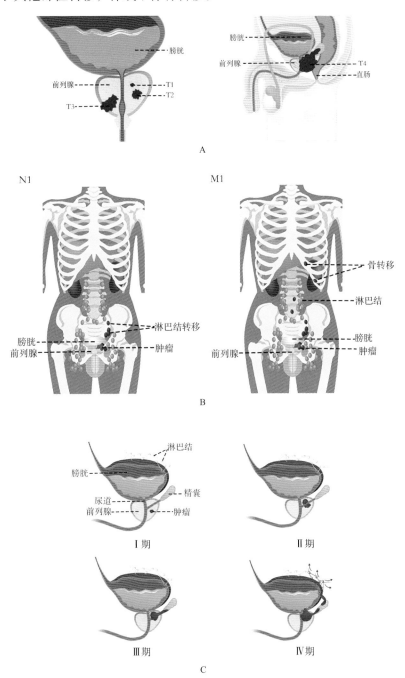

附图 1 · 前列腺癌分期图谱

A. 原发肿瘤；B. 区域淋巴结转移及远处转移；C. 临床分期：Ⅰ期，病灶完全局限于前列腺内，体积很小，没有症状，仅在查体时偶然发现；Ⅱ期，病灶较Ⅰ期进展，癌肿稍大，但仍局限于前列腺被膜内，多为在直肠指诊时发现的前列腺的单个结节，没有远处转移征象；Ⅲ期，病变超出前列腺被膜，可侵犯精囊、膀胱颈部等邻近组织器官，但无远处转移证据；Ⅳ期，病变超出前列腺被膜，并有远处转移灶，远处的骨骼，甚至肺、肝和肾上腺可发生转移

二、预后分期

前列腺癌异质性很高，单一因素很难准确预测手术或放疗后的近期和远期疗效，因此需要建立联合不同危险因素的评价体系。将TNM分期与PSA值及组织学分级（附表1）结合起来，可对前列腺癌患者预后做出分期（Ⅰ～Ⅳ期），从而更加准确地判断局限性前列腺癌的预后，为临床治疗手段的选择提供重要参考（附表2）。

附表1 · 前列腺癌组织学分级

分　级	Gleason 评分	Gleason 系统
1	≤ 6	≤ 3+3
2	7	3+4
3	7	4+3
4	8	4+4，3+5，5+3
5	9或者10	4+5，5+4，5+5

附表2 · 前列腺癌预后分期（分期Ⅰ～Ⅳ）

分　期	T	N	M	PSA（ng/mL）	组织学分级
Ⅰ	cT1a–c	N0	M0	＜ 10	1
Ⅰ	cT2a	N0	M0	＜ 10	1
Ⅰ	pT2	N0	M0	＜ 10	1
Ⅱ A	cT1a–c	N0	M0	10 ≤ PSA ＜ 20	1
Ⅱ A	cT2a	N0	M0	10 ≤ PSA ＜ 20	1
Ⅱ A	pT2	N0	M0	10 ≤ PSA ＜ 20	1
Ⅱ A	cT2b	N0	M0	＜ 20	1
Ⅱ A	cT2c	N0	M0	＜ 20	1
Ⅱ B	T1–2	N0	M0	＜ 20	2
Ⅱ C	T1–2	N0	M0	＜ 20	3
Ⅱ C	T1–2	N0	M0	＜ 20	4
Ⅲ A	T1–2	N0	M0	≥ 20	1 ～ 4
Ⅲ B	T3–4	N0	M0	任何PSA	1 ～ 4
Ⅲ C	任何T	N0	M0	任何PSA	5
Ⅳ A	任何T	N1	M0	任何PSA	任何分级
Ⅳ B	任何T	N0	M1	任何PSA	任何分级

附录四 · 前列腺癌 NCCN 风险分层

2020 年第三版《NCCN 指南》对临床局限性前列腺癌的初始风险分层

风险组	临床 / 病理特征
极低危组	• 具备下列所有特征 ➤ T1c ➤ Gleason ≤ 6 分 ➤ PSA < 10 ng/mL ➤ 前列腺活检阳性针数 < 3 针，每针中癌灶体积 ≤ 50% ➤ PSA 密度 < 0.15 ng/（mL·g）
低危组	• 具备下列所有特征，但不满足极低危组 ➤ T1 ~ T2a ➤ Gleason ≤ 6 分 ➤ PSA < 10 ng/mL
中危组	• 无高危或极高危组的特征，有 ≥ 1 个下列中危特征 ➤ T2b ~ T2c ➤ Gleason=7 分 ➤ PSA 10 ~ 20 ng/mL
预后良好中危组	• 具备下列所有特征 ➤ 有 1 个中危特征 ➤ Gleason=3+3 或 3+4 分 ➤ < 50% 活检针数阳性
预后不良中危组	• 具备 ≥ 1 个下列特征 ➤ 有 2 个或 3 个中危特征 ➤ Gleason=4+3 ➤ ≥ 50% 活检针数阳性
高危组	• 无极高危组的特征，有至少 1 个下列高危特征 ➤ T3a ➤ Gleason ≥ 8 分 ➤ PSA > 20 ng/mL
极高危组	• 有至少 1 个下列极高危特征 ➤ T3b ~ T4 ➤ 主要 Gleason ≥ 9 分 ➤ 2 个或 3 个高危特征 ➤ 大于 4 针 Gleason ≥ 8 分

附录五 · TRUS-MRI 软件融合操作步骤

TRUS-MRI软件融合需要配备有融合软件的彩色多普勒超声诊断仪，将mpMRI成像的容积数据与TRUS实时影像进行融合，实现超声影像与MRI影像实时、同步、同断面显像。我们以迈瑞Resona R9超声诊断仪为例，详细讲解TRUS-MRI软件融合操作步骤。

一、所需仪器

迈瑞Resona R9彩色多普勒超声诊断仪、磁导航控制器、磁场发生器和定位器（附图2）。

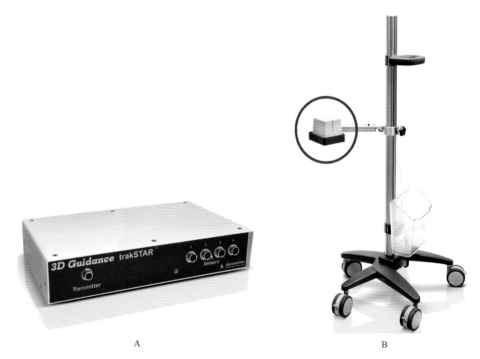

A B

附图2 · 迈瑞台式机 Resona R9 配备的 TRUS-MRI 融合所需硬件
A. 磁导航控制器；B. 磁场发生器（圆圈）及其支架

二、仪器调节

连接好磁场控制器、磁场发生器和定位器。

将定位器正确卡入ELC13-4U探头，磁场发生器与定位器保持适当距离，进入"iFusion"系统，屏幕上信号灯绿灯代表信号佳，黄灯代表信号欠佳，红灯表示定位器距离磁场发生器太远需要调整位置。

三、数据导入

事先准备患者前列腺mpMRI数据（DICOM格式），以光盘或者移动硬盘的形式，导入R9的"istation"中。

四、进入"iFusion"的融合导航界面

（1）按触摸屏上的"导入体数据"，将患者前列腺mpMRI的可疑序列（T2WI、DWI、ADC）导入"istation"中。最多可导入三个不同的序列。

（2）标记磁共振序列的病灶：按触摸屏上的"标记病灶"，进入并标记ADC或DWI的异常信号区域，标记后，退出标记流程回到"iFusion"界面。

（3）先根据MRI图像上前列腺的囊肿、钙化（参见图12-10-3）或耻骨直肠肌选定MRI初始定位平面，然后调整超声探头位置和角度显示相同的超声横断面后，冻结超声图像；此时按触摸屏的"配准"，进入初次配准程序，可通过移动轨迹球和旋转触摸屏"Z轴"按键，将TRUS和MRI进行配准；配准完成后按触摸屏"完成配准"，此时TRUS和MRI图像将实时匹配显示（附图3）。

（4）切换到双平面线阵模式（矢状断面）下，若对位有误差，可点选触摸屏上的"精细微调"，找到精细配准的标志结构后，分别按触摸屏上的"冻结超声"和"冻结体数据"，此时可通过移动轨迹球和旋转触摸屏"Z轴"按键，进一步精细配准前列腺图像；精细配准后按触摸屏上的"完成精细微调"，完成二次配准。

（5）在双平面线阵模式（矢状断面）下，调整超声探头位置和角度，将已标记的可疑区显示清楚，超声引导下进行前列腺TRUS-MRI融合的靶向穿刺活检（参见图12-10-5）。

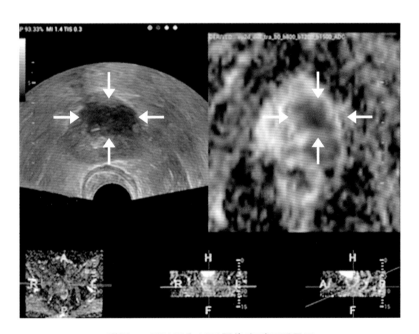

附图3 · TRUS和MRI图像实时匹配显示

右图（ADC图）：前列腺左侧叶可见低信号区（箭头）；左图（TRUS-MRI实时匹配灰阶超声）：TRUS和MRI实时联动显示，前列腺左侧叶可见低回声区（箭头），边界不清晰，形态不规则